常见内科疾病临床诊断与治疗

刘　倩等主编

U0346373

吉林科学技术出版社

图书在版编目（ＣＩＰ）数据

常见内科疾病临床诊断与治疗 / 刘倩等主编. -- 长春：
吉林科学技术出版社, 2023.7
ISBN 978-7-5744-0733-6

Ⅰ. ①常… Ⅱ. ①刘… Ⅲ. ①内科－常见病－诊疗
Ⅳ.①R5

中国国家版本馆 CIP 数据核字(2023)第 153179 号

常见内科疾病临床诊断与治疗

主　　编	刘　倩等
出 版 人	宛　霞
责任编辑	刘建民
封面设计	刘初晓
制　　版	北京星月纬图文化传播有限责任公司
幅面尺寸	185mm×260mm
开　　本	16
字　　数	334 千字
印　　张	13.25
印　　数	1–1500 册
版　　次	2023年7月第1版
印　　次	2024年2月第1次印刷

出　　版	吉林科学技术出版社
发　　行	吉林科学技术出版社
地　　址	长春市福祉大路5788号
邮　　编	130118
发行部电话/传真	0431-81629529 81629530 81629531
	81629532 81629533 81629534
储运部电话	0431-86059116
编辑部电话	0431-81629518
印　　刷	三河市嵩川印刷有限公司

书　　号	ISBN 978-7-5744-0733-6
定　　价	84.00元

编 委 会

前　言

　　内科学是临床医学的基础,内容范围涉及广泛,整体性强,主要研究人体各系统器官疾病的病因、诊断与防治,因此也是临床医学其他学科的基础,并与各临床学科之间有密切的联系。为更好地治疗内科疾病,减轻患者经济负担,提高患者生活质量,本书编者在参考大量国内外文献资料的基础上,结合国内临床实际,编写了本书。

　　本书介绍了内科常见疾病的诊治方法,包括呼吸内科、心内科、消化内科、肾内科、血液内科、内分泌科等内科疾病,其内容大致包括病因、临床表现、辅助检查、鉴别诊断、治疗等内容,使读者能够较全面系统地学习相关知识。本书涉及面广,医学理论知识简明扼要,重点突出,文字简练,查阅方便,实用性强,理论与实际紧密结合,集实用性、科学性和先进性于一体,内容新颖、注重实用、详略得当。衷心希望本书能对从事临床、教学和科研的医务人员在实际工作中有一定的帮助。

　　本书虽经反复讨论、修改和审阅,查阅了大量参考文献,但是由于编者水平所限仍难保无疏漏或偏颇,如有不妥之处敬请广大读者批评指正。

《常见内科疾病临床诊断与治疗》编委会

目 录

第一章　呼吸内科疾病

第一节　急性上呼吸道感染

急性上呼吸道感染是指鼻腔、咽或喉部急性炎症的概称,是呼吸道最常见的一种传染病。常见病因为病毒感染,少数由细菌引起。病原体入侵上呼吸道后,引起局部黏膜充血、水肿等卡他症状。本病全年皆可发病,冬、春季节多发,主要通过飞沫传播,一般为散发,但常在气候突变时流行。因病毒种类多,感染后导致免疫力弱,且无交叉免疫,故可多次发病。患者不分年龄、性别、职业和地区。不仅具有较强的传染性,而且可引起严重并发症,应积极防治。

一、病因

急性上呼吸道感染70%～80%由病毒引起,主要有流感病毒、副流感病毒、呼吸道合胞病毒腺病毒、鼻病毒、埃可病毒、柯萨奇病毒、麻疹病毒、风疹病毒等。细菌感染可直接或继发于病毒感染之后,以溶血性链球菌为多见,其次为流感嗜血杆菌、肺炎链球菌和葡萄球菌等。当有受凉、淋雨、过度疲劳等诱发因素,使全身或呼吸道局部防御功能降低时,原已存在于上呼吸道或从外界侵入的病毒或细菌可迅速繁殖,引起本病。

二、临床表现

1. 普通感冒

普通感冒俗称"伤风",又称急性鼻炎或上呼吸道卡他,以鼻咽部卡他症状为主要表现。成人多数为鼻病毒引起,次为副流感病毒、呼吸道合胞病毒、埃可病毒、柯萨奇病毒等。起病较急,初期有咽干、咽痒或烧灼感,发病同时或数小时后,可有喷嚏、鼻塞、流清水样鼻涕,2～3d后变稠。可伴咽痛,有时,由于耳咽管炎使听力减退,也可出现流泪、味觉迟钝、呼吸不畅、声嘶、少量咳嗽等。

一般无发热及全身症状,或仅有低热、不适、轻度畏寒和头痛。检查可见鼻腔黏膜充血、水肿、有分泌物,咽部轻度充血。如无并发症,一般经5～7d痊愈。

2. 病毒性咽炎、喉炎和支气管炎

根据病毒对上、下呼吸道感染的解剖部位不同引起的炎症反应,临床可表现为咽炎、喉炎和支气管炎。

(1)急性病毒性咽炎:多由鼻病毒、腺病毒、流感病毒、副流感病毒以及肠病毒、呼吸道合胞病毒等引起。临床特征为咽部发痒和灼热感,疼痛不持久,也不突出。当有咽下疼痛时,常提示有链球菌感染。咳嗽少见。流感病毒和腺病毒感染时可有发热和乏力。体检咽部明显充血和水肿,颌下淋巴结肿大且有触痛。腺病毒咽炎可伴有眼结合膜炎。

(2)急性病毒性喉炎:多由鼻病毒、流感病毒甲型、副流感病毒及腺病毒等引起。临床特征为声嘶、讲话困难、咳嗽时疼痛,常有发热、咽炎或咳嗽,体检可见喉部水肿、充血,局部淋巴结轻度肿大和触痛,可闻及喘息声。

（3）急性病毒性支气管炎：多由呼吸道合胞病毒、流感病毒、冠状病毒、副流感病毒、鼻病毒、腺病毒等引起。临床表现为咳嗽、无痰或痰呈黏液性，伴有发热和乏力。其他症状常有声嘶、非胸膜性胸骨下疼痛。可闻及干、湿啰音。胸部 X 线片显示血管阴影增多、增强，但无肺浸润阴影。流感病毒或冠状病毒急性支气管炎常发生于慢性支气管炎的急性发作。

3. 疱疹性咽峡炎

疱疹性咽峡炎常由柯萨奇病毒 A 引起，表现为明显咽痛、发热，病程约 1 周。检查可见咽充血，软腭、腭垂、咽及扁桃体表面有灰白色疱疹、有浅表溃疡，周围有红晕。多于夏季发作，多见儿童，偶见于成人。

4. 咽结膜热

咽结膜热主要由腺病毒、柯萨奇病毒引起。临床表现有发热、咽痛、畏光、流泪，咽及结膜明显充血。病程 4 ~ 6d，常发生于夏季，游泳中传播。儿童多见。

5. 细菌性咽—扁桃体炎

细菌性咽—扁桃体炎多由溶血性链球菌引起，次为流感嗜血杆菌、肺炎球菌、金黄色葡萄球菌等引起。起病急，明显咽痛、畏寒、发热，体温可超过 39℃。

检查可见咽部明显充血，扁桃体肿大、充血，表面有黄色点状渗出物，颌下淋巴结肿大、压痛，肺部无异常体征。

三、辅助检查

1. 血常规

白细胞计数多正常或稍低，分类计数淋巴细胞相对增高。细菌感染者白细胞总数与中性粒细胞可升高，并伴有核左移。

2. 血清学检查

取急性期与恢复期血清做补体结合试验、中和试验和血凝抑制试验，如双份血清抗体效价升高 4 倍或 4 倍以上者有助于诊断。

3. 病原学检查

以咽漱液、鼻洗液等标本接种于鸡胚羊膜腔，分离病毒，可获阳性。细菌感染者应做咽拭子细菌培养和药物敏感试验。

4. 胸部 X 线片

胸部 X 线片常无异常发现。

四、诊断与鉴别诊断

（一）诊断要点

1. 临床表现

（1）有鼻咽部的卡他症状。

（2）鼻腔黏膜、咽部充血。

（3）可有扁桃体肿大、充血，甚至化脓。

（4）有时咽部、软腭及扁桃体表面可有灰白色疱疹及浅表溃疡。

2. 辅助检查

外周血常规正常或偏低，胸部 X 线检查无异常。

（二）鉴别诊断

1. 过敏性鼻炎

过敏性鼻炎常有季节性,发作与环境、气温变化或吸入刺激性气体有关。起病急,鼻腔发痒,频繁喷嚏,流清水样鼻涕。检查鼻黏膜苍白、水肿,鼻分泌物涂片可见嗜酸性粒细胞增多。

2. 急性传染病前驱症状

许多病毒性急性传染病如麻疹、脊髓灰质炎及脑炎等,发病初期常有上呼吸道感染的症状。但通过流行病及必要的实验室检查可以鉴别。

3. 流行性感冒

流行性感冒是由流感病毒引起的急性呼吸道传染病,病原体为甲、乙、丙三型流行性感冒病毒,有明显的流行史,通过飞沫传播,起病急,高热、乏力、全身肌肉酸痛,全身症状重而呼吸道症状轻,病程短,有自限性,老年人和伴有慢性呼吸道疾病或心脏病的患者易并发肺炎。

4. 肺炎

肺炎一般无呼吸道卡他症状,起病初期可有高热、肌肉酸痛、咳嗽,病程 4～5d,胸部 X 线片可见有密度增高阴影。

5. 禽流感

人类患上禽流感后,潜伏期一般为 7d 以内,早期症状与其他流感非常相似,主要为发热、流涕、鼻塞、咳嗽、咽痛、头痛、全身不适,部分患者可有恶心、腹痛、稀水样便等消化道症状,有些患者可见眼结膜炎,体温多维持在 39℃ 以上,一些患者胸部 X 线片还会显示单侧或双侧肺炎,少数患者伴胸腔积液。

6. 传染性非典型肺炎

传染性非典型肺炎也称严重呼吸窘迫综合征,起病急,表现为发热(＞38℃)、头痛、关节酸痛、乏力、腹泻;无上呼吸道卡他症状;干咳、少痰;肺部体征不明显,严重者出现呼吸加速、明显呼吸窘迫;白细胞计数正常或偏低,淋巴细胞计数减少;肺部影像学检查发现为片状、斑片状浸润性阴影或呈网状改变。

五、治疗

1. 一般治疗

应卧床休息,多饮水,室内保持适当的温度和湿度。注意增强体质,劳逸结合,生活有规律,是预防上呼吸道感染的理想方法。

2. 对症治疗

可选用含有解热镇痛及减少鼻咽部充血和分泌物的抗感冒复合剂或中成药,如对乙酰氨基酚(扑热息痛)、双酚伪麻片、银翘解毒片等。

3. 病因治疗

（1）抗菌药物治疗:如有细菌感染,可根据病原菌选用敏感的抗菌药物。经验用药,常选青霉素、第一代头孢菌素、大环内酯类或喹诺酮类。

（2）抗病毒药物治疗:早期应用抗病毒药有一定效果。利巴韦林有较广的抗病毒谱,对流感病毒、副流感病毒和呼吸道合胞病毒等有较强的抑制作用。奥司他韦对甲、乙型流感病毒神经氨酸酶有较强的抑制作用,可缩短病程。金刚烷胺、吗啉胍和抗病毒中成药也可选用。

第二节　急性气管—支气管炎

　　急性气管—支气管炎是由生物、物理、化学刺激或过敏等因素引起的气管—支气管黏膜的急性炎症。临床主要症状有咳嗽和咳痰。常见于寒冷季节或气候突变时,也可由急性上呼吸道感染蔓延而来。

一、病因

1.感染

可由病毒、细菌直接感染,也可因急性上呼吸道感染的病毒或细菌蔓延引起本病,可在病毒感染的基础上继发细菌感染。常见致病菌为流感嗜血杆菌、肺炎链球菌、葡萄球菌等。

2.物理、化学因素

过冷空气、粉尘、刺激性气体或烟雾的吸入,对气管—支气管黏膜进行急性刺激等亦可引起。

3.过敏反应

多种变应原均可引起气管—支气管的过敏性反应。常见者包括对花粉、有机粉尘、真菌孢子等的吸入;或对细菌蛋白质过敏,寄生虫(钩虫、蛔虫等)大量幼虫移行至肺,也可引起急性支气管炎。

二、临床表现

1.症状

起病一般先有急性上呼吸道感染的症状,如鼻塞、流涕、喷嚏、咽痛、声嘶等,伴畏寒、发热、头痛及全身酸痛。咳嗽多呈刺激性,有少量黏液痰,伴有胸骨后不适或钝痛。感染蔓延至支气管时,咳嗽加重,2～3d后痰量增多呈黏液性或黏液脓性。伴发支气管痉挛时,可有哮喘和气急。

2.体征

体检双肺可闻散在干、湿啰音,咳嗽后可减少或消失。急性气管—支气管炎一般呈自限性,发热和全身不适可在3～5d后消失,但咳嗽、咳痰可延续2～3周才消失。迁延不愈者演变为慢性支气管炎。

三、辅助检查

1.实验室检查

(1)血常规:病毒感染时外周血白细胞计数并不增加,仅淋巴细胞相对轻度增加,细菌感染时白细胞计数>$10×10^9$/L,中性粒细胞计数也升高。

(2)痰培养:可发现致病菌,如流感嗜血杆菌、肺炎球菌、葡萄球菌等。

2.X线检查

胸部X线检查,大多数表现正常或仅有肺纹理增粗。

四、诊断与鉴别诊断

(一)诊断要点

(1)常先有鼻塞、流涕、咽痛、畏寒、发热、声嘶和肌肉酸痛等症状。

（2）咳嗽为主要症状。开始为干咳、胸骨下刺痒或闷痛感。1～2d后有白色黏膜，以后可变脓性，甚至伴血丝。

（3）胸部听诊呼吸音粗糙，并有干、湿啰音。用力咳嗽后啰音性质、部位改变或消失。

（4）外周血常规正常或偏低，细菌感染时外周血白细胞升高。痰培养如检出病原菌，则可确诊病因。

（5）胸部X线检查正常或仅有肺纹理增粗。

（二）鉴别诊断

1. 流行性感冒

起病急骤，发热较高，有全身酸痛、头痛、乏力的全身中毒症状，有流行病史。

2. 急性上呼吸道感染

一般鼻部症状明显，无咳嗽、咳痰，肺、胸部无异常体征。

3. 其他

其他如支气管肺炎、肺结核、肺癌、肺脓肿、麻疹、百日咳等多种肺部疾病可伴有急性支气管的症状，通过详细询问病史、体格检查，多能做出诊断。

五、治疗

治疗以休息及对症治疗为主，不宜常规使用抗菌药物。如出现发热、脓性痰、重症咳嗽，可应用抗菌药物治疗。

（一）一般治疗

适当休息，注意保暖，多饮水，摄入足够的热量，防止冷空气、粉尘或刺激性气体的吸入等。

（二）药物治疗

1. 祛痰、平喘、解热药

（1）可补充适量维生素C，每次0.2g，每日3次。

（2）干咳者可用喷托维林（咳必清）25mg、右美沙芬10mg或可待因15～30mg，每日3次。

（3）咳嗽有痰而不易咳出者，可选用祛痰剂溴己新（必嗽平）8～16mg或盐酸氨溴索30mg，每日3次；也可选用中成药止咳祛痰药，如复方甘草合剂、鲜竹沥口服液等，每次10mL，每日3次。

（4）发生支气管痉挛时，可用平喘药茶碱类及β_2受体激动药等，如氨茶碱0.1g，每日3次；茶碱缓释片（舒弗美）0.2g，多索茶碱（安塞玛）0.2g，每日2次；特希他林2.5mg或沙丁胺醇2.4mg，每日3次；沙丁胺醇气雾剂（万托林、喘乐宁），每4h2喷。

（5）如有发热、全身酸痛者，可用阿司匹林0.3～0.6g或克感敏1片，每日3次。

2. 抗生素

如出现发热、脓性痰和重症咳嗽，为应用抗生素的指征。可应用针对肺炎衣原体和肺炎支原体的抗生素，如红霉素，每日1g，分4次口服，也可选用克拉霉素或阿奇霉素。多数患者口服抗菌药物即可，症状较重者可用肌内注射或静脉滴注。目前，常用的为阿奇霉素。

（1）用药指征：适用于敏感致病菌株所引起的下列感染：由肺炎衣原体、流感嗜血杆菌、嗜肺军团菌、卡他摩拉菌、肺炎支原体、金黄色葡萄球菌或肺炎链球菌引起的，需要首先采取静脉滴注治疗的社区获得性肺炎。对耐红霉素的产β-内酰胺酶的菌株使用阿奇霉素也有效。

（2）用药方法：将本品用适量注射用水充分溶解，配制成0.1g/mL，再加入至250mL或

500mL 的氯化钠注射液或 5% 葡萄糖注射液中,最终阿奇霉素浓度为 1.0~2.0mg/mL,然后,静脉滴注。浓度为 1.0mg/mL,滴注时间为 3h;浓度为 2.0mg/mL,滴注时间为 1h。成人每次 0.5g,每日 1 次,至少连续用药 2d,继之改用阿奇霉素口服制剂每日 0.5g,7~10d 为 1 个疗程。转为口服治疗时间应由医师根据临床治疗反应确定。

（3）联合用药注意：①与茶碱合用时能提高后者在血浆中的浓度,应注意检测血浆茶碱水平；②与华法林合用时应注意检查凝血酶原时间；③与利福布汀合用会增加后者的毒性。

与下列药物同时使用时,建议密切观察患者用药后反应。①地高辛:使地高辛水平升高；②麦角胺或二氢麦角胺:急性麦角毒性,症状是严重的末梢血管痉挛和感觉迟钝；③三唑仑:通过减少三唑仑的降解,而使三唑仑药理作用增强；④细胞色素 P450 系统代谢药:提高血清中卡马西平、特非那定、环孢素、环己巴比妥、苯妥英钠的水平。

（4）阿奇霉素为大环内酯类抗生素中的代表,不良反应较少,临床疗效好。应用时建议每日给药 1 次,应用 2~3d 针剂后改用口服制剂,再应用 5~7d。

第三节　慢性支气管炎

慢性支气管炎(chronic bronchitis)是由于感染或非感染因素引起气管、支气管黏膜及其周围组织的慢性非特异性炎症。其病理特点是支气管腺体增生、黏液分泌增多。临床出现有连续两年以上,每年持续 3 个月以上的咳嗽、咳痰或气喘等症状。早期症状轻微,多在冬季发作,春暖后缓解；晚期炎症加重,症状长年存在,不分季节。疾病进展又可并发阻塞性肺气肿、肺源性心脏病,严重影响劳动力和健康。

一、病因

(一)病因

慢性支气管炎的病因较复杂,迄今尚不完全清楚,目前认为主要与下列因素有关。

1. 吸烟

吸烟与慢性支气管炎的发生密切相关。国内外大量科学研究证明,吸烟是慢性支气管炎的主要病因。长期吸烟者易引起支气管黏膜鳞状上皮化生；吸烟能使气道纤毛运动功能降低,肺泡巨噬细胞功能异常,分泌黏液腺体增生,蛋白酶—抗蛋白酶失衡,刺激支气管平滑肌收缩等。

2. 大气污染

大气中的刺激性烟雾、有害气体,如二氧化硫、二氧化氮、氯气、臭氧等,对支气管黏膜慢性刺激,造成支气管黏膜损伤,纤毛清除功能下降,分泌增加,为细菌入侵创造条件。

3. 感染

感染是促使慢性支气管炎发展的重要因素。主要病因多为病毒和细菌,病毒有鼻病毒、流感病毒、副流感病毒、腺病毒和呼吸道合胞病毒等。常见细菌有肺炎链球菌、流感嗜血杆菌、甲型链球菌和奈瑟球菌等。一般认为感染是慢性支气管炎病变加剧发展的重要因素。

4.气候寒冷

寒冷常为慢性支气管炎急性发作的重要诱因。寒冷空气刺激呼吸道,可减弱呼吸道黏膜局部防御功能,并通过反射引起支气管平滑肌收缩、黏膜血液循环障碍和气道分泌物排出障碍,因而有利于继发感染。

5.机体内在因素

多种机体内在因素可能参加慢性支气管炎的发病和病变进展,但具体机制尚不清楚。①过敏因素:喘息型慢性支气管炎往往有过敏史,对多种抗原激发的皮肤试验阳性率较高,在患者痰液中嗜酸性粒细胞数量与组胺含量都有增高。过敏反应可使支气管收缩或痉挛、组织损害和炎症反应,继而发生慢性支气管炎。②自主神经功能失调,气道反应性比正常人高。③老年人由于呼吸道防御功能下降,慢性支气管炎的发病率增加。④营养因素与慢性支气管炎的发病也有一定关系。⑤遗传因素也可能是慢性支气管炎的易患因素。

(二)病理生理

早期,气道上皮细胞的纤毛粘连、倒伏、脱失,上皮细胞空泡变性、坏死、增生、鳞状上皮化生;杯状细胞和黏液腺肥大和增生、分泌旺盛,大量黏液潴留;黏膜和黏膜下充血,浆细胞、淋巴细胞浸润。病情继续发展,炎症由支气管壁向周围扩散,黏膜下层平滑肌束断裂、萎缩。病变发展至晚期,黏膜有萎缩性改变,气管周围纤维组织增生,造成管腔的僵硬或塌陷。病变蔓延至细支气管和肺泡壁,导致肺组织结构破坏或纤维组织增生,进而发生阻塞性肺气肿和肺间质纤维化。这些变化在并发肺气肿和肺源性心脏病者尤为显著。

早期可无异常,但有些患者小气道(直径小于2mm的气道)功能已发生异常,如有小气道阻塞时,最大呼气中期流速异常。随着病情加重,气道狭窄,阻力增加,常规通气功能检查可有不同程度的异常,如第一秒用力呼气量(FEV_1)、最大通气量下降,最大呼气中期流速降低。缓解期大多恢复正常。若疾病进一步发展,出现不可逆性气流受限,即可诊断为COPD。

二、临床表现

1.症状

部分患者在起病前有急性支气管炎、流感或肺炎等急性呼吸道感染史。患者常在寒冷季节发病,出现咳嗽、咳痰,尤以晨起为著,痰呈白色黏液泡沫状,黏稠不易咳出。

在急性呼吸道感染时,症状迅速加剧。痰量增多,黏稠度增加或为黄色脓性,偶有痰中带血。慢性支气管炎反复发作后,支气管黏膜的迷走神经感受器反应性增高,副交感神经功能亢进,可出现过敏现象而发生喘息。随着病情发展终年咳嗽,咳痰不停,冬秋加剧。喘息型支气管炎患者在症状加剧或继发感染时,常有哮喘样发作,气急不能平卧。呼吸困难一般不明显,但并发肺气肿后,随着肺气肿程度的提高,则呼吸困难逐渐加剧。

2.体征

本病早期多无体征。有时在肺底部可听到干、湿啰音。喘息型支气管炎在咳嗽或深吸气后可听到哮喘音发作时,有广泛哮鸣音。长期发作的病例可有肺气肿的体征。

3.临床分型和分期

目前国内仍根据1979年全国支气管炎临床专业会议制定的标准对慢性支气管炎进行分型和分期。

(1)分型:分为单纯型和喘息型两型。单纯型主要表现为咳嗽、咳痰;喘息型除有咳嗽、咳痰外,尚有喘息和哮鸣音。

(2)分期:按病情进展分为三期。

1)急性发作期:在 1 周内出现脓性或黏液脓性痰,痰量明显增加,或伴有发热、白细胞计数增高等炎症表现,或 1 周内咳嗽、咳痰、喘息中任何一项明显加剧。急性发作期患者按其病情严重程度又分为:①轻度急性发作,指患者有气短、痰量增多和脓性痰等 3 项表现中的任意 1 项;②中度急性发作,指患者有气短、痰量增多和脓性痰等 3 项表现中的任意两项;③重度急性发作,指患者有气短、痰量增多和脓性痰等全部 3 项表现。

2)慢性迁延期:有不同程度的咳嗽、咳痰或喘息症状迁延不愈 1 个月以上者。

3)临床缓解期:经治疗后或自然缓解,症状基本消失,或偶有轻微咳嗽和少量咳痰,维持两个月以上者。

三、辅助检查

1.实验室检查

(1)血常规:继发感染时白细胞计数和中性粒细胞计数增多,有时嗜酸性粒细胞也可增多。

(2)痰液检查:涂片或培养可查见致病菌。

2.胸部 X 线片

早期无明显改变,以后有肺纹理增粗、紊乱,呈网状或束条状,以下肺叶为主,中晚期肺透亮度增加、肋间隙增宽,横膈位置下降。

3.肺功能检查

小气道阻塞时最大呼气流速—容量曲线流量降低,闭合气量增大;中大气道狭窄、阻塞时,第 1 秒用力呼气量(FEV_1)减少,最大通气量(MVV)减少,肺活量的最大呼气量(FEF 25% ~ 75%)减少。

四、诊断与鉴别诊断

(一)诊断要点

(1)咳嗽、咳痰或伴有喘息。

(2)每年发病持续 3 个月,连续 2 年或 2 年以上。

(3)排除其他心肺疾病。

(4)如每年发病持续不足 3 个月,但有明确的客观检查依据(如 X 线、呼吸功能等)也可诊断。

(二)鉴别诊断

1.肺结核

活动性肺结核常伴有低热、乏力、盗汗、咯血等症状;咳嗽和咳痰的程度与肺结核的活动性有关。X 线检查可发现肺部病灶,痰结核菌检查阳性,老年肺结核的毒性症状不明显,常因慢性支气管炎症状的掩盖,长期未被发现,应特别注意。

2.支气管哮喘

起病年龄较轻,常有个人或家族过敏性病史;气管和支气管对各种刺激的反应性增高,表现为广泛的支气管痉挛和管腔狭窄,临床上有阵发性呼吸困难和咳嗽,发作短暂或持续。胸部叩诊有过清音,听诊有呼气延长伴高音调的哮鸣音。晚期常并发慢性支气管炎。嗜酸性粒细胞在支气管哮喘患者的痰中较多,而喘息型支气管炎患者的痰中较少。

3. 支气管扩张

支气管扩张多发生于儿童或青年期,常继发于麻疹、肺炎或百日咳后,有反复大量脓痰和咯血症状。两肺下部可听到湿啰音。胸部 X 线检查两肺下部支气管阴影增深,病变严重者可见卷发状阴影。支气管碘油造影示柱状或囊状支气管扩张。

4. 心脏病

由于肺淤血而引起的咳嗽,常为干咳,痰量不多。详细询问病史可发现有心悸、气急、下肢水肿等心脏病征象。体征、X 线和心电图检查均有助于鉴别。

5. 肺癌

肺癌多发生在 40 岁以上男性,长期吸烟者,常有痰中带血,刺激性咳嗽。胸部 X 线检查肺部有块影或阻塞性肺炎。痰脱落细胞或纤维支气管镜检查可明确诊断。

五、治疗

1. 一般治疗

如为缓解期,患者应加强锻炼,增强体质,提高免疫功能。患者应注意个人卫生,避免各种诱发因素的接触和吸入。注意预防感冒。

2. 药物治疗

(1)控制感染:慢性支气管炎急性发作的主要原因是呼吸道感染。如能培养出致病菌,可按药敏试验选用抗生素;如无药敏试验结果,可据病情轻重经验性选用阿莫西林、头孢拉啶、罗红霉素、头孢克洛或莫西沙星等,疗程 7～10d。

低热、痰量不多、咳嗽不明显等病情较轻者,可用阿莫西林胶囊 0.5g,每日 3 次,口服(青霉素皮试阴性后用);或用克林霉素胶囊 0.3g,每日 3 次,口服;或用头孢拉啶胶囊 0.5g,每日 3～4 次,口服;或用莫西沙星片 0.4g,每日 1 次,口服。有高热、痰量明显增多、明显咳嗽、白细胞明显升高等病情较重者,可用青霉素 80 万 U,每日 2 次,肌内注射(青霉素皮试阴性后用);或用青霉素 240 万 U 加入 5% 葡萄糖氯化钠注射液 250mL 中静脉滴注,每日 2 次。亦可据病情联合用药。

(2)祛痰镇咳:可选用复方甘草合剂 10mL,每日 3 次,口服;或用溴己新 8～16mg,每日 3 次,口服;或用氨溴索(沐舒坦)30mg,每日 3 次,口服;或用稀化黏素(吉诺通)0.3g,每日 3 次,口服。

(3)解痉平喘:有气喘者加服平喘药物,可用抗胆碱能药物溴化异丙托品(爱全乐)40～80μg 吸入,每日 3～4 次;或用 β_2 受体激动药沙丁胺醇 100～200μg,每 24h 不超过 8～12 喷;或用氨茶碱 0.1g,每日 3 次,口服;如上述药物使用后气道仍有持续阻塞,亦可每日加用泼尼松 20～40mg,分次口服。

第四节　慢性阻塞性肺疾病

慢性阻塞性肺疾病（chronic obstructive pulmonary disease，COPD）是一种具有气流受限特征的疾病，气流受限不完全可逆，呈进行性发展，与肺部对有害气体或有害颗粒的异常炎性反应有关。COPD 与慢性支气管炎和肺气肿密切相关。通常，慢性支气管炎是指在除慢性咳嗽的其他已知原因外，患者每年咳嗽、咳痰 3 个月以上，并连续 2 年者。肺气肿则指肺部终末细支气管远端气腔出现异常持久的扩张，并伴有肺泡壁和细支气管的破坏而无明显的肺纤维化。当慢性支气管炎、肺气肿患者肺功能检查出现气流受限，并且不能完全可逆时，则能诊断COPD。如患者只有"慢性支气管炎"和（或）"肺气肿"，而无气流受限，则不能诊断为 COPD。

一、病因

慢性阻塞性肺病的确切病因不清楚，一般认为与慢支和阻塞性肺气肿发生有关的因素都可能参与慢性阻塞性肺病的发病。已经发现的危险因素大致可以分为外因（环境因素）与内因（个体易患因素）两类。外因包括吸烟、粉尘和化学物质的吸入、空气污染、呼吸道感染及社会经济地位较低的人群（可能与室内和室外空气污染、居室拥挤、营养较差及其他与社会经济地位较低相关联的因素有关）。内因包括遗传因素、气道反应性增高、在怀孕期、新生儿期、婴儿期或儿童期由各种原因导致肺发育或生长不良的个体。

二、临床表现

1.症状

临床主要症状为咳嗽、咳痰、气短、喘息等。随着疾病进展，急性加重变得越来越频繁。上述症状常有昼夜节律，晨起咳嗽、咳痰重和季节性（冬春）发作等特点。吸烟、接触有害气体（SO_2、NO_2、Cl_2）、过度劳累、气候突然变化、上呼吸道感染等经常是上述症状的诱因。后期可存在活动后气短，如跑步、上楼或地面上快行，甚者洗脸、穿衣或静息时也有气短症状。经休息、吸氧、吸入药物等气短可缓解。长期患病有乏力、体重下降等表现。急性发作期可存在神志改变、睡眠倒错等。

2.体征

早期多无异常，或可在肺底部闻及散在干、湿啰音，咳嗽排痰后啰音可消失，急性发作期肺部啰音可增多。

后期体位呈前倾坐位或端坐呼吸。辅助呼吸肌参与呼吸运动，出现三凹征。眼球结膜充血、水肿。甲床、口唇发绀。胸廓外形前后径增宽，肋间隙宽度，剑突下胸骨下角（腹上角）增宽。呼吸运动速率加快，幅度增大，语颤减弱。叩诊肺肝界下移，肺底移动度减小，心浊音界缩小。听诊肺部呼吸音减弱，呼气相延长，可闻及干、湿啰音。剑突下心音清晰、心率加快、心律不规则等。如并发气胸、肺源性心脏病等可存在相应体征。

三、辅助检查

1.实验室检查

（1）血常规：缓解期患者白细胞总数及分类多正常；急性发作期，尤其是并发细菌感染时白细胞总数和中性粒细胞可升高，伴核左移。

（2）血气分析：对于晚期 COPD 患者，动脉血气分析测定非常重要，可以确定患者是否并发有呼吸衰竭和酸碱失衡；在海平面及呼吸室内空气的条件下，$PaO_2 < 8.0kPa(60mmHg)$，伴或不伴 $PaCO_2 > 6.0kPa(45mmHg)$，诊断为呼吸衰竭。

（3）痰培养：可检出病原菌，常见的病原菌有肺炎链球菌、流感嗜血杆菌、卡他莫拉菌、肺炎克雷伯杆菌、白念珠菌等。同时，做药物敏感试验可指导临床合理应用抗生素治疗。

（4）α_1 抗胰蛋白酶（$\alpha_1 - AT$）：$\alpha_1 - AT$ 是肝脏合成的急性期蛋白，其主要作用是抗蛋白水解酶特别是对中性粒细胞释放的弹力酶的抑制作用。目前，有一种学说认为，肺气肿的发生是由于蛋白酶和抗蛋白水解酶之间不平衡所致，$\alpha_1 - AT$ 是人体最重要的抗蛋白水解酶，$\alpha_1 - AT$ 缺乏的纯合子易患肺气肿，但我国极少有此型遗传缺陷。

2. 肺功能检查

肺功能检查是判断气流受限的主要客观指标，对 COPD 诊断、严重程度评价、疾病进展、预后及治疗反应等有重要意义。

检查可见 FEV_1（第 1 秒用力呼气量）或 FEV_1/FVC（用力肺活量）、MVV（最大通气量）下降，RV（残气量）/TLC（肺总量）加大。

3. 胸部 X 线检查

COPD 早期胸片可无变化，以后可出现肺纹理增粗、紊乱等非特异性改变，也可出现肺气肿改变。胸部 X 线片改变对 COPD 诊断特异性不高，主要作为确定肺部并发症及与其他肺疾病鉴别之用。

4. 胸部 CT 检查

CT 检查不应作为 COPD 的常规检查。高分辨 CT，对有疑问病例的鉴别诊断有一定意义。

四、诊断与鉴别诊断

（一）诊断要点

（1）长期吸烟或长期吸入有害气体、粉尘史。

（2）慢性咳嗽、咳痰，每年超过 3 个月并连续 2 年以上和（或）活动后气短。

（3）$FEV_1 < 80\%$ 预计值和（或）$FEV_1/FVC < 70\%$。

（4）排除其他慢性心肺疾病如支气管哮喘、支气管扩张、肺间质纤维化、左心充血性心力衰竭等。

符合以上 4 条或（2）、（3）、（4）条者可确定诊断。

另外，COPD 根据严重程度分为 3 级，即轻度、中度和重度。①轻度：$FEV_1/FVC < 70\%$，$FEV_1 \geqslant 80\%$ 预计值，有或无慢性症状（咳嗽、咳痰）；②中度：$FEV_1/FVC < 70\%$，$30\% \leqslant FEV_1 < 80\%$ 预计值。ⅡA：$50\% \leqslant FEV_1 < 80\%$ 预计值；ⅡB：$30\% \leqslant FEV_1 < 50\%$ 预计值；有或无慢性症状（咳嗽、咳痰、气短）；③重度：$FEV_1/FVC < 70\%$，$FEV_1 < 30\%$ 预计值或有呼吸衰竭/心力衰竭表现。

（二）鉴别诊断

1. 支气管哮喘

COPD 多于中年后起病，哮喘则多在儿童或青少年期起病；COPD 症状缓慢进展，逐渐加重，哮喘则症状起伏大；COPD 多有长期吸烟史和（或）有害气体、颗粒接触史，哮喘则常伴过敏体质、过敏性鼻炎和（或）湿疹等，部分患者有哮喘家族史；COPD 时气流受限基本为不可逆性，哮喘时则多为可逆性。

病程长的哮喘患者可发生气道重构,气流受限不能完全逆转;而少数 COPD 患者伴有气道高反应性,气流受限部分可逆。此时,应根据临床及实验室所见全面分析,必要时,做支气管激发试验、支气管舒张试验和(或)最大呼气量(PEF)昼夜变异率来进行鉴别,但需注意,有时两种疾病可重叠存在。

2. 支气管扩张症

支气管扩张症常于儿童期和青少年期发病并反复发作迁延,主要表现为慢性咳嗽、咳痰,痰量和痰的性质不等,部分有咯血,肺部听诊有固定部位的细湿啰音,咳嗽后性质不变是本病的特征性体征;胸部 CT 或支气管造影有助于鉴别。

3. 肺结核

肺结核可有午后低热、乏力、盗汗等结核中毒症状,痰检可发现结核分枝杆菌,胸部 X 线片检查可发现病灶。

4. 肺癌

肺癌有慢性咳嗽、咳痰,近期痰中可带血丝,并反复发作,胸部 X 线片及 CT 可发现占位病变或阻塞性肺不张或肺炎。痰细胞学检查、纤维支气管镜检查以及肺活检,可有助于明确诊断。

五、治疗

COPD 急性加重且病情严重者需住院治疗。

(一)COPD 急性加重处理

1. COPD 急性加重到医院就诊或住院进行治疗的指征

(1)症状显著加剧,如突然出现的静息状态下呼吸困难。

(2)出现新的体征(如发绀、外周水肿)。

(3)原有治疗方案失败。

(4)有严重的伴随疾病。

(5)新近发生的心律失常。

(6)诊断不明确。

(7)高龄患者的 COPD 急性加重。

(8)院外治疗不力或条件欠佳。

2. COPD 急性加重收入重症监护治疗病房的指征

(1)严重呼吸困难且对初始治疗反应不佳。

(2)精神紊乱,嗜睡,昏迷。

(3)经氧疗和无创正压通气后,低氧血症($PO_2 < 6.7kPa$)仍持续或呈进行性恶化,和(或)高碳酸血症($PaCO_2 > 9.3kPa$)严重或恶化,和(或)呼吸性酸中毒($pH < 7.3$)严重或恶化。

3. COPD 急性加重期住院患者的处理方案

(1)根据症状、动脉血气、胸部 X 线片等评估病情的严重程度。

(2)控制性氧疗并于 30min 后复查血气。

(3)应用支气管扩张药:增加剂量或频率;联合应用 β_2 受体兴奋药和抗胆碱能药物;使用储雾器或气动雾化器;考虑静脉加用茶碱类药物。

（4）口服或静脉加用糖皮质激素。

（5）细菌感染是 COPD 急性加重的重要原因，应密切观察细菌感染征象，积极、合理地使用抗菌药。

（6）考虑应用无创性机械通气。

（7）整个治疗过程中应注意水和电解质平衡和营养状态；识别和处理可能发生的并发症（如心力衰竭、心律失常等）。

（二）COPD 加重期的主要治疗方法

1. 控制性氧疗

氧疗是 COPD 加重期患者住院的基础治疗。COPD 加重期患者氧疗后应达到满意的氧和水平（$PaO_2 > 8.0kPa$ 或 $SaO_2 > 90\%$），但应注意可能发生潜在的 CO_2 潴留。

给氧途径包括鼻导管或 Venturi 面罩，Venturi 面罩更能精确的调节吸入氧浓度。氧疗 30min 后应复查动脉血气以确认氧合是否满意及是否发生 CO_2 潴留或酸中毒。

2. 选用抗菌药

当患者呼吸困难加重，咳嗽伴有痰量增加及脓性痰时，应根据患者所在地常见病原菌类型及药物敏感情况积极选用抗菌药。

COPD 患者多有支气管—肺部感染反复发作及反复应用抗菌药的病史，且部分患者合并有支气管扩张，因此，这些患者感染的耐药情况较一般肺部感染患者更为严重。长期应用广谱抗菌药和糖皮质激素易导致真菌感染，以采取以预防和抗真菌措施。

3. 选用支气管舒张药

（1）溴化异丙托品气雾剂（MDI）2 喷，每日 2～3 次或本品 1mL + 生理盐水 20mL 以压缩空气为动力吸入。

（2）β_2 受体激动药：喘乐宁或特布他林 1～2 喷，每日 2～3 次，病情重者可加用沙丁胺醇 2.4mg，每日 3 次，或特布他林 2.5mg，每日 3 次口服。

（3）茶碱类：舒弗美 0.1～0.2g，每日 2 次或葆乐辉 0.2～0.4g，每晚 1 次口服。对茶碱反应明显患者或难以耐受者可改用二羟丙茶碱 0.2g，每日 3 次口服，重症者可考虑静脉滴注氨茶碱。

4. 使用糖皮质激素

COPD 加重期住院患者宜在应用支气管扩张药基础上加服或静脉使用糖皮质激素。激素的剂量要权衡疗效及安全性，建议口服泼尼松每日 30～40mg，连续 10～14d。也可静脉给予甲泼尼龙。

5. 机械通气的应用

（1）无创性间断正压通气（NIPPV）：可降低 $PaCO_2$，减轻呼吸困难，从而减少气管插管和有创机械通气的使用，缩短住院天数，降低患者的病死率。使用 NIPPV 要注意掌握合理的操作方法，避免漏气，从低压力开始逐渐增加辅助吸气压和采用有利于降低 $PaCO_2$ 的方法，从而提高 NIPPV 的效果，下列 NIPPV 在 COPD 加重期的选用和排除标准可作为应用 NIPPV 的参考。

选用标准（至少符合其中两项）：①中至重度呼吸困难，伴辅助呼吸肌参与呼吸并出现腹部矛盾运动；②中至重度酸中毒（pH 7.30～7.35）和高碳酸血症（$PaCO_2$ 为 6.0～8.0kPa）；③呼吸频率 > 25 次/分。

排除标准（符合下列条件之一）：①呼吸抑制或停止；②心血管系统功能不稳定（低血压、

心律失常、心肌梗死);③嗜睡、神志障碍及不合作者;④易误吸者;⑤痰液黏稠或有大量气道分泌物;⑥近期曾行面部或胃食管手术者;⑦头面部外伤,固有的鼻咽部异常;⑧极度肥胖;⑨严重的胃肠胀气。

(2)有创性(常规)机械通气:在积极药物治疗的条件下,患者呼吸困难仍呈进行性恶化,出现危及生命的酸碱异常和(或)神志改变时宜用有创性机械通气治疗。

有创性机械通气在 COPD 加重期的具体应用指征如下:①严重呼吸困难,辅助呼吸肌参与呼吸,并出现胸腹矛盾运动;②呼吸频率 >30 次/分;③危及生命的低氧血症(PaO$_2$ <5.3kPa 或 PaO$_2$/FiO$_2$ <26.7kPa);④严重的呼吸性酸中毒(pH <7.25)及高碳酸血症;⑤呼吸抑制或停止;⑥嗜睡、神志障碍;⑦严重心血管系统并发症(低血压、休克、心力衰竭);⑧其他并发症(代谢紊乱、脓毒血症、肺炎、肺血栓栓塞症、气压伤、大量胸腔积液);⑨NIPPV 失败或存在 NIPPV 的排除指征。

在决定终末期 COPD 患者是否使用机械通气时还需参考病情好转的可能性,患者自身意愿及强化治疗的条件。最广泛使用的三种通气模式包括辅助—控制通气(A—CMV)、压力支持通气(PSV)或同步间歇强制通气(SIMV)与 PSV 联合模式(SIMV + PSV)。因 COPD 患者存在内源性呼气末正压(PEEPi),为减少因 PEEPi 所致吸气功耗增加和人—机不协调,可常规加用一适当水平(为 PEEPi 的 70% ~80%)的外源呼气末正压(PEEP)。

6.其他治疗措施

在严密监测出入量和血电解质情况下适当补充液体和电解质;注意补充营养,对不能进食者经胃肠补充要素饮食或予静脉高营养;对卧床、红细胞增多症或脱水的患者,无论是否有血栓栓塞性疾病均可考虑使用肝素或低分子肝素;积极排痰治疗;识别并治疗伴随疾病(冠心病、糖尿病等)及并发症(休克、DIC、上消化道出血、肾功能不全者等)。

7.戒烟

凡吸烟者应劝告患者尽早戒烟,并提供切实有效的戒烟方法。

8.出院医嘱

出院医嘱包括坚持戒烟,具备条件者进行家庭长程氧疗,康复锻炼,预防上呼吸道感染,定期复查肺功能(FEV$_1$、FEV$_1$/FVC%),有症状时酌情使用抗胆碱能药、β$_2$ 受体激动药,缓释和控释茶碱、祛痰药物等。

第五节　支气管扩张症

一、病因

支气管扩张症并非一种独立的疾病,其发病因素较多,其中最主要的病因是支气管—肺组织感染和支气管阻塞。两者相互影响,形成恶性循环,最终导致支气管管壁结构破坏而发生支气管扩张。另外,支气管外部纤维的牵拉、先天性发育缺陷及遗传因素等也可引起支气管扩张。

1. 支气管—肺组织感染

婴幼儿时期支气管—肺组织反复感染是支气管扩张最常见的原因。由于婴幼儿支气管管腔较细,管壁薄而且软,易遭受破坏和阻塞。病毒和细菌反复感染可导致支气管黏膜充血、水肿、分泌物增多潴留,引起或加重支气管阻塞,而阻塞又可以进一步加重感染。这种感染—阻塞—感染的过程反复进行,最终导致支气管壁的各层组织破坏,尤其是平滑肌纤维和弹力纤维遭到损害,管壁抵抗力削弱,每当吸气时,管腔由于胸腔内的负压而扩张,呼气时不能回缩,最终导致支气管扩张变形。

另外,肺结核纤维组织增生、牵拉收缩,造成局部支气管扭曲、变形,引流不畅,分泌物不易被清除,亦可引起支气管扩张变形。

2. 支气管阻塞

支气管管腔内肿瘤、异物和感染,或支气管周围肿大淋巴结,或肿瘤的外压均可造成支气管狭窄或部分阻塞,使得支气管引流不畅,又可引起或加重感染而破坏管壁,导致支气管扩张的形成。同时阻塞还可导致肺不张,失去肺泡弹性组织缓冲,胸腔负压直接牵拉支气管壁而引起支扩。

3. 气道疾病

慢性阻塞性肺疾病长期慢性气道炎症可合并支扩;哮喘合并变应性支气管肺曲菌病亦可引起支扩。

4. 支气管先天发育障碍和遗传因素

支气管先天性发育障碍,由于软骨发育不全或弹性纤维不足,局部管壁薄弱或弹性较差导致的支气管扩张,常伴有鼻窦炎和内脏转位(右位心),称为 Kartagener 综合征。部分病例无明显病因,但通常弥散性的支气管扩张常发生于存在遗传、免疫或解剖缺陷的患者,如囊性纤维化、纤毛运动障碍和严重的 α_1 -抗胰蛋白酶(α_1 - AT)缺乏。先天性低丙种球蛋白血症、免疫缺陷和罕见的气道结构异常也可引起弥散性疾病,如巨大气管—支气管症(Mounier - Kuhn 综合征),软骨缺陷(Williams - Campbell 综合征)等。

5. 全身性疾病

目前已发现类风湿关节炎、克罗恩病、溃疡性结肠炎、系统性红斑狼疮、人免疫缺陷病毒(HIV)感染等疾病可同时伴有支气管扩张,可能与机体免疫功能失调有关。

二、临床表现

1. 症状

(1)慢性咳嗽、咳大量脓痰:一般多为阵发性,每日痰量为 100 ~ 400mL,咳痰多在起床及就寝等体位改变时发生。产生此现象的原因是支气管扩张感染后,管壁黏膜被破坏丧失了清除分泌物的功能,导致分泌物的积聚,当体位改变时,分泌物受重力作用而移动从而接触到正常黏膜,引起刺激,出现咳嗽及咳大量脓痰。

患者的痰液呈黄色脓样,伴厌氧菌混合感染时尚有臭味。收集痰液于玻璃瓶中静置,数小时后有分层现象:上层为泡沫,下悬脓性黏液,中层为混浊黏液,下层为坏死组织沉淀物。

(2)反复咯血:50% ~ 70% 的患者有反复咯血史,血量不等,可为痰中带血或少量咯血,亦可表现为大量咯血。咯血的原因是支气管表层的肉芽组织创面小血管或管壁扩张的小血管破裂出血。咯血最常见的诱因是呼吸道感染。

（3）反复肺部感染：患者常于同一肺段反复发生肺炎并迁延不愈。多数由上呼吸道感染向下蔓延，致使支气管感染加重，且因痰液引流不畅，最终使炎症扩散至病变支气管周围的肺组织。发生感染时，患者可出现发热，且咳嗽加剧、痰量增多，感染较重时患者尚有胸闷、胸痛等症状。

（4）慢性感染的全身表现：患者反复继发肺部感染病程较长时，则可引起全身中毒症状，如发热、盗汗、食欲缺乏、消瘦、贫血等；并发肺纤维化、肺气肿或慢性肺源性心脏病时可出现呼吸困难等相应症状；若为儿童尚可影响其发育。

2.体征

支气管扩张早期可无异常体征。当病变严重或并继发感染，使渗出物积聚时，可闻及持久的部位固定的湿啰音，痰液咳出后湿啰音仅可暂时性减少或消失；并发肺炎时，则在相应部位可有叩诊浊音及呼吸音减弱等肺炎体征。随着并发症，如支气管肺炎、肺纤维化、胸膜增厚与肺气肿等的发生，可出现相应的体征。此外，慢性支气管扩张患者可有发绀、杵状指（趾），病程长者可有营养不良。

三、辅助检查

1.实验室检查

（1）血常规：无感染的，血白细胞计数多正常，继发感染则有增高。

（2）痰液细菌培养：对于咳脓痰的患者（所谓湿性支气管扩张）应做痰培养以明确细菌类型，对临床选择抗生素的指导意义；痰培养对判断抗感染的疗效也有一定价值。

2.胸部 X 线片

患侧肺纹理增多、紊乱或条状透明阴影。可有肺容积或片状、斑片状炎性渗出的阴影等。

3.胸部高分辨率 CT 扫描

患侧可见细支气管扩张，并能明确显示支气管扩张的范围和程度，无损伤性，目前最常用。

4.支气管碘油造影

支气管碘油造影可从不同角度显示病变的部位、范围、性质和程度。一般分为柱状、囊状、囊柱状三类。

5.纤维支气管镜检查

纤维支气管镜检查适用于咯血部位不明者。

6.肺功能检查

肺功能检查多为阻塞性通气障碍，第 1 秒用力呼气量和最大呼气量减少，残气占肺总量百分比增高。

病情后期，通气血流比例失调以及弥散功能障碍等，可有动脉血氧分压降低和动脉血氧饱和度下降。

四、诊断与鉴别诊断

（一）诊断要点

1.临床表现

（1）过去曾患过百日咳、麻疹、肺炎、肺结核、肺部感染等，以及慢性咳嗽、咳大量痰和反复咯血及呼吸道感染等症状。痰液静置后分三层：上层为泡沫，中层为黏液，下层为脓性物和坏死组织,伴有厌氧菌感染时,可有恶臭味。细菌培养可有细菌生长。

(2)慢性咳嗽和咳大量脓痰,痰量增多,每日在 100～400mL,呈黄绿色。反复咯血为本病的特点,占 50%～75%,咯血量多少不等,从痰中带血丝到大咯血。有的患者以咯血为主要症状,咳嗽、咳痰不明显,称干性支气管扩张。若反复继发感染,可出现发热、纳差、盗汗、消瘦、贫血等症状。

(3)重症支气管扩张的肺功能严重障碍时,劳动力明显减退,稍活动即有气急、发绀,伴有杵状指(趾)。继发感染时常可闻及下胸部、背部较粗的湿啰音;结核引起的支气管扩张多见于肩胛间区,咳嗽时可闻及干、湿啰音。

2. 辅助检查

(1)典型的 X 线表现为粗乱肺纹中有多个不规则的环状透亮阴影或沿支气管的卷发状阴影,感染时阴影内出现液平面。体层摄片还可发现不张肺内支气管扩张和变形的支气管充气征。

(2)高分辨 CT(HRCT)通常可确定诊断,CT 检查显示管壁增厚的柱状扩张,或成串成簇的囊样改变。

(3)纤维支气管镜检查可以明确出血、扩张或阻塞部位,还可进行局部灌洗,取得冲洗液作涂片革兰染色、细胞学检查,或细菌培养等,对诊断和治疗也有帮助。

（二）鉴别诊断

1. 慢性支气管炎

慢性支气管炎中年以上患者多见,常于冬、春季节咳嗽、咳痰加重,痰量不多,为白色黏液样,脓痰少见,无反复咯血史,肺部啰音不固定。但少数慢性支气管炎晚期可并发支气管扩张。

2. 肺脓肿

肺脓肿常无慢性咳嗽、咳痰病史,起病急,全身中毒症状明显,畏寒、高热、咳嗽、突然咳出大量脓臭痰,胸部 X 线片上有密度较高的炎症阴影,其中可见伴有液平面的空洞。有效抗生素治疗炎症可完全吸收消退。慢性肺脓肿有慢性病容,贫血、消瘦,虽也有反复咳脓痰及咯血,但其均有急性肺脓肿病史,X 线表现为厚壁空洞。

3. 肺结核

肺结核病变好发于两肺上叶尖后段及下叶背段,常有低热、盗汗、疲乏、消瘦等全身中毒症状,早期患者咳嗽少,咳痰也不多,有空洞者痰常为黏液脓性或脓性,痰中常可找到抗酸杆菌。肺结核病灶纤维化,瘢痕形成牵拉局部支气管,可引起结核性、局灶性支气管扩张,其内的小血管可被破坏而引起反复咯血。结核性局灶性支气管扩张多在肺上野肺结核好发部位。多于肺上部 X 线检查时发现肺结核病灶,痰结核菌检查可做出诊断。

4. 先天性肺囊肿

临床上含液性肺囊肿常无症状,如与支气管相通并发感染时,可有发热、咳嗽、咳痰及反复咯血。X 线检查肺部可见多个边界锐利的圆形或椭圆形阴影,壁较薄,周围肺组织无浸润病变。CT 扫描和支气管碘油造影可助鉴别。

5. 弥散性泛细支气管炎

弥散性泛细支气管炎有慢性咳嗽、咳痰、活动时呼吸困难及慢性鼻窦炎,胸部 X 线片和 CT 上有弥散分布的边界不太清楚的小结节影,类风湿因子、抗结核抗体、冷凝集试验可阳性。确诊需病理学证实。大环内酯类抗生素持续治疗 2 个月以上有效。

五、治疗

原则是控制感染,保持引流通畅,必要时手术治疗。

(一)内科治疗

戒烟,避免受凉,加强营养,纠正贫血,增强体质,预防呼吸道感染。

1. 保持呼吸道引流通畅

祛痰药及支气管舒张药稀释脓痰和促进排痰,再经体位引流清除痰液,以减少继发感染和减轻全身中毒症状。

(1)祛痰药:可选用溴己新每次 8 ~ 16mg 或盐酸氨溴索每次 30mg,每日 3 次。

(2)支气管舒张药:部分患者由于支气管反应性增高或炎症的刺激,可出现支气管痉挛,影响痰液排出。可用 $β_2$ 受体激动药或异丙托溴铵喷雾吸入,或口服氨茶碱每次 0.1g,每日 3 ~ 4 次或其他缓释茶碱制剂。

(3)体位引流:体位引流是根据病变的部位采取不同的体位,原则上应使患肺处于高位,引流支气管开口朝下,以利于痰液流入大支气管和气管排出。每日 2 ~ 4 次,每次 15 ~ 30min。体位引流时,间歇做深呼吸后用力咳痰,同时,其他人协助用手轻叩患部,可提高引流效果。

(4)纤维支气管镜吸痰:如体位引流痰液仍难排出,可经纤维支气管镜吸痰,以及用生理盐水冲洗稀释痰液,也可局部注入抗生素。

2. 控制感染

控制感染是急性感染期的主要治疗措施。应根据症状、体征、痰液性状,必要时,需参考细菌培养及药物敏感试验结果选用抗菌药物。轻症者一般可选用口服阿莫西林,每次 0.5g,每日 4 次,或第一、第二代头孢菌素;喹诺酮类药物、磺胺类药物也有一定疗效。重症患者特别是假单胞菌属细菌感染者,需选用抗假单胞菌抗生素,常静脉用药,如头孢他啶、头孢吡肟和亚胺培南等。如有厌氧菌混合感染,加用甲硝唑(灭滴灵)或替硝唑,或克林霉素。雾化吸入庆大霉素或妥布霉素可改善气管分泌和炎症。

(二)手术治疗

手术治疗适用于反复呼吸道急性感染或大咯血,病变范围局限在一叶或一侧肺组织,尤以局限性病变反复发生威胁生命的大咯血,经药物治疗不易控制,全身情况良好的患者。可根据病变范围行肺段或肺叶切除术,但在手术前必须十分明确出血的部位。

(三)咯血的处理

1. 药物治疗

(1)少量咯血时安静休息、稳定情绪,一般不须特殊处理。

(2)大量咯血时取患侧卧位,解除患者焦虑和恐惧心理,并适当选用口服镇静药如地西泮等。神经垂体素 5 ~ 10U 用 10% 葡萄糖稀释后缓慢静脉注射,继而静脉滴注维持,保持呼吸道通畅,防止窒息,一旦出现窒息,患者应取头低位,想办法排出血块等。

(3)大咯血窒息的抢救:大咯血一旦出现窒息,应立即组织抢救,争分夺秒,消除呼吸道内凝血块,恢复呼吸道通畅和正常呼吸,抢救措施如下。①体位引流:将床脚抬高 30°,呈头低足高位,头偏向一侧,迅速清除口、咽部血块,叩击胸背部,以利于堵塞的血块咯出;②清除血液(块):刺激咽喉部,使患者用力咯出堵塞于气管内的血液(块),或用导管经鼻腔插至咽喉部,迅速用吸引器吸出血液(块),必要时,可在喉镜下用硬质气管镜直接插管,通过吸引和冲洗,以迅速恢复呼吸道通畅,如需较长期做局部治疗,应用气管切开;③高浓度吸氧:吸入氧浓度(FiO_2)为40%～60%或高频喷射通气给氧;④应用呼吸中枢兴奋剂;⑤窒息解除后的相应治疗包括纠正代谢性酸中毒、控制休克、补充血容量、治疗肺不张及呼吸道感染、处理肺水肿和肾功能衰竭等。

2. 支气管动脉栓塞术(BAE)

支气管动脉栓塞术用于大咯血而又缺乏手术条件者;反复咯血经内科治疗无效又不宜手术者;手术治疗后又复发咯血者。BAE已成为临床治疗咯血的有效方法,近年来,已有较多文献报道,国内外资料报道,该方法对大咯血的治疗有效率达80%。

第六节　支气管哮喘

支气管哮喘是致敏因素或非致敏因素作用于机体引起可逆的支气管平滑肌痉挛、黏膜水肿、黏液分泌增多等病理变化,是由多种细胞特别是肥大细胞、T淋巴细胞参与的气道炎症,本病常发生于过敏体质和支气管反应过度增高的人,支气管哮喘与变态反应关系密切,在易感者中此处炎症可引起反复发作的喘息、气促、胸闷或咳嗽等症状,多在夜间和凌晨发生,本病后期可继发慢性阻塞性肺气肿及慢性肺源性心脏病,可严重影响心肺功能,已成为严重威胁公众健康的一种主要慢性疾病,我国哮喘的患病率约为1%,儿童可达3%,据测算全国约有1000万以上哮喘患者。

一、病因

(一)病因

本病的确切病因不清,目前认为哮喘与多基因遗传有关,受遗传和环境双重因素影响。

1. 遗传因素

哮喘发病具有明显的家族聚集现象,许多调查资料显示,哮喘患者的亲属患病率高于群体患病率,且亲缘关系越近,病情越重,其亲属患病率也越高。

2. 环境因素

(1)吸入性变应原:尘螨、动物毛屑、花粉、真菌、二氧化硫、氨气等各种吸入物。

(2)感染:病毒、细菌、寄生虫感染等。

(3)食物:蛋类、奶类及鱼、虾、蟹等。

(4)药物:阿司匹林、普萘洛尔(心得安)等。

(5)其他:运动、妊娠、气候改变等都可能是哮喘的诱发因素。

(二)发病机制

哮喘的发病机制不完全清楚,可概括为免疫炎症反应、神经机制和气道高反应性及其相互作用。

1. 免疫—炎症反应

目前多认为哮喘主要由接触变应原引起或加重,公认哮喘发病与Ⅰ型变态反应有关。当变应原初次进入人体后,刺激 B 细胞产生 IgE 抗体,并与肥大细胞、嗜碱性粒细胞表面的相应受体结合,使机体致敏,当同种变应原再次进入机体时,与 IgE 桥联结合,合成并释放多种活性介质,引起支气管平滑肌痉挛、黏液分泌增多、血管通透性增加及炎症细胞浸润。炎症细胞在介质的作用下又可分泌多种炎症介质和细胞因子,使气道病变加重,炎症浸润增加,产生哮喘的临床症状。根据变应原吸入后哮喘发病的时间,可分为速发型、迟发型和双相型。

2. 神经机制

神经因素也被认为是哮喘发病的重要因素。支气管除受胆碱能神经、肾上腺素能神经支配外,还有非肾上腺素能非胆碱能神经系统。支气管哮喘与 β-肾上腺素受体功能低下和迷走神经张力亢进有关,并可能存在有 α-肾上腺素能神经的反应性增加。非肾上腺素能非胆碱能神经系统能释放舒张支气管平滑肌的神经介质如血管活性肠肽,一氧化氮及收缩支气管平滑肌的介质,如 P 物质、神经激肽,两者平衡失调则可引起支气管平滑肌收缩。

3. 气道高反应性(AHR)及其相互作用

气道高反应性主要表现为气道对各种刺激因子出现过强或过早的收缩反应,是哮喘患者发生发展的另一个重要因素。目前普遍认为气道炎症是导致气道高反应性的主要机制之一。气道高反应性常有家族倾向,受遗传因素的影响。气道高反应性为支气管哮喘患者的共同病理生理特征,然而出现气道高反应性者并非都是支气管哮喘,如长期吸烟、接触臭氧、病毒性、上呼吸道感染、COPD 等也可出现气道高反应性。

二、临床表现

1. 症状

典型的支气管哮喘,发作前有先兆症状,如打喷嚏、流涕、咳嗽、胸闷等,如不及时处理,可因支气管阻塞加重而出现呼吸困难,严重者被迫采取坐位或呈端坐呼吸;干咳或咳大量白色泡沫痰,甚至出现发绀等。一般可自行缓解或用平喘药物等治疗后缓解。某些患者在缓解数小时后可再次发作,甚至导致重度急性发作。

此外,在临床上还存在非典型表现的哮喘。如咳嗽变异型哮喘,患者在无明显诱因咳嗽2个月以上,常于夜间及凌晨发作,运动、冷空气等诱发加重,气道反应性测定存在高反应性,抗生素或镇咳、祛痰药治疗无效,使用支气管解痉剂或皮质激素有效,但需排除引起咳嗽的其他疾病。

2. 体征

发作时,可见患者取坐位,双手前撑,双肩耸起,鼻翼翕动,辅助呼吸肌参与活动,颈静脉压力呼气相升高(由于呼气相用力,使胸腔内压升高),胸部呈过度充气状态,两肺可闻及哮鸣音,呼气延长。

重度或危重型哮喘时,患者在静息时气促,取前倾坐位,讲话断续或不能讲话,常有焦虑或烦躁。危重时则嗜睡或意识模糊,大汗淋漓,呼吸增快多大于 30 次/分,心率增快,达120 次/分,胸部下部凹陷或出现胸腹矛盾运动,喘鸣危重时,哮鸣音反而减轻或消失。也可出现心动过缓,有奇脉。

三、辅助检查

1. 血常规

红细胞及血红蛋白大都在正常范围内,如伴有较长期而严重的肺气肿或肺源性心脏病者,则二者均可增高。白细胞总数及中性粒细胞一般均正常,如有感染时则相应增高,嗜酸性粒细胞一般在6%以上,可高至30%。

2. 痰液检查

痰液检查多呈白色泡沫状,大都含有水晶样的哮喘珠,质较坚,呈颗粒样。并发感染时痰呈黄或绿色,较浓厚而黏稠。咳嗽较剧时,支气管壁的毛细血管可破裂,有痰中带血。显微镜检查可发现库什曼螺旋体及雷盾晶体。如痰经染色,则可发现多量的嗜酸性粒细胞,对哮喘的诊断帮助较大。并发感染时,则嗜酸性粒细胞数量降低,而代之以中性粒细胞增多。脱落细胞学检查可发现有大量柱状纤毛上皮细胞。一般哮喘患者的痰液中,并无致病菌发现,普通细菌以卡他细菌及草绿色链球菌最为多见。同一患者在不同时间培养,可得不同细菌。

3. 血生化

哮喘患者血液中电解质都在正常范围之内,即使长期应用促皮质激素或皮质激素后,亦无明显细胞外液的电解质紊乱现象。血中的空腹血糖、非蛋白氮、钠、钾、氯、钙、磷及碱性磷酸酶等均在正常范围以内。

4. X线检查

在无并发症的支气管哮喘患者中,胸部X线片都无特殊发现。有X线变化者多见于经常性发作的外源性儿童哮喘患者,如肺野透亮度增强、支气管壁增厚、肺主动脉弓突出、两膈下降、窄长心影、中部及周围肺野心血管直径均匀性缩小、肺门阴影增深等。在中部和周围肺野可见散在小块浓密阴影,在短期内出现提示肺段短暂的黏液栓阻塞引起的继发性局限性肺不张。

5. 肺功能检查

(1)通气功能:①哮喘患者呼气流速、气道阻力和静态肺容量测定:喘息症状发作时累及大、小气道,但最主要的病变部位在小支气管,而且是弥散性的。小支气管的横截面积又远远大于大气道,再加上吸气过程是主动的、呼气过程是被动的,因此,呼气阻力一般大于吸气阻力,FEV_1、最大呼气流速(PEF)、用力肺活量(FVC)均明显下降。正常人第1秒用力呼气容积和用力肺活量之比(FEV_1/FVC)应大于75%,而哮喘患者在哮喘发作时一般小于70%。用简易峰流速仪测定PEF也可以评估气流阻塞的程度,其值越低,气流阻塞就越严重,根据每日监测并计算出的最大呼气流速的变异率估计哮喘病情的稳定性,一般来说,变异率越小,病情越稳定。②支气管激发试验:对有症状的患者,无明显体征,如诊断哮喘病可做支气管激发试验,了解气道是否存在高反应性。用变应原吸入后的气道阻力指标FEV_1或PEF和基础值比较,降低20%为阳性,表明存在气道高反应性,可做出诊断。③支气管舒张试验:有哮喘体征,为了鉴别诊断,反映气道病变的可逆性,吸入支气管扩张药(沙丁胺醇200~400μg)后测定的气道阻力指标FEV_1或PEF和基础值比较,2006年版GINA阳性的判断标准,要求第1秒用力呼气容积(FEV_1)增加≥12%,且FEV_1增加绝对值≥200mL。如果测最大呼气峰流速PEF,吸入支气管舒张药后每分钟PEF增加60L,或比治疗前增加≥20%,或昼夜变异率>20%(每日2次测定>10%)有助于确诊哮喘。

(2)弥散功能:常用一氧化碳弥散量来表示。单纯哮喘,无并发症的患者的肺弥散功能一般是正常的,但严重哮喘者可降低。

(3)动脉血气体分析:哮喘严重发作时可有缺氧,PaO_2和SaO_2降低,由于过度通气可使$PaCO_2$下降,pH上升,表现呼吸性碱中毒。如重症哮喘,病情进一步发展,气道阻塞严重,可有

缺氧及 CO_2 潴留，$PaCO_2$ 上升，表现呼吸性酸中毒。如缺氧明显，可合并代谢性酸中毒。

6.血压、脉搏及心电图检查

极严重的哮喘发作患者可有血压减低和奇脉。心电图显示心动过速，电轴偏右，P 波高尖等。其他患者上述检查一般正常。

四、诊断与鉴别诊断

（一）诊断要点

（1）反复发作喘息，呼吸困难，胸闷或咳嗽。发作与接触变应原、病毒感染、运动或某些刺激物有关。

（2）发作时双肺可闻及散在性或弥散性以呼气期为主的哮鸣音。

（3）上述症状可经治疗缓解或自行缓解。

（4）排除可能引起喘息或呼吸困难的其他疾病。

（5）对症状不典型者（如无明显喘息或体征），应最少具备以下一项试验阳性。①若基础 FEV_1（或 PEF）<80% 正常值，吸入 β_2 受体激动药后 FEV_1（或 PEF）增加 15% 以上；②PEF 变异率（用呼气峰流速仪清晨及夜间各测一次）≥20%；③支气管激发试验或运动激发试验阳性。

有些患者主要表现为咳嗽，称为咳嗽变异性哮喘或过敏性咳嗽，其诊断标准（小儿年龄不分大小）：①咳嗽持续或反复发作 >1 个月，常在夜间（或清晨）发作，痰少，运动后加重；②没有发热和其他感染表现或经较长期抗生素治疗无效；③用支气管扩张药可使咳嗽发作缓解；④肺功能检查确认有气道高反应性；⑤个人过敏史或家族过敏史和（或）变应原皮试阳性等可作为辅助诊断。

（二）鉴别诊断

哮喘急性发作时，患者都会有不同程度的呼吸困难。呼吸困难的第一个症状就是气促，患者的主诉通常为胸闷、憋气、胸部压迫感。症状的出现常与接触变应原或激发因素（如冷空气、异味等）有关，也常发生于劳作后，或继发于呼吸道感染（如气管炎）之后。但任何原因引起的缺氧也可出现类似症状。由此可见，胸闷、憋气不是哮喘所特有，应该注意区别，以免导致误诊和误治。非哮喘所致的呼吸困难可见于下列几种情况：慢性支气管炎和肺气肿、心源性哮喘、肺癌、胸腔积液、自发性气胸、肺栓塞、弥散性肺间质纤维化、高通气综合征。

五、治疗

尽管哮喘的病因及发病机制均未完全阐明，但目前的治疗方法，只要能够规范地长期治疗，绝大多数患者能够使哮喘症状能得到理想的控制，减少复发乃至不发作，与正常人一样生活、工作和学习。免疫治疗在哮喘治疗中占有重要地位。对激素依赖型或激素抵抗型哮喘，可用免疫抑制药治疗，如甲氨蝶呤、环孢霉素、三乙酰竹桃霉素（TAO）和金制剂等。为了增强机体的非特异免疫力或矫正免疫缺陷，可应用免疫调整或免疫增强药，如胸腺素、转移因子、菌苗等。

1.发作期治疗

解痉、抗炎、保持呼吸道通畅是治疗关键。以下药物可提供临床选择。

（1）β_2 受体激动药：为肾上腺素受体激动药中对 β_2 受体具有高度选择性的药物。另外一些较老的肾上腺素受体激动药,如肾上腺素、异丙肾上腺素、麻黄碱等,因兼有 α_1 受体及 β_2 受体激动作用易引起心血管不良反应而逐渐被 β_2 激动药代替。β_2 激动药可舒张支气管平滑肌,增加黏液纤毛清除功能,降低血管通透性,调节肥大细胞及嗜碱性粒细胞递质释放。常用药品:①短效 β_2 受体激动药,如沙丁胺醇、特布他林,气雾剂吸入 $200\sim400\mu g$ 后 $5\sim10min$ 见效,维持 $4\sim6h$,全身不良反应(心悸、骨骼肌震颤、低血钾等)较轻。以上两药口服制剂一般用量每次 $2\sim4mg$,每日 3 次,但心悸、震颤等不良反应较多。克伦特罗平喘作用为沙丁胺醇的 100 倍,口服每次 $30\mu g$,疗效 $4\sim6h$,也有气雾剂;②长效 β_2 受体激动药,如丙卡特罗(procaterol),口服每次 $25\mu g$,早晚各 1 次;施立稳,作用 $12\sim24h$。β_2 激动药久用可引起 β_2 受体功能下调和气道不良反应性更高,应引起注意。使用 β_2 激动药若无疗效,不宜盲目增大剂量,以免严重不良反应发生。

(2)茶碱:有舒张支气管平滑肌作用,并具强心、利尿、扩张冠状动脉作用,尚可兴奋呼吸中枢和呼吸肌。研究表明,茶碱有抗炎和免疫调节功能。①氨茶碱:为茶碱与乙二胺的合成物,口服一般剂量为每次 $0.1g$,每日 3 次。为减轻对胃肠刺激,可在餐后服用,亦可用肠溶片。注射用氨茶碱 $0.125\sim0.25g$,加入葡萄糖注射液 $20\sim40mL$ 缓慢静脉注射(注射时间不得少于 $15min$),此后可以每小时 $0.4\sim0.6mg/kg$ 静脉滴注以维持平喘。②茶碱控释片:平喘作用同氨茶碱,但血浆茶碱半衰期长达 $12h$,且昼夜血液浓度稳定、作用持久,尤其适用于控制夜间哮喘发作。由于茶碱的有效血浓度与中毒血浓度十分接近,且个体差异较大,因此,用药前须询问近期是否用过茶碱,有条件时最好做茶碱血药浓度监测,静脉用药时务必注意浓度不能过高、速度不能过快,以免引起心律失常、血压下降甚至突然死亡。某些药物如喹诺酮类、大环内酯类、西咪替丁等能延长茶碱半衰期,可造成茶碱毒性增加,应引起注意。茶碱慎与 β_2 激动药联用,否则易致心律失常,如需两药合用则应适当减少剂量。

(3)抗胆碱能药物:阿托品、东莨菪碱、山莨菪碱、异丙托溴铵等。应用于平喘时,主要以雾化吸入形式给药,可阻断节后迷走神经传出,通过降低迷走神经张力而舒张支气管,还可防止吸入刺激物引起反射性支气管痉挛,尤其适用于夜间哮喘及痰多哮喘,与 β_2 激动药合用能增强疗效。其中异丙托溴铵疗效好,不良反应少。有气雾剂和溶液剂两种,前者每日喷 3 次,每次 $25\sim75\mu g$;后者为 $250\mu g/mL$ 浓度的溶液,每日 3 次,每次 $2mL$,雾化吸入。

(4)肾上腺糖皮质激素(简称激素):激素能干扰花生四烯酸代谢,干扰白三烯及前列腺素的合成,抑制组胺生成,减少微血管渗漏,抑制某些与哮喘气道炎症相关的细胞因子的生成及炎性细胞趋化,并增加支气管平滑肌对 β_2 激动药的敏感性。因此,激素是治疗哮喘的慢性气道炎症及气道高反应性的最重要、最有效的药物。有气道及气道外给药两种方式,前者通过气雾剂喷药或溶液雾化给药,疗效好,全身不良反应少;后者通过口服或静脉给药,疗效更好,但长期大量应用可发生很多不良反应,严重者可致库欣综合征、二重感染、上消化道出血等严重并发症。气雾剂目前主要有二丙酸倍氯松和布地奈德两种,适用于轻、中、重各种哮喘的抗炎治疗,剂量为每日 $100\sim600\mu g$,需长期用,喷药后应清水漱口以减轻和避免口咽部念珠菌感染和声音嘶哑。在气管给药哮喘不能控制,重症哮喘或哮喘患者需手术时,估计有肾上腺皮质功能不足等情况下,可先静脉注射琥珀酸钠氢化可的松 $100\sim200mg$,其后可用氢化可的松 $200\sim300mg$ 或地塞米松 $5\sim10mg$ 静脉滴注,每日用量视病情而定,待病情稳定后可改用泼尼松每日清晨顿服 $30\sim40mg$,哮喘控制后,逐渐减量。可配用气雾剂,以求替代口服或把泼尼松剂量控制在每日 $10mg$ 以下。

（5）钙拮抗剂：硝苯地平，每次 10～20mg，每日 3 次，口服或舌下含服或气雾吸入，有一定平喘作用，此外，维拉帕米、地尔硫䓬也可试用。其作用机制为此类药物能阻止钙离子进入肥大细胞，抑制生物活性物质释放。

2.缓解期治疗

为巩固疗效，维持患者长期稳定，以避免肺气肿等严重并发症发生，应强调缓解期的治疗。

（1）根据患者具体情况，包括诱因和以往发作规律，进行有效预防。如避免接触过敏原、增强体质、防止受凉等。

（2）发作期病情缓解后，应继续吸入维持剂量糖皮质激素 3～6 个月。

（3）保持医师与患者联系，对患者加强自我管理教育，监视病情变化，逐日测量 PEF，一旦出现先兆，及时用药以减轻哮喘发作症状。

（4）色甘酸钠雾化吸入，酮替芬口服有抗过敏作用，对外源性哮喘有一定预防价值。

（5）特异性免疫治疗：通过以上治疗基本上可满意地控制哮喘，在无法避免接触过敏原或药物治疗无效者，可将特异性致敏原制成不同浓度浸出液，做皮内注射，进行脱敏。一般用 1：5000、1：1000、1：100 等几种浓度，首先以低浓度 0.1mL 开始，每周 1～2 次，每周递增 0.1mL，至 0.5mL，然后，提高一个浓度再按上法注射。15 周为 1 个疗程，连续 1～2 个疗程或更长。但应注意制剂标准化及可能出现的全身过敏反应和哮喘严重发作。

3.重度哮喘的处理

重度及危重哮喘均有呼吸衰竭等严重并发症，可危及生命，应立即正确处理。

（1）氧疗：可给予鼻导管吸氧，当低氧又伴有低碳酸血症，$PaO_2 < 8.0kPa（60mmHg）$，$PaCO_2 < 4.7kPa（35mmHg）$可面罩给氧。若以上氧疗及各种处理无效，病情进一步恶化，出现意识障碍甚至昏迷者，则应及早应用压力支持等模式机械通气。氧疗要注意湿化。

（2）补液：通气增加，大量出汗，往往脱水致痰液黏稠，甚至痰栓形成，严重阻塞气道是重度哮喘主要发病原因之一，补液非常重要。一般用等渗液体每日 2000～3000mL，以纠正失水、稀释痰液。补液同时应注意纠正电解质紊乱。

（3）糖皮质激素：静脉滴注氢化可的松 100～200mg，静脉注射后 4～6h 才能起效。每日剂量 300～600mg，个别可用 1000mg。还可选用甲泼尼松（甲基强的松龙）每次 40～120mg，静脉滴注或肌内注射，6～8h 后可重复应用。

（4）氨茶碱：如患者在 8～12h 内未用过氨茶碱，可用 0.25g 加入葡萄糖注射液 40mL 缓慢静脉注射（15min 以上注射完），此后可按每小时 0.75mg/kg 的维持量静脉滴注。若 6h 内用过以上静脉注射剂量者可用维持量静脉滴注。若 6h 内未用到以上剂量则可补足剂量再用维持量。

（5）β_2 激动药：使用气雾剂喷入，或用氧气为气源雾化吸入，合用异丙托溴铵气 道吸入可增加平喘效果。

（6）纠正酸碱失衡：可根据血气酸碱分析及电解质测定，分析酸碱失衡类型决定治疗方案，如单纯代谢性酸中毒可酌情给予 5% 碳酸氢钠 100～250mL 静脉滴入。

（7）抗生素：重度哮喘往往并发呼吸系统感染，合理应用抗生素是必要的。

第七节　肺隐球菌病

肺隐球菌病为新型隐球菌感染引起的亚急性或慢性内脏真菌病。主要侵犯肺和中枢神经系统,但也可以侵犯骨骼、皮肤、黏膜和其他脏器。新型隐球菌按血清学分类分为 A、B、C、D、AD 五型,我国以 A 型最为常见。

一、病因

免疫功能低下为隐球菌发病的重要诱因。隐球菌经呼吸道吸入人体,在二氧化碳浓度的影响下,形成多糖荚膜保护层以拮抗宿主的防御机制。在肺组织内形成最初的感染灶,引起肺门淋巴结肿大,也可以在胸膜下形成小结节,酷似结核分枝杆菌感染。新型隐球菌对脑膜和脑实质有亲和性,中枢神经系统是最常见的受累部位,其他少见的受侵部位有皮肤、骨骼、前列腺、肝、心、眼等。轻微的炎症反应为其特征性反应。晚期病变为肉芽肿,肺部偶有干酪样坏死和空洞形成。本菌通常经呼吸道进入人体。感染的首发部位是肺。过度劳累或有免疫缺损的慢性病患者(如晚期恶性肿瘤、白血病、长期接受大剂量激素、广谱抗生素及抗癌药等治疗),吸入真菌后在肺内形成病灶,经血行播散至全身,且多侵入中枢神经系统。

二、临床表现

1. 症状

肺隐球菌病多无症状,1/3 病例无症状而自愈。部分患者可伴有发热、咳嗽,以干咳为主或有少量痰液,常有难以言其状的胸痛和轻度气急。其他症状包括少量咯血、盗汗、乏力和体重减轻。由于患者免疫状态的不同,可形成两种极端:其一是无症状患者,系 X 线检查而被发现,见于免疫机制健全者,组织学上表现为肉芽肿病变;其二是重症患者,有显著气急和低氧血症,并常伴有某些基础疾病和免疫抑制状态,X 线显示弥散性间质性病变,组织学仅见少数炎症细胞,但有大量病原菌可见。

2. 体征

肺隐球菌病的体征取决于病灶的范围和性质。通常很少阳性体征。当病变呈大片实变、空洞形成或合并胸腔积液时则有相应体征。体格检查多有实变体征和湿啰音。并发脑膜炎,症状明显而严重,有头痛、呕吐、大汗、视力障碍、精神症状,出现脑膜刺激征。

三、辅助检查

1. 微生物检查

(1)直接镜检:痰液或支气管肺泡灌洗液直接行墨汁染色或黏卡染色可见菌体,临床现以墨汁染色为多用。连续两次以上阳性有意义。因本病常可同时累及中枢神经系统,故脑脊液镜检也可发现隐球菌,通常在脑脊液中发现隐球菌即可诊断隐球菌性脑部感染。

(2)痰培养:痰液或支气管肺泡灌洗液培养连续两次以上阳性有意义。

(3)抗原检查:乳胶凝集试验检测新型隐球菌荚膜多糖抗原,可简便快速有效诊断。血液、胸液标本隐球菌抗原阳性均可诊断。

2. 影像学检查

影像学检查可见为纤维条索影、结节影、片状影、空洞或团块影,表现变化多端。需与肿瘤、结核相鉴别。

3.组织病理学检查

肿大淋巴结等部位的组织活检可明确诊断。

四、诊断与鉴别诊断

(一)诊断要点

1.确诊

(1)胸部 X 线异常。

(2)组织病理学特殊染色见到隐球菌,并经培养鉴定,或脑脊液(及其他无菌体液)培养分离到新生隐球菌。

2.拟诊

(1)胸部 X 线异常符合隐球菌肺炎的通常改变。

(2)痰培养分离到隐球菌或肺外体液/组织抗原检测阳性,或特殊染色显示隐球菌典型形态特征。

肺隐球菌病的诊断有赖于临床的警惕和组织病理学联合微生物的确诊证据。在伴有神经症状的患者脑脊液标本传统的墨汁涂片镜检有很高的诊断价值,如果培养分离到隐球菌即可确诊。有人提倡以腰穿脑脊液检查作为肺隐球菌病的常规检查,其诊断敏感性尚无确切资料。相反,如果隐球菌脑膜炎患者肺部同时出现病灶,自然首先要考虑肺隐球菌病,但如果肺部病变出现在治疗过程中,尚需考虑其他病原体的医源获得性肺炎。活检组织和无菌体液培养到隐球菌是确诊的最重要证据。痰或非防污染下呼吸道标本分离到隐球菌,结合临床仍有很重要诊断意义,尽管本菌可以在上呼吸道作为定植菌存在,但明显较念珠菌少,也就是说痰培养隐球菌阳性其意义显著高于念珠菌阳性。

(二)鉴别诊断

肺隐球菌病发病比较隐匿,痰找隐球菌阳性率低,肺部影像学无特征性改变,易与肺癌、肺转移性肿瘤、肺结核及韦格肉芽肿等疾病相混淆,尤其是孤立性肿块与肺癌不易鉴别。故对可疑患者,纤维光束支气管镜、经皮肺穿刺活检等有创检查乃至开胸手术对于肺隐球菌病诊断的确立具有重要价值。

五、治疗

(一)一般治疗

去除易感诱因。能进食者鼓励患者进食高蛋白、高营养的食物、增强抵抗力,必要时可应用丙种球蛋白、新鲜血浆等。

(二)药物治疗

1.两性霉素 B

两性霉素 B 是多烯类抗真菌药物,静脉给药每日 0.5mg/kg,多次给药后血药峰浓度为 0.5 ~2mg/L,血浆半衰期为成人24h。

(1)用药指征:适用于新型隐球菌的各个血清型的治疗。

(2)用药方法:可静脉给药,也可鞘内给药。①静脉给药:开始静脉滴注时先试以 1 ~5mg 或按体重每次 0.02 ~0.1mg/kg 给药,后根据患者耐受情况每日或隔日增加 5mg,增加至每次

0.6～0.7mg/kg 时即可,成人每日最高剂量不超过 1mg/kg,每日给药 1 次,累积总量 1.5～3.0g 或以上,疗程 2～3 个月,也可更长,视病情而定;②鞘内给药:仅用于伴有中枢神经系统隐球菌感染者。首次 0.05～0.1mg,以后逐渐增至每次 0.5mg,最多 1 次不超过 1mg,每周给药 2～3 次,总量 15mg 左右。鞘内给药时宜与小剂量地塞米松或琥珀酸氢考同时应用,并需用脑脊液反复稀释药液后逐渐注入。

(3)不良反应及预防措施:神经及骨骼肌肉系统,可有头痛、全身骨骼肌肉酸疼,鞘内注射严重者可发生下肢截瘫。故需用脑脊液反复稀释药液后逐渐注入,并同时应用少量激素。

(4)联合用药:对于免疫功能异常的严重的肺隐球菌病,可两性霉素 B 联用氟胞嘧啶疗效更好,但毒性反应也有所增加。

(5)两性霉素 B 是肺隐球菌病治疗的常用药物,但多于严重的肺隐球菌病是联合氟胞嘧啶使用。多途径给药可明显改善疗效,特别是合并新型隐球菌脑膜炎者。另外,疗程必须足够长,以便彻底清除颅内感染菌。

2. 氟胞嘧啶

氟胞嘧啶为氟化嘧啶化合物,水溶性,可通过血—脑屏障。

(1)用药指征:适用于新型隐球菌的各个血清型的治疗。尤其合并隐球菌脑膜炎的治疗。

(2)用药方法:口服或静脉滴注每日 100～150mg/kg,口服分 4 次给药;静脉滴注分 2～4 次给药。静脉滴注速度为每分钟 4～10mL。多与两性霉素 B 联用。

(3)注意事项与联合用药:因短期内真菌就会对本品产生耐药性,故合用两性霉素 B 可延缓耐药性的产生。但两者合用不良反应也有所增加。

(4)本品联合两性霉素 B 是治疗新型隐球菌肺炎及脑膜炎的经典方案,疗效肯定,但应注意其不良反应也有所增加。

3. 氟康唑

氟康唑是三唑类抗真菌药。口服生物利用度高,空腹口服 400mg 后 0.5～1.5h 平均血药峰浓度为 6.7mg/L,血浆清除半衰期接近 30h。氟康唑能够很好地进入人体的各种体液,包括脑脊液(约为血药浓度的 70%),而唾液和痰液中的浓度与血浆浓度近似。

(1)用药指征:适用于新型隐球菌的各个血清型的治疗。尤其早期轻症患者的治疗。

(2)用药方法:首剂静脉给药 400mg,以后可用每日 200～400mg 静脉注入,直至脑脊液或痰液转阴后继续 200～400mg 口服,维持 3～12 个月。

(3)本品目前仅适用于肺隐球菌病轻症患者治疗和重症患者后续的维持治疗。

4. 伊曲康唑

伊曲康唑为三唑类抗真菌药。脂溶性不易通过血—脑屏障,因而脑脊液中浓度很低。理论上不能用于中枢神经感染。但对局限于肺内的隐球菌有效。

(1)用药指征:适用于新型隐球菌的各个血清型肺隐球菌病的治疗。

(2)用药方法:注射液,第 1 天、第 2 天每日 2 次,每次 1 个小时静脉滴注 200mg 伊曲康唑;第 3 天起,每日 1 次,每次 1 个小时静脉滴注 200mg 伊曲康唑。

(3)联合用药:在该病治疗初期,多联合应用两性霉素 B 与氟胞嘧啶或三唑类抗真菌药,以使病情尽快控制。疗程 8～12 周后可口服伊曲康唑维持治疗 3～4 个月,以防复发。有复发倾向者再加用口服伊曲康唑 3～5 个月或更长。

(4)治疗肺隐球菌病效果较好,但对于合并有隐球菌脑膜炎时认为无效,但也有报道本品治疗真菌脑膜炎有效的个例。

（三）其他治疗

早期局限性肺部肉芽肿或空洞,采用抗真菌药物治疗效果不佳时,有必要手术切除。

第八节　肺炎链球菌肺炎

肺炎球菌肺炎是由肺炎链球菌感染引起的肺实质性炎症,约占院外获得性肺炎的首位。临床上以突发寒战、高热、胸痛、咳嗽、咳铁锈色痰为主要表现。近年来轻症及不典型病例较多见。好发于 20~40 岁健康青壮年。

一、病因

肺炎球菌为革兰阳性球菌,常成对或呈短链状排列(故又称肺炎双球菌或肺炎链球菌),20%~40% 健康人鼻部可分离出肺炎球菌。当受凉、淋雨、醉酒、全身麻醉时,可导致上呼吸道防御功能受损,存在于上呼吸道的细菌即随呼吸进入下呼吸道在肺泡内繁殖而发病。肺炎球菌不产生毒素,不引起原发性组织坏死或空洞形成,其致病力是由含有高分子多糖体的细菌荚膜对组织的侵袭造成的,先引起肺泡壁水肿,接着出现白细胞、红细胞渗出,带菌的渗出液经过肺泡间的 Cohn 孔向肺组织中央部位扩散,严重者甚至蔓延几个肺段或整个肺叶。因病变常起于肺组织的外周,所以叶间分界清楚,且易累及胸膜引起渗出性胸膜炎。

二、临床表现

起病急,多数患者在发病前常有受凉、淋雨、疲劳、醉酒、睡眠不足及病毒感染病史。

（一）症状

1. 战栗、高热

战栗、高热为本病的始发症状,大多数患者突感战栗,持续约 0.5h,体温骤升至 40℃,呈稽留热,脉率与之平行。常伴头痛、全身酸痛、衰弱乏力。若不经治疗,约 1 周体温可自行下降。若使用抗生素,则退热较快,1~3d 可降至正常。但严重者可出现意识模糊、烦躁不安、嗜睡、谵妄、昏迷等。

2. 咳嗽、咳痰

初为干咳,继而有痰,1~2d 后可咳出具特征性的铁锈色痰,这是渗入肺泡中的红细胞破坏后释放出含铁血黄素混于痰液所致。

3. 胸痛

胸痛为病变波及胸膜所致。呈尖锐的刺痛,因呼吸、咳嗽而加重,迫使患者取患侧卧位。下叶肺炎可刺激膈胸膜,疼痛放射到肩部或腹部。

4. 呼吸困难

由于病变部位的肺泡被大量渗出物填充,肺泡通气不足,血液换气障碍,部分肺动静脉血分流,使动脉血缺氧,加上胸痛、发热致新陈代谢增加等因素,可造成呼吸困难与发绀。

5.消化道症状

患者食欲减退,可出现恶心、呕吐、腹痛、腹泻等,易被误诊为急性胃肠炎。

(二)体征

患者呈急性病容,两颊绯红,鼻翼翕动,皮肤干燥。约 1/3 的患者口角及鼻周有单纯性疱疹。病变广泛时可出现发绀;累及脑膜时可有脑膜刺激征。心率增快,时有心律失常。

早期肺部仅有胸式呼吸减弱,轻度叩浊,呼吸音减弱,累及胸膜时有胸膜摩擦音。肺实变时有典型的实变体征,如叩诊呈浊音、触觉语颤增强且可听到支气管呼吸音等。消散期可闻及湿啰音。

三、辅助检查

(一)血液检查

白细胞计数 $(15 \sim 30) \times 10^9/L$,中性粒细胞增多超过 0.8,并有核左移或中毒性颗粒,某些重症感染或老年患者白细胞计数常不高,但中性粒细胞比例高。

(二)痰液检查

痰液直接涂片做革兰染色可见大量革兰阳性且带荚膜的双球菌,痰液培养 $24 \sim 48h$ 可确定病原体。

(三)X 线检查

早期可见肺纹理增粗或受累的肺段、肺叶稍模糊。实变期可见呈段叶分布的大片密实阴影。消散期可因片状区域吸收较快而呈现"假空洞征"。多数病例在起病 $3 \sim 4$ 周后病灶逐渐消散。少数老年患者病灶吸收较慢,也可转化为机化性肺炎。

四、诊断和鉴别诊断

(一)诊断要点

根据病史、典型症状、体征,结合胸部 X 线检查不难做出初步诊断。病原体检测是确诊本病的主要依据。

(二)鉴别诊断

该病需与干酪样肺炎、其他病原体所致肺炎、急性肺脓肿、肺癌等相鉴别。

五、治疗

(一)一般治疗

患者应卧床休息,注意补充足够的蛋白质、热量和维生素。注意监测神志、呼吸、脉搏、血压及尿量等,以免休克的发生。

对胸痛明显患者,可适当少量应用镇痛药物(可待因 15mg 口服)。但对发热患者以物理降温为主,如酒精擦浴、冰袋冷敷等,一般不用阿司匹林或其他解热镇痛药物,以免过度出汗、脱水,或干扰真实热型,造成临床误诊。需鼓励患者多饮水。对中等或重症患者,$PaO_2 < 8kPa$(60mmHg)或有发绀时,应清除呼吸道分泌物,保持呼吸道通畅,同时给予吸氧。对腹胀患者可用腹部热敷和肛管排气。

(二)抗菌药物治疗

一经诊断就应立即给予抗生素治疗,青霉素为首选,不必等待细菌培养结果。用药途径及用药剂量视病情轻重及有无并发症而定。

对于成年轻症患者,可用 240 万 U/d,分 3 次肌内注射,重症患者可加至 1000 万 ~ 3000 万 U/d,分 4 次静脉滴注。静脉滴注时每次量应尽可能在 1h 内滴完,以保证有效血药浓度。

对青霉素过敏的患者,轻症可用红霉素代替,2g/d,分 4 次口服,或者 1.5g/d 静脉滴注。重症者还可改用其他第 1 代或第 2 代头孢菌素,如头孢噻吩钠,2 ~ 4g/d,分 3 次静脉滴注;头孢唑啉钠 2 ~ 4g/d,分 2 次静脉滴注。但头孢菌素有时与青霉素有交叉过敏性,故用药前应做皮肤过敏试验。

喹诺酮类药物(如氧氟沙星、环丙沙星等)口服或静脉滴注,亦可用于对青霉素过敏或耐青霉素菌株感染者。抗生素治疗疗程一般为 5 ~ 7d,或在退热后 3d 停药,或根据药敏结果及时调整抗生素的应用。

(三)感染性休克的治疗

治疗原则是积极控制感染和抗休克。

1. 控制感染

积极控制感染是治疗休克型性肺炎的根本措施。应加大青霉素剂量,1000 万 U/d 静脉滴注;或用第 2、第 3 代头孢菌素,或联合应用 2 ~ 3 种广谱抗生素。

2. 抗休克治疗

(1)补充血容量:抗休克的关键。一般先给予低分子右旋糖酐或平衡盐液以维持有效血容量,降低血液黏稠度,预防弥散性血管内凝血。24h 输液量在 2500 ~ 3000mL。对明显酸中毒者,应给予 5% 碳酸氢钠 250mL,静脉滴注。当中心静脉压降低至小于 0.49kPa(5cmH$_2$O)时可以尽快输液,当中心静脉压达到 0.98kPa(10cmH$_2$O)时输液应慎重。

(2)血管活性药物:在积极扩容的同时,可加入血管活性药物(如多巴胺、间羟胺、异丙肾上腺素等)能更好地恢复血压,以保证重要脏器供血,当血压维持在 12 ~ 13.3kPa(90 ~ 100mmHg)时,可逐渐减少血管活性药物用量。同时,感染性休克时也可因小血管强烈收缩,致使外周阻力增强、心排出量减少、组织灌注量降低,此时可在补充血容量的情况下,适当应用血管扩张药物,如酚妥拉明(苄胺唑啉)等可改善微循环。当休克并发肾衰竭、心力衰竭时可酌情应用利尿药、强心药等。

(3)糖皮质激素:有利于缓解中毒症状,改善病情及回升血压,可在有效抗生素使用的前提下短期(3 ~ 5d)应用,每日静脉滴注氢化可的松 100 ~ 200mg 或地塞米松 5 ~ 10mg。

(4)纠正水电解质和酸碱平衡紊乱:输液不宜过快,以免诱发心力衰竭及肺水肿。密切监测并纠正钾、钠、氯紊乱和酸、碱中毒。对血容量已经补足而 24h 尿量仍低于 400mL,尿比重小于 1.018 时,应注意是否并发急性肾衰竭。

第二章　心内科疾病

第一节　原发性高血压

原发性高血压即高血压病,是以血压升高为主要临床表现的综合征,是多种心、脑血管疾病的重要病因和危险因素,影响重要脏器如心脏、脑、肾的结构和功能,最终导致这些器官的功能衰竭,迄今仍是心血管疾病死亡的主要原因之一。

一、病因

1. 遗传和基因因素

高血压病有明显的遗传倾向,据估计人群中 20% ~ 40% 的血压变异是由遗传决定的。流行病学提示高血压发病有明显的家族聚集性。双亲无高血压、一方有高血压或双亲均有高血压,其子女高血压发生概率分别为 3%、28% 和 46%。高血压病被认为是一种多基因疾病,这些基因的突变、缺失、重排和表达水平的差异,亦即多个"微效基因"的联合缺陷可能是导致高血压的基础。那些已知或可能参与高血压发病过程的基因称为高血压病的候选基因,可能有 5 ~ 8 种。

2. 环境因素

高血压可能是遗传易感性和环境因素相互影响的结果。环境因素很早就起了作用,胎儿时营养不良,出生以后发生高血压的概率增加。

另外,体重超重、膳食中高盐和中度以上饮酒是国际上也已确定的与高血压发病密切相关的危险因素。

二、临床表现

1. 症状

通常起病缓慢,早期常无症状,仅在体检或因其他疾病就医时才被发现。高血压患者可有头痛、眩晕、气急、疲劳、心悸、耳鸣等症状,但并不一定与血压水平相关。病程后期心、脑、肾等靶器官受损或有并发症时,可出现相应的症状。

2. 体征

体检时可听到主动脉瓣第二心音亢进、主动脉瓣区收缩期杂音或收缩早期喀喇音。高血压病初期只是在精神紧张、情绪波动后血压暂时升高,随后可恢复正常,以后血压升高逐渐趋于明显而持久,但一天之内白昼与夜间血压仍有明显的差异。

三、辅助检查

常规检查的项目是尿常规、血糖、血胆固醇、血三酰甘油、肾功能、血尿酸和心电图。这些检查有助于发现相关的危险因素和靶器官损害。部分患者根据需要和条件可进一步查眼底、超声心动图、血电解质等。如为更进一步了解高血压患者病理生理状况、靶器官结构和功能变化,可有目的地选择一些特殊检查,例如 24h 动态血压监测、心率变异、颈动脉内膜中层厚度、血浆肾素活性等。24h 动态血压监测有助于判断血压升高严重程度,了解血压昼夜节律,指导降压治疗以及评价降压药物疗效。

四、诊断与鉴别诊断

18 岁以上成年人高血压定义为在未服抗高血压药物情况下收缩压 >140mmHg 和(或)舒张压 >90mmHg。高血压应依据血压水平分类。如患者的收缩压和舒张压属于不同的级别,应按两者中较高的级别分类。将血压水平(120 ~ 139)/(80 ~ 89)mmHg 列为正常高值,是根据我国流行病学资料和数据分析的结果。

高血压患者的预后不仅要考虑血压水平,还要考虑心血管疾病的危险因素、靶器官损害和相关临床状况,现主张对高血压患者作心血管危险分层,将高血压患者分为低危、中危和高危。低危组、中危组和高危组在随后的 10 年中发生一种主要心血管事件的危险性分别为低于 15%、15% ~ 20%、20% ~ 30%或更高。

用于分层的危险因素:男性 >55 岁,女性 >65 岁,吸烟,血总胆固醇 >5.72mmol/L(220mg/dL),糖尿病,早发心血管疾病家族史(发病年龄男性 <55 岁,女性 <65 岁)。靶器官损害:左心室肥厚(心电图、超声心动图或 X 线),蛋白尿和(或)血肌酐轻度升高(106 ~ 177μmol/L),超声或 X 线证实有动脉粥样硬化斑块(颈、髂、股或主动脉);视网膜普遍或灶性动脉狭窄。

五、治疗

原发性高血压经过治疗使血压控制在正常范围内,可使脑卒中、心力衰竭发生率和病死率降低,使肾功能得以保持甚至改善。近年来的研究进一步提示,经降压治疗可能使冠心病病死率降低。因此,对原发性高血压治疗的目标应该是:降低血压,使血压降至正常范围;防止或减少心脑血管及肾并发症,降低病死率和病残率。治疗包括非药物及药物治疗两大类。

1. 降压药物治疗

(1)利尿药:使细胞外液容量减低、心排出量降低,并通过利钠作用使血压下降。降压作用缓和,适用于轻、中度高血压,尤其适宜于老年人收缩期高血压及心力衰竭伴高血压的治疗。可单独应用,并更适宜与其他类降压药合用。

在降压治疗中比较常用的利尿药有下列几种:氢氯噻嗪 12.5 ~ 25mg,每日 1 次;吲达帕胺 1.25 ~ 2.5mg,每日 1 次;阿米洛利 5 ~ 10mg,每日 1 次;氨苯蝶啶 25 ~ 50mg,每日 1 次。噻嗪类和呋塞米可降低血钾,长期应用需补钾。糖尿病、痛风或高尿酸、肾功能不全者不宜应用利尿药,伴高脂血症者宜慎用。利尿药的不良反应与剂量密切相关,故宜采用小剂量。

(2)β 受体阻滞药:β 受体阻滞药降压作用安全可靠,并能降低患者的总病死率和心血管事件的发生率,改善患者的预后,还具有逆转左心室肥厚的作用。常用制剂有美托洛尔 25 ~ 50mg,每日 1 ~ 2 次;普萘洛尔 10 ~ 30mg,每日 1 ~ 2 次;比索洛尔 2.5 ~ 10mg,每日 1 次。β 受体阻滞药对心肌收缩力、房室传导及窦性心律均有抑制,可引起血脂升高、影响糖代谢、诱发高尿酸血症、引起末梢循环障碍、乏力及气管痉挛。因此,对下列疾病不宜用,如充血性心力衰竭、支气管哮喘、糖尿病、痛风、病态窦房结综合征、房室传导阻滞、外周动脉疾病。长期应用者突然停药可发生反跳现象,即原有的症状加重、恶化或出现新的症状,较常见有血压反跳性升高,伴有头痛、焦虑、震颤、出汗等,称之为撤药综合征。

（3）钙通道阻滞药（CCB）：其降压作用可靠且稳定。降压幅度甚至较其他种类的降压药物更大，且不影响糖代谢、脂代谢，并有保护靶器官作用，可用于中、重度高血压的治疗，尤其适用于老年单纯收缩期高血压。应用宜选择长效制剂，如非洛地平缓释片 5～10mg，硝苯地平控释片 30mg，氨氯地平 5～10mg，拉西地平 4～6mg，均每日 1 次。不良反应为血管扩张所致的头痛、颜面部潮红和踝部水肿，发生率在 10% 以下，需要停药的只占极少数。踝部水肿系由毛细血管前血管扩张而非水钠潴留所致。硝苯地平的不良反应较明显且可引起反射性心率加快，但若从小剂量开始逐渐加大剂量，仍可明显减轻或减少这些不良反应。

（4）血管紧张素转化酶抑制药（ACEI）：近年来进展最为迅速的一类药物。降压作用是通过抑制 ACE 使血管紧张素 Ⅱ 生成减少，同时抑制激肽酶使缓激肽降解减少，两者均有利于血管扩张，使血压降低，且具有靶器官保护的功能。

ACEI 单用降低高血压的有效率为 60%～70%，其降压作用强度相当于利尿药或 β 受体阻滞药，口服给药后约 1h 出现降压效应，但达到最大降压作用可能需 2～4 周。ACEI 对各种程度高血压均有一定的降压作用，对伴有心力衰竭、左心室肥大、心肌梗死、糖耐量减低或糖尿病肾病蛋白尿等并发症的患者尤为适宜。因为 ACEI 可减轻左心室肥厚程度、改善血管性肥厚，可降低有症状心力衰竭患者的病死率，还可增加肾小球滤过率和肾血流量，降低高血压伴糖尿病肾病患者的微量蛋白尿，减缓肌酐清除率的下降，长期应用可使糖尿病患者延缓慢性肾衰竭的发生和进展。ACEI 对糖代谢和脂代谢无影响，血浆尿酸可能降低。此外，ACEI 在产生降压作用时不会引起反射性心动过速。

常用的制剂有卡托普利 25～50mg，每日 2～3 次；依那普利 5～10mg，每日 1～2 次；贝那普利 5～20mg，雷米普利 2.5～5mg，培哚普利 4～8mg，福辛普利 10～20mg，均每日 1 次。

最常见的不良反应是干咳，可发生于 3%～22% 患者中，其机制可能由于 ACEI 抑制了激肽酶Ⅱ，使缓激肽的作用增加和前列腺素形成。症状不重者应坚持服药，约 50% 患者可在 2～3 个月咳嗽消失。改用其他 ACEI，咳嗽可能不出现。其他可能发生的不良反应有低血压、高钾血症、血管神经性水肿、皮疹以及味觉障碍。双侧肾动脉狭窄或单侧肾动脉严重狭窄、高血钾、妊娠、严重肾衰竭、严重主动脉瓣狭窄、梗阻性肥厚型心肌病患者禁用。

（5）血紧张素Ⅱ受体阻滞药（ARB）：通过对血管紧张素Ⅱ受体的阻滞，可起到与 ACEI 相似的血流动力学效应。其降低血压、保护心功能、抗心力衰竭、保护肾、逆转左心室肥厚等作用均与 ACEI 相似或更强。常用的制剂有氯沙坦 50～100mg、缬沙坦 80～160mg、伊贝沙坦 150mg，均每日 1 次。常见不良反应轻微且短暂，多为头晕、血管神经性水肿、皮疹、肌痛和偏头痛，需终止治疗者极少。

2.高血压急症的治疗

高血压急症是指短时期内（数小时或数天）血压重度升高，舒张压 >130mmHg 和（或）收缩压 >200mmHg，伴有重要器官组织如心、脑、肾、眼底、大动脉的严重功能障碍或不可逆性损害。高血压急症可以发生在高血压患者，表现为高血压危象或高血压脑病；也可发生在其他许多疾病过程中，主要在心脑血管病急性阶段，例如脑出血、脑梗死、蛛网膜下腔出血、心绞痛、急性左心衰竭、主动脉夹层和急、慢性肾衰竭等情况。及时正确处理高血压急症十分重要，可在短时间内使病情缓解，预防进行性或不可逆性靶器官损害，降低病死率。高血压急症时必须迅速使血压下降，以静脉给药最为适宜，以便随时改变药物所需使用的剂量；次急者也可使用快速起效的口服降压药。

（1）迅速降低血压：选择适宜有效的降压药物，放置静脉输液管，静脉滴注给药，同时应经常不断测量血压，静脉滴注给药的优点是便于调整给药的剂量。如果情况允许，及早开始口服降压药治疗。

（2）控制性降压：高血压急症时短时间内血压急骤下降，有可能使重要器官的血流灌注明显减少，应采取逐步控制性降压，即开始的24h内将血压降低20%～25%，48h内血压不低于160/100mmHg。如果降压后发现有重要器官的缺血表现，血压降低幅度应更小些。在随后的1～2周，再将血压逐步降到正常水平。

（3）合理选择降压药：高血压急症时要求选择起效快、短时间内达到最大作用、作用持续时间短、停药后作用消失快、不良反应较少的降压药物。另外最好在降压过程中不影响心率、心排出量和脑血流量。硝普钠、硝酸甘油、尼卡地平较理想，在大多数情况下，往往首选硝普钠注射液。

（4）避免使用的药物：应当注意有些降压药不适宜高血压急症的治疗，甚至有害。如利舍平肌内注射的降压作用起始较慢，但如果短时间内反复应用又会导致难以预测的蓄积效应，发生严重的低血压，引起明显的嗜睡反应，干扰对神志状态的判断。因此，不主张用利舍平治疗高血压急症。

（5）常用药物

1）硝普钠：直接扩张动脉和静脉，使血压迅速降低。开始以50mg/500mL浓度10～25μg/min速率静脉滴注，密切观察血压，根据血压水平仔细调节滴速，稍有改变就可引起血压较大波动。停止滴注后，作用仅维持3～5min。可用于各种高血压急症。通常剂量下不良反应轻微，有恶心、呕吐、肌肉颤动。滴注部位如药物外渗可引起局部皮肤和组织反应。硝普钠在体内代谢后产生氰化物，大剂量或长时间应用可能发生硫氰酸中毒，尤其对肾功能损害者。

2）硝酸甘油：以扩张静脉为主，较大剂量时也使动脉扩张。静脉滴注可使血压较快下降，开始时以每分钟5～10μg速率静脉滴注，然后每5～10min增加滴注速率至每分钟20～50μg。降压起效迅速，停药后数分钟作用即消失。主要用于急性心力衰竭或急性冠脉综合征时高血压急症。不良反应有心动过速、面红、头痛、呕吐等。

3）尼卡地平：二氢吡啶类钙通道阻滞药，作用迅速，持续时间较短，降压作用同时改善脑血流量。开始时从每分钟0.5μg/kg静脉滴注，密切观察血压，逐步增加剂量，可用至6μg/(kg·min)。尼卡地平主要用于高血压危象或急性脑血管病时高血压急症。不良反应有心动过速、面部充血潮红、恶心等。

4）拉贝洛尔：兼有α受体阻滞作用的β受体阻滞药，起效较迅速（5～10min），但持续时间较长（3～6h）。开始时缓慢静脉注射50mg，以后可以每隔15min重复注射，总剂量不超过300mg，也可以每分钟0.5～2mg速率静脉滴注。拉贝洛尔主要用于妊娠或肾衰竭时高血压急症。不良反应有头晕、直立性低血压、心脏传导阻滞等。

5）乌拉地尔：α受体阻滞药用于高血压危象剂量为10～50mg静脉注射（通常用25mg），如血压无明显降低，可重复注射，然后给予50～100mg于100mL液体中静脉滴注维持，速度为0.4～2mg/min，根据血压调节滴速。

第二节　冠心病

冠心病是冠状动脉性心脏病(coronary artery heart disease，CHD)的简称，是一种最常见的心脏病，是指因冠状动脉狭窄、供血不足而引起的心肌功能障碍和(或)器质性病变，故又称缺血性心肌病。冠心病是一种由冠状动脉器质性(动脉粥样硬化或动力性血管痉挛)狭窄或阻塞引起的心肌缺血缺氧(心绞痛)或心肌坏死(心肌梗死)的心脏病，亦称缺血性心脏病。冠心病的发生与冠状动脉粥样硬化狭窄的程度和支数有密切关系，同时患有高血压、糖尿病等疾病，以及过度肥胖、不良生活习惯等是诱发该病的主要因素。冠心病是全球病死率最高的疾病之一，根据世界卫生组织2011年的报道，中国的冠心病死亡人数已列世界第二位。

一、病因

目前的研究尚未发现冠心病的确切病因，很多因素可以引起冠心病，也就是说冠心病的病因是多因素的，因此，这些病因又叫高危因素。冠心病的高危因素有很多，如年龄、性别、家族史(遗传因素)、高血压、吸烟、高脂血症等。在这些因素中高血压、吸烟、高脂血症及糖尿病与冠心病的关系已比较明确，其他危险因素，如高脂血症、高半胱氨酸血症、肥胖等目前都还在深入研究中。

1.高胆固醇血症

高胆固醇血症是最早被证实的冠心病的危险因素，也是在所有危险因素中对冠心病危害最大的一种危险因素。在冠心病干预性治疗中胆固醇作为头号治疗的对象。

2.吸烟

吸烟是冠心病最重要的危险因素之一。如果吸烟和其他危险因素同时存在，还有明显的协同危害作用。例如每日吸1包香烟的高血压患者停止吸烟后，发生心血管病的危险性降低35%～40%。研究还证实被动吸烟者心血管死亡的危险性亦明显增加。吸烟可使冠状动脉痉挛的危险性增加2.4倍。男性烟民患急性心肌梗死或冠脉猝死的危险性是非吸烟者的2.7倍，女性为4.7倍。

3.高血压

高血压作为危险因素，和吸烟相比毫不逊色。我国为高血压大国，据卫生部的统计资料，我国高血压患者约1.1亿，但只有30%接受了药物治疗。

二、临床表现

(一)心绞痛

心绞痛表现为胸骨后的压榨感、闷胀感，伴随明显的焦虑，持续3～5min，常发散到左侧臂部、肩部、下颌、咽喉部、背部，也可放射到右臂，有时可累及这些部位而不影响胸骨后区。用力、情绪激动、受寒、饱餐等增加心肌耗氧情况下发作的称为劳力性心绞痛，休息和含化硝酸甘油缓解。有时候心绞痛不典型，可表现为气紧、昏厥、虚弱、嗳气，尤其在老年人。根据发作的频率和严重程度分为稳定型心绞痛和不稳定型心绞痛。

稳定型心绞痛指的是发作1个月以上的劳力性心绞痛，其发作部位、频率、严重程度、持续时间、诱使发作的劳力大小能缓解疼痛的硝酸甘油用量基本稳定。

不稳定型心绞痛指的是原来的稳定型心绞痛发作频率、持续时间、严重程度增加,或者新发作的劳力性心绞痛(发生 1 个月以内)或静息时发作的心绞痛。不稳定性心绞痛是急性心肌梗死的前兆,所以一旦发现应立即到医院就诊。

(二)心肌梗死

心肌梗死发生前一周左右常有前驱症状,如静息和轻微体力活动时发作的心绞痛,伴有明显的不适和疲惫。梗死时表现为持续性剧烈压迫感、闷塞感,甚至刀割样疼痛,位于胸骨后,常波及整个前胸,以左侧为重。部分患者可延左臂尺侧向下放射,引起左侧腕部,手掌和手指麻刺感,部分患者可放射至上肢、肩部、颈部、下颌,以左侧为主。疼痛部位与以前心绞痛部位一致,但持续更久,疼痛更重,休息和含化硝酸甘油不能缓解。有时候表现为上腹部疼痛,容易与腹部疾病混淆。伴有低热、烦躁不安、多汗和冷汗、恶心、呕吐、心悸、头晕、极度乏力、呼吸困难、濒死感,持续 30min 以上,常达数小时。发现这种情况应立即就诊。

(三)无症状型心肌缺血

很多患者有广泛的冠状动脉阻塞却没有感到过心绞痛,甚至有些患者在心肌梗死时也没感到心绞痛。部分患者在发生了心脏性猝死,常规体检时发现心肌梗死后才被发现。部分患者由于心电图有缺血表现,发生了心律失常或因为运动试验阳性而做冠脉造影才发现。这类患者发生心脏性猝死和心肌梗死的机会和有心绞痛的患者一样,所以应注意平时的心脏保健。

(四)心力衰竭和心律失常

部分患者原有心绞痛发作,以后由于病变广泛,心肌广泛纤维化,心绞痛逐渐减少到消失,却出现心力衰竭的表现,如气紧、水肿、乏力等,还有各种心律失常,表现为心悸。还有部分患者从来没有心绞痛,而直接表现为心力衰竭和心律失常。

三、辅助检查

(一)心电图

心电图是冠心病诊断中最早、最常用和最基本的诊断方法。与其他诊断方法相比,心电图使用方便,易于普及,当患者病情变化时便可及时捕捉其变化情况,并能连续动态观察和进行各种负荷试验,以提高其诊断敏感性。无论是心绞痛或心肌梗死,都有其典型的心电图变化,特别是对心律失常的诊断更有其临床价值,当然也存在着一定的局限性。

心电图负荷试验主要包括运动负荷试验和药物试验(如双嘧达莫、异丙肾试验等)。心电图是临床观察心肌缺血最常用的简易方法。当心绞痛发作时,心电图可以记录到心肌缺血的心电图异常表现。但许多冠心病患者尽管冠状动脉扩张的最大储备能力已经下降,通常静息状态下冠状动脉血流量仍可维持正常,无心肌缺血表现,心电图可以完全正常。为揭示减少或相对固定的血流量,可通过运动或其他方法,给心脏以负荷,诱发心肌缺血,进而证实心绞痛的存在。运动试验对于缺血性心律失常及心肌梗死后的心功能评价也是必不可少的。动态心电图是一种可以长时间连续记录并编集分析心脏在活动和安静状态下心电图变化的方法。此技术于 1947 年由 Holter 首先运用于监测电活动的研究,所以又称 Holter 监测。常规心电图只能记录静息状态短暂仅数十次心动周期的波形,而动态心电图于 24h 内可连续记录多达 10 万次左右的心电信号,可以提高对非持续性异位心律,尤其是对一过性心律失常及短暂的心肌缺血发作的检出率,因此扩大了心电图临床运用的范围,并且出现时间可与患者的活动与症状相对应。

（二）冠状动脉造影

冠状动脉造影是目前冠心病诊断的金标准。可以明确冠状动脉有无狭窄,以及狭窄的部位、程度、范围等,并可据此指导进一步治疗所应采取的措施。同时,进行左心室造影,可以对心功能进行评价。冠状动脉造影的主要指征为:①对内科治疗下心绞痛仍较重者,明确动脉病变情况以考虑旁路移植手术;②胸痛似心绞痛而不能确诊者。

（三）超声

心脏超声可以对心脏形态、室壁运动以及左心室功能进行检查,是目前最常用的检查手段之一。对室壁瘤、心腔内血栓、心脏破裂、乳头肌功能等有重要的诊断价值。血管内超声可以明确冠状动脉内的管壁形态及狭窄程度,是一项很有发展前景的新技术。

四、诊断与鉴别诊断

（一）诊断

冠心病的诊断主要依赖典型的临床症状,再结合辅助检查发现心肌缺血或冠脉阻塞的证据,以及心肌损伤标志物判定是否有心肌坏死。发现心肌缺血最常用的检查方法包括常规心电图和心电图负荷试验、核素心肌显像。有创性检查有冠状动脉造影和血管内超声等。但是冠状动脉造影正常不能完全否定冠心病。通常,首先进行无创方便的辅助检查。

（二）鉴别诊断

1. 急性胰腺炎

急性胰腺炎上腹部持续性剧痛,可有阵发性加重现象;多伴有恶心、呕吐,中等度发热,上腹部压痛,血淀粉酶增高。

2. 急性胆囊炎

急性胆囊炎易于饱餐或高脂肪饮食后诱发右上腹绞痛,并可向右肩胛部或右肩放射,伴恶心、呕吐,疼痛发作后可出现轻度黄疸及发热。右上腹压痛,有明显腹肌紧张。血白细胞计数增高,X 线、B 超等检查都有助于对本病的诊断。

五、治疗

（一）药物治疗

目的是缓解症状,减少心绞痛的发作及心肌梗死;延缓冠状动脉粥样硬化病变的发展,并减少冠心病死亡。规范药物治疗可以有效地降低冠心病患者的病死率和再缺血事件的发生,并改善患者的临床症状。而对于部分血管病变严重甚至完全阻塞的患者,在药物治疗的基础上,血管再建治疗可进一步降低患者的病死率。

1. 硝酸酯类药物

本类药物主要有硝酸甘油、硝酸异山梨酯、5 - 单硝酸异山梨酯、长效硝酸甘油制剂(硝酸甘油油膏或橡皮膏贴片)等。硝酸酯类药物是稳定型心绞痛患者的常规用药。心绞痛发作时可以舌下含服硝酸甘油或使用硝酸甘油气雾剂。对于急性心肌梗死及不稳定型心绞痛患者,先静脉给药,病情稳定、症状改善后改为口服或皮肤贴剂,疼痛症状完全消失后可以停药。硝酸酯类药物持续使用可发生耐药性,有效性下降,可间隔 8～12h 服药,以减少耐药性。

2. 抗血栓药物

抗血栓药物包括抗血小板和抗凝药物。抗血小板药物主要有阿司匹林、氯吡格雷、替罗非班等,可以抑制血小板聚集,避免血栓形成而堵塞血管。阿司匹林为首选药物,维持量为每天75～100mg,所有冠心病患者没有禁忌证应该长期服用。阿司匹林的不良反应是对胃肠道的刺激,胃肠道溃疡患者要慎用。冠脉介入治疗术后应坚持每日口服氯吡格雷,通常0.5～1年。

抗凝药物包括普通肝素、低分子肝素、磺达肝癸钠、比伐卢定等。通常用于不稳定型心绞痛和心肌梗死的急性期,以及介入治疗术中。

3. 纤溶药物

溶血栓药主要有链激酶、尿激酶、组织型纤溶酶原激活剂等,可溶解冠脉闭塞处已形成的血栓,开通血管,恢复血流,用于急性心肌梗死发作时。

4. β受体阻滞剂

既有抗心绞痛作用,又能预防心律失常。在无明显禁忌时,β受体阻滞剂是冠心病的一线用药。常用药物有美托洛尔、阿替洛尔、比索洛尔和兼有α受体阻滞作用的卡维地洛、阿罗洛尔等,剂量应该以将心率降低到目标范围内。β受体阻滞剂禁忌和慎用的情况有哮喘、慢性气管炎及外周血管疾病等。

5. 钙通道阻断剂

可用于稳定型心绞痛的治疗和冠脉痉挛引起的心绞痛。常用药物有维拉帕米、硝苯地平控释剂、氨氯地平等。不主张使用短效钙通道阻断剂。

(二)经皮冠状动脉介入治疗(PCI)

经皮冠状动脉腔内成形术(PTCA)应用特制的带气囊导管,经外周动脉(股动脉或桡动脉)送到冠脉狭窄处,充盈气囊可扩张狭窄的管腔,改善血流,并在已扩开的狭窄处放置支架,预防再狭窄。还可结合血栓抽吸术、旋磨术。适用于药物控制不良的稳定型心绞痛、不稳定型心绞痛和心肌梗死患者。心肌梗死急性期首选急诊介入治疗,时间非常重要,越早越好。

(三)冠状动脉旁路移植术

冠状动脉旁路移植术(CABG)简称冠脉搭桥术通过恢复心肌血流的灌注,缓解胸痛和局部缺血、改善患者的生活质量,并可以延长患者的生命。适用于严重冠状动脉病变的患者,不能接受介入治疗或治疗后复发的患者,以及心肌梗死后心绞痛或出现室壁瘤、二尖瓣关闭不全、室间隔穿孔等并发症时,在治疗并发症的同时,应该行冠状动脉搭桥术。手术的选择应该由心内、心外科医生与患者共同决策。

第三节　不稳定型心绞痛和非ST段抬高型心肌梗死

不稳定型心绞痛(UA)指介于稳定型心绞痛和急性心肌梗死之间的临床状态,包括了除稳定型劳力性心绞痛以外的初发型、恶化型劳力性心绞痛和各型自发性心绞痛。它是在粥样硬化病变的基础上,发生了冠状动脉内膜下出血、斑块破裂、破损处血小板与纤维蛋白凝集形成血栓、冠状动脉痉挛以及远端小血管栓塞引起的急性或亚急性心肌供氧减少所致。它是ACS中的常见类型。若UA伴有血清心肌坏死标志物明显升高,此时可确立非ST段抬高型心肌梗死(NSTEMI)的诊断。

一、病因

血小板聚集和破裂斑块碎片导致的微血管栓塞,使得许多患者的心肌标志物释放。其他原因包括动力性阻塞(冠状动脉痉挛或收缩)、进行性机械性阻塞、炎症和(或)感染、继发性UA 即心肌氧耗增加或氧输送障碍的情况(包括贫血、感染、甲状腺功能亢进、心律失常、血液高黏滞状态或低血压等),实际上这 5 种病因相互关联。近年来的研究发现,导致粥样斑块破裂的机制如下。

(1)斑块内 T 淋巴细胞通过合成细胞因子 γ – 干扰素(IFN – γ)能抑制平滑肌细胞分泌间质胶原使斑块纤维帽结构变薄弱。

(2)斑块内巨噬细胞、肥大细胞可分泌基质金属蛋白酶如胶原酶、凝胶酶、基质溶解酶等,加速纤维帽胶原的降解,使纤维帽变得更易受损。

(3)冠脉管腔内压力升高、冠脉血管张力增加或痉挛、心动过速时心室过度收缩和扩张所产生的剪切力以及斑块滋养血管破裂均可诱发与正常管壁交界处的斑块破裂。由于收缩压、心率、血液黏滞度、内源性组织纤溶酶原激活剂(tPA)活性、血浆肾上腺素和皮质激素水平的昼夜节律性变化一致,使每天晨起后 6 时至 11 时最易诱发冠脉斑块破裂和血栓形成,由此产生了每天凌晨和上午 MI 高发的规律。

二、临床表现

UA 的临床表现一般具有以下三个特征之一。

(1)静息时或夜间发生心绞痛常持续 20min 以上。

(2)新近发生的心绞痛(病程在 2 个月内)且程度严重。

(3)近期心绞痛逐渐加重(包括发作的频度、持续时间、严重程度和疼痛放射到新的部位)。发作时可有出汗、皮肤苍白湿冷、恶心、呕吐、心动过速、呼吸困难、出现第三或第四心音等表现。而原来可以缓解心绞痛的措施此时变得无效或不完全有效。UA 患者中约 20% 发生NSTEMI 需通过血肌钙蛋白和心肌酶检查来判定,UA 和 NSTEMI 中很少有严重的左心室功能不全所致的低血压(心源性休克)。

三、辅助检查

1.心电图检查

应在症状出现 10min 内进行。UA 发作时心电图有一过性 ST 段偏移和(或)T 波倒置;如心电图变化持续 12h 以上,则提示发生 NSTEMI。NSTEMI 时不出现病理性 Q 波,但有持续性ST 段压低≥0.1mV(aVR 导联有时还有 V$_1$ 导联则 ST 段抬高),或伴对称性 T 波倒置,相应导联的 R 波电压进行性降低,ST 段和 T 波的这种改变常持续存在。

2.心脏标志物检查

UA 时,心脏标志物一般无异常增高;NSTEMI 时,血 CK – MB 或肌钙蛋白常有明显升高。肌钙蛋白 T 或 I 及 C 反应蛋白升高是协助诊断和提示预后较差的指标。

3.其他

需施行各种介入性治疗时,可先行选择性冠状动脉造影,必要时行血管内超声或血管镜检查,明确病变情况。

四、诊断与鉴别诊断

对年龄 >30 岁的男性和 >40 岁的女性(糖尿病患者更年轻)主诉符合上述临床表现的心绞痛时应考虑 ACS,但须先与其他原因引起的疼痛相鉴别。随即进行一系列的心电图和心脏标志物的检测,以判别为 UA、NSTEMI 抑或是 STEMI。鉴别诊断要考虑下列疾病。

1. 急性心包炎

尤其是急性非特异性心包炎,可有较剧烈而持久的心前区疼痛,心电图有 ST 段和 T 波变化。但心包炎患者在疼痛的同时或以前已有发热和血白细胞计数增高,疼痛常于深呼吸和咳嗽时加重,坐位前倾时减轻。体检可发现心包摩擦音,心电图除 aVR 外,各导联均有 ST 段弓背向下的抬高,无异常 Q 波出现。

2. 急性肺动脉栓塞

肺动脉大块栓塞常可引起胸痛、咯血、气急和休克,但有右心负荷急剧增加的表现,如发绀、肺动脉瓣区第二心音亢进、三尖瓣区出现收缩期杂音、颈静脉充盈、肝大、下肢水肿等。发热和白细胞增多出现也较早,多在 24h 内。心电图示电轴右偏,Ⅰ导联出现 S 波或原有的 S 波加深,Ⅲ导联出现 Q 波和 T 波倒置,aVR 导联出现高 R 波,胸导联过渡区向左移,右胸导联 T 波倒置等。血乳酸脱氢酶总值增高,但其同工酶和肌酸磷酸激酶不增高,D – 二聚体可升高,其敏感性高但特异性差。肺部 X 线检查、放射性核素肺通气 – 灌注扫描、X 线 CT 和必要时选择性肺动脉造影有助于诊断。

3. 急腹症

急性胰腺炎、消化性溃疡穿孔、急性胆囊炎、胆石症等,患者可有上腹部疼痛及休克,可能与 ACS 患者疼痛波及上腹部者混淆。但仔细询问病史和体格检查,不难做出鉴别。心电图检查和血清肌钙蛋白、心肌酶等测定有助于明确诊断。

五、治疗

ACS 是内科急症,治疗结局主要受是否迅速诊断和治疗的影响,因此应及早发现及早住院,并加强住院前的就地处理。UA 或 NSTEMI 的治疗目标是稳定斑块、治疗残余心肌缺血、进行长期的二级预防。溶栓治疗不宜用于 UA 或 NSTEMI。

1. 一般治疗

UA 或 NSTEMI 患者应住入冠心病监护病室,卧床休息 12 ~ 24h,给予持续心电监护。病情稳定或血运重建后症状控制,应鼓励早期活动。下肢作被动运动可防止静脉血栓形成。活动量的增加应循序渐进。应尽量对患者进行必要的解释和鼓励,使其能积极配合治疗而又解除焦虑和紧张,可以应用小剂量的镇静剂和抗焦虑药物,使患者得到充分休息和减轻心脏负担。保持大便通畅,便时避免用力,如便秘可给予缓泻剂。有明确低氧血症(动脉血氧饱和度低于 92%)或存在左心室功能衰竭时才需补充氧气。在最初 2 ~ 3 天饮食应以流质为主,以后随着症状减轻而逐渐增加粥、面条等及其他容易消化的半流质,宜少量多餐,钠盐和液体的摄入量应根据汗量、尿量、呕吐量及有无心力衰竭而作适当调节。

2. 抗栓治疗

抗栓治疗可预防冠状动脉内进一步血栓形成、促进内源性纤溶活性溶解血栓和减少冠状动脉狭窄程度,从而可降低事件进展的风险和预防冠状动脉完全阻塞的进程。

(1)抗血小板治疗主要药物包括以下几种。环氧化酶抑制剂:阿司匹林可降低 ACS 患者的短期和长期病死率。若无禁忌证,ACS 患者入院时都应接受阿司匹林治疗,起始负荷剂量为 160～325mg(非肠溶制剂),首剂应嚼碎,加快其吸收,以便迅速抑制血小板激活状态,以后改用小剂量维持治疗。除非对阿司匹林过敏或有其他禁忌证外,主张长期服用小剂量 75～100mg/d 维持。

二磷酸腺苷(ADP)受体拮抗剂:氯吡格雷和噻氯匹定能拮抗血小板 ADP 受体,从而抑制血小板聚集,可用于对阿司匹林不能耐受患者的长期口服治疗。氯吡格雷起始负荷剂量为 300mg,以后 75mg/d 维持;噻氯匹定起效较慢,不良反应较多,已少用。对于非 ST 段抬高型 ACS 患者不论是否行介入治疗,阿司匹林加氯吡格雷均为常规治疗,应联合应用 12 个月,对于放置药物支架的患者这种联合治疗时间应更长。

血小板膜糖蛋白 Ⅱb/Ⅲa(GPⅡb/Ⅲa)受体拮抗剂:激活的 GPⅡb/Ⅲa 受体与纤维蛋白原结合,形成在激活血小板之间的桥梁,导致血小板血栓形成。阿昔单抗是直接抑制 GPⅡ受体的单克隆抗体,在血小板激活起重要作用的情况下,特别是患者进行介入治疗时,该药多能有效地与血小板表面的 GPⅡb/Ⅲa 受体结合,从而抑制血小板的聚集;一般使用方法是先静脉注射冲击量 0.25mg/kg,然后 10μg/(kg·h)静脉滴注 12～24h。合成的该类药物还包括替罗非班和依替巴肽。

以上 3 种 GPⅡb/Ⅲa 受体拮抗剂静脉制剂均适用于 ACS 患者急诊 PCI(首选阿昔单抗,因目前其安全性证据最多),可明显降低急性和亚急性血栓形成的发生率,如果在 PCI 前6h 内开始应用该类药物,疗效更好。若未行 PCI,GPⅡb/Ⅲa 受体拮抗剂可用于高危患者,尤其是心脏标志物升高或尽管接受合适的药物治疗症状仍持续存在或两者兼而有之的患者。GPⅡb/Ⅲa 受体拮抗剂应持续应用 24～36h,静脉滴注结束之前进行血管造影。不推荐常规联合应用 GPⅡb/Ⅲa 受体拮抗剂和溶栓药。近年来还合成了多种 GPⅡbⅢa 受体拮抗剂的口服制剂,如西拉非班、珍米洛非班、拉米非班等,但其在剂量、生物利用度和安全性方面均需进一步研究。环核苷酸磷酸二酯酶抑制剂:近年来一些研究显示西洛他唑加阿司匹林与噻氯匹定加阿司匹林在介入治疗中预防急性和亚急性血栓形成方面有同等的疗效,可作为噻氯匹定的替代药物。

(2)抗凝治疗:除非有禁忌证(如活动性出血或已应用链激酶或复合纤溶酶链激酶),所有患者应在抗血小板治疗的基础上常规接受抗凝治疗,抗凝治疗药物的选择应根据治疗策略以及缺血和出血事件的风险。常用的抗凝药包括普通肝素、低分子肝素、磺达肝癸钠和比伐卢定。需紧急介入治疗者,应立即开始使用普通肝素或低分子肝素或比伐卢定。对选择保守治疗且出血风险高的患者,应优先选择磺达肝癸钠。

肝素和低分子肝素:肝素的推荐剂量是先给予 80U/kg 静脉注射,然后以 18U/(kg·h)的速度静脉滴注维持,治疗过程中需注意开始用药或调整剂量后 6h 测定部分激活凝血酶时间(APTT),根据 APTT 调整肝素用量,使 APTT 控制在 45～70s。但是,肝素对富含血小板的血栓作用较小,且肝素的作用可由于肝素结合血浆蛋白而受影响。未口服阿司匹林的患者停用肝素后可能使胸痛加重,与停用肝素后引起继发性凝血酶活性增高有关。因此,肝素以逐渐停用为宜。

低分子肝素与普通肝素相比,具有更合理的抗 Xa 因子及 Ⅱa 因子活性的作用,可以皮下应用,不需要实验室监测,临床观察表明,低分子肝素较普通肝素有疗效肯定、使用方便的优点。使用低分子肝素的参考剂量:依诺肝素 40mg、那曲肝素 0.4mL 或达肝素 5000～7500U,皮下注射,每12h一次,通常在急性期用5~6d。磺达肝癸钠是Xa因子抑制剂,最近有研究表明在降低非ST段抬高型ACS的缺血事件方面效果和低分子肝素相当,但出血并发症明显减少,因此安全性较好,但不能单独用于介入治疗中。直接抗凝血酶的药物:在接受介入治疗的非ST段抬高型ACS人群中,用直接抗凝血酶药物比伐卢定较联合应用肝素/低分子肝素和GPⅡb/Ⅲa受体拮抗剂的出血并发症少,安全性更好,临床效益相当。但其远期效果尚缺乏随机双盲的对照研究。

3.抗心肌缺血治疗

(1)硝酸酯类药物:硝酸酯类药物可选择口服,舌下含服,经皮肤或经静脉给药。硝酸甘油为短效硝酸酯类,对有持续性胸部不适、高血压、急性左心衰竭的患者,在最初24~48h的治疗中,静脉内应用有利于控制心肌缺血发作。先给予舌下含服0.3~0.6mg,继以静脉点滴,开始5~10μg/min,每5~10min增加5~10μg,直至症状缓解或平均压降低10%但收缩压不低于12.0kPa(90mmHg)。目前推荐静脉应用硝酸甘油的患者症状消失24h后,就改用口服制剂或应用皮肤贴剂。药物耐受现象可能在持续静脉应用硝酸甘油24~48h出现。由于在NSTE-MI患者中未观察到硝酸酯类药物具有减少病死率的临床益处,因此在长期治疗中此类药物应逐渐减量至停用。

(2)镇痛剂:如硝酸酯类药物不能使疼痛迅速缓解,应立即给予吗啡,10mg稀释成10mL,每次2~3mL静脉注射。哌替啶50~100mg肌内注射,必要时1~2h后再注射1次,以后每4~6h可重复应用,注意呼吸功能的抑制。给予吗啡后如出现低血压,可仰卧或静脉滴注生理盐水来维持血压,很少需要用升压药。如出现呼吸抑制,应给予纳洛酮0.4~0.8mg。有使用吗啡禁忌证(低血压和既往过敏史)者,可选用哌替啶替代。疼痛较轻者可用罂粟碱,30~60mg肌内注射或口服。

(3)β受体阻滞剂。β受体阻滞剂可用于所有无禁忌证(如心动过缓、心脏传导阻滞、低血压或哮喘)的UA和NSTEMI患者,可减少心肌缺血发作和心肌梗死的发展。使用β受体阻滞剂的方案如下。首先排除有心力衰竭、低血压[收缩压低于12.0kPa(90mmHg)]、心动过缓(心率低于60次/分)或有房室传导阻滞(PR间期>0.24s)的患者。给予美托洛尔,静脉推注每次5mg,共3次。每次推注后观察2~5min,如果心率低于60次/分或收缩压低于13.3kPa(100mmHg),则停止给药,静脉注射美托洛尔的总量为15mg。如血流动力学稳定,末次静脉注射后15min,开始改为口服给药,每6h50mg,持续2天,以后渐增为100mg,2次/日。作用极短的β受体阻滞剂艾司洛尔静脉注射50~250μg/(kg·min),安全而有效,甚至可用于左心功能减退的患者,药物作用在停药后20min内消失,用于有β受体阻滞剂相对禁忌证,而又希望减慢心率的患者。β受体阻滞剂的剂量应调整到患者安静时心率50~60次/分。

(4)钙拮抗剂:钙拮抗剂与β受体阻滞剂一样能有效地减轻症状。但所有的大规模临床试验表明,钙拮抗剂应用于UA,不能预防AMI的发生或降低病死率,目前仅推荐用于全量硝酸酯和β受体阻滞剂之后仍有持续性心肌缺血的患者或对β受体阻滞剂有禁忌的患者,应选用心率减慢型的非二氢吡啶类钙拮抗剂。对心功能不全的患者,应用β受体阻滞剂后再加用钙拮抗剂应特别谨慎。

(5)血管紧张素转换酶抑制剂(ACEI):近年来一些临床研究显示,对UA和NSTEMI患者,短期应用ACEI并不能获得更多的临床益处。但长期应用对预防再发缺血事件和死亡有益。因此除非有禁忌证(如低血压、肾衰竭、双侧肾动脉狭窄和已知的过敏),所有UA和

NSTEMI 患者都可选用 ACEI。

（6）调脂治疗：所有 ACS 患者应在入院 24h 之内评估空腹血脂谱。近年的研究表明，他汀类药物可以稳定斑块，改善内皮细胞功能，因此如无禁忌证，无论血基线 LDL－C 水平和饮食控制情况如何，均建议早期应用他汀类药物，使 LDL－C 水平降至 <800g/L。常用的他汀类药物有辛伐他汀 20～40mg/d、普伐他汀 10～40mg/d、氟伐他汀 40～80mg/d、阿托伐他汀 10～80mg/d 或瑞舒伐他汀 10～20mg/d。

第四节　扩张型心肌病

扩张型心肌病（dilated cardiomyopathy，DCM）是一类以左心室扩大为主伴收缩功能障碍为特征的心肌病。该病较为常见，临床表现以心脏扩大、心力衰竭、心律失常、血栓栓塞及猝死为特征，虽各年龄组均有发现，但多见于中青年，起病隐匿、进展迅速、预后差，出现心力衰竭症状后，5 年生存率低于 30%。

一、病因

多数 DCM 病例的原因不清，部分患者有家族遗传性。可能的病因有以下几点。

1. 感染

病原体直接侵袭和由此引发的慢性炎症和免疫反应是造成心肌损害的机制。以病毒感染最为常见，部分细菌、真菌、立克次体和寄生虫等也可引起心肌炎并发展为 DCM。

2. 炎症

肉芽肿性心肌炎，见于结节病和巨细胞性心肌炎，也可见于过敏性心肌炎。

3. 遗传

部分 DCM 病例有基因突变或家族遗传背景，为常染色体显性遗传。

4. 细胞介导的细胞毒作用

有研究发现 DCM 患者血清中肿瘤坏死因子（TNF）水平升高，提出 TNF 参与 DCM 的可能机制：①能诱导各种细胞 HLA－Ⅱ类抗原的表达，发生自身免疫；②能刺激成纤维细胞增生，促进心肌纤维化；③抑制心肌收缩力，降低心肌膜电位，高浓度直接诱导 DCM 的形成。

5. 营养及代谢障碍

营养及代谢障碍如 5－羟色胺摄入过多，氧化代谢缺陷和蛋白质异常，钾、镁离子缺乏均与 DCM 发病有关。

二、临床表现

1. 症状

（1）呼吸困难：起初为活动时呼吸困难，病情加重可以出现夜间阵发性呼吸困难和端坐呼吸。

（2）双下肢水肿：右心功能不全的表现。

（3）乏力：86% 患者出现乏力症状，由心排出量减少导致。

（4）合并心律失常时可表现心悸、头昏、晕厥甚至猝死。

（5）发生栓塞时常表现为相应脏器受累。

2. 体征

（1）心脏查体主要体征为心界扩大，常可闻及第三心音及奔马律，有时于心尖部可闻及收缩期吹风样杂音。

（2）肺部查体：肺部听诊可闻及湿啰音。

（3）右心衰竭体征：颈静脉怒张、肝大及外周水肿等。

（4）心力衰竭较重时，可出现皮肤湿冷、面色苍白，为血流重新分布所致。

三、辅助检查

1. 胸部 X 线检查

胸部 X 线检查可见心影增大，心胸比 >50%，可有肺淤血、肺水肿的 X 线表现，透视可见心脏搏动减弱。

2. 心电图及动态心电图

大多心电图不正常，但缺乏诊断特异性。个别左心室纤维化还可出现病理性 Q 波，类似心肌梗死图形，可见各种心律失常同时存在。

3. 超声心动图

超声心动图是诊断 DCM 的重要手段，其简便、快捷、重复性好，各心腔均扩大，以左心室扩大为著，呈球形。室壁运动普遍减弱，心肌收缩功能下降，EF 值显著降低。

4. 心肌核素显像

DCM 核素检查可见心脏扩大，室壁运动普遍减弱，射血分数下降，而缺血性心肌病多呈节段性运动减弱。

5. 冠状动脉造影及冠状动脉 CT 检查（CTA）

冠状动脉造影及冠状动脉 CT 检查（CTA）可以发现明显的冠状动脉狭窄等病变，有助于鉴别缺血性心肌病。

6. 心内膜心肌活检（EMB）

病理学检查缺乏特异性，但有助于特异性心肌病和心肌炎的鉴别。

四、诊断及鉴别诊断

DCM 采用排除性诊断，诊断参考标准如下。

（1）临床表现：为心脏扩大，心室收缩功能降低，伴有或不伴有慢性心力衰竭和心律失常，可发生栓塞和猝死等并发症。

（2）超声心动图示：全心扩大，以左心室扩大为主，室壁运动弥散性减弱，左心室射血分数（EF 值）<45%。

（3）须排除其他疾病引起的心脏扩大和心功能减退才可考虑诊断 DCM。

DCM 排除性诊断标准。

（1）血压持续性 >160/110mmHg。

（2）冠状动脉主支血管狭窄 >50%。

（3）饮酒 >100g/d。

（4）持续高频的室上性心律失常。

（5）节段性室壁运动异常（超过一个节段），无缺血性心肌病。

五、治疗

DCM 的病因及发病机制尚不清楚，目前缺乏针对性强的特效治疗，强调早期诊断、早期治疗，阻断造成心力衰竭加重的神经体液机制，控制心律失常和预防猝死。

（一）心力衰竭的药物治疗及进展

1. ACEI 或 ARB 的应用

所有心力衰竭患者若无禁忌证或可耐受均应终身服用 ACEI，对于 ACEI 不能耐受（如咳嗽）的患者可以考虑用 ARB 替代。

2. β 受体拮抗药

DCM 患者出现心脏明显扩大，EF 值明显降低，若无禁忌都应使用 β 受体拮抗药，有循证医学证据的 β 受体拮抗药有卡维地洛、美托洛尔和比索洛尔。

3. 醛固酮受体拮抗药（MRA）

DCM 患者心力衰竭时 RAS 系统过度激活，醛固酮水平升高，醛固酮能导致心室重构，加重心肌纤维化，加速心力衰竭的恶化，长期应用 ACEI 或 ARB 时，起初醛固酮水平降低，随后逐渐升高，出现"逃逸现象"。因此，加用 MRA 可抑制醛固酮的有害作用，对心力衰竭治疗有利。RALES 试验证实严重心力衰竭患者接受最佳药物治疗的基础上，加用依普利酮可使总病死率下降 15%，心血管死亡及住院率下降 13%。临床应用的 MRA 有依普利酮和螺内酯，适应证：LVEF≤35%、NYHA Ⅱ～Ⅳ级的心力衰竭患者，已使用 ACEI 和 β 受体拮抗药的基础上，仍有症状者（Ⅰ/A）；AMI 后、LVEF≤40%，有心力衰竭症状或既往有糖尿病史者（Ⅰ B）。无肾功能严重受损的患者应使用，但应密切监测电解质水平，防止高血钾；当血钾 >5.0mmol/L，血肌酐 >221μmol/L 时不宜应用此药物。

4. 伊伐布雷定

伊伐布雷定是窦房结起搏电流（If）的一种选择性特异性抑制药，以剂量依赖性方式抑制 If 电流，降低窦房结发放冲动频率，减慢窦性心率，但并不减慢房颤时的心室率，无负性肌力作用，无 β 受体拮抗药的禁忌证。由于心率减慢、舒张期延长、冠状动脉血流量增加，可产生抗心绞痛和改善心肌缺血的作用。

SHJFT 研究入选包括中国在内的全球 6588 例窦性心律、心率≥70 次/分、LVEF≤35%、NYHA Ⅱ～Ⅳ级的心力衰竭患者，在最适治疗基础上（包括利尿药、地高辛、ACEI 或 ARB、β 受体拮抗药和 MRA），随机给予伊伐布雷定或安慰剂治疗，平均随访 22.9 个月，伊伐布雷定与安慰剂组相比主要终点（心血管死亡和因心力衰竭恶化住院）风险显著降低达 18%，心力衰竭死亡风险显著降低 26%。对基线心率≥75/min，亚组分析表明，加用伊伐布雷定使心血管死亡和全因死亡风险均显著降低 17%，据此新的心力衰竭治疗指南推荐伊伐布雷定用于窦性心率≥75/min 的心力衰竭患者的治疗。

5. 利尿药的应用

利尿药是唯一能减轻液体潴留的药物，能有效改善症状，应注意防止电解质紊乱。

6. 洋地黄

洋地黄目前在心力衰竭治疗中地位下降，能有效改善症状，尤其能减慢房颤患者的心室率，不能改善患者的预后。

7. 肾素抑制药

阿利吉仑是直接肾素的抑制药,最新临床试验(ASTRONAUT)显示慢性失代偿性心力衰竭者使用阿利吉仑后主要心血管事件的发生率及心力衰竭住院率与安慰剂比较无明显著下降,且增加高血钾、低血压、肾功能损害的风险。

8. 能量代谢药物

心肌的能量代谢障碍在心力衰竭的发生和发展中可能发挥一定作用,部分改善心肌能量代谢的药物,如曲美他嗪、辅酶Q10和左卡尼汀在心力衰竭治疗方面可能有益,但缺少大样本研究。

(二)心律失常的防治

大多数DCM患者伴有各种类型的心律失常,以快速心律失常多见,在治疗心律失常前,首先加强对心力衰竭的治疗,并消除各种致心律失常的因素。对于无症状的频发室性期前收缩,包括非持续性室速,一般不需积极治疗,对于有明显症状的非持续性室速和持续室速,可用胺碘酮治疗,置入心脏电复律除颤器(ICD)预防心脏猝死的适应证包括:①有持续性室速史;②有室速、室颤导致的心跳骤停史;③LVEF<35%,NYHA心功能分级为Ⅱ~Ⅲ级,预期生存时间>1年,且有一定生活质量。

第五节　肥厚型心肌病

肥厚型心肌病(hypertrophic cardiomyopathy,HCM)是一种常染色体显性遗传性心肌病,以心室肌非对称性肥厚及心室腔变小为特征,约1/4的HCM患者存在左心室流出道梗阻。欧美发达国家人群患病率为170~200/10万。我国安贞医院最新资料显示,HCM患病率为160/10万,推测我国可能有180万~200万的HCM患者。

一、病因

HCM为常染色体显性遗传,约2/3的HCM患者有家族遗传特点。目前报道的HCM相关基因突变已超过900种,HCM的表型呈多样性,在同一家族内部的各例患者的发病情况及临床表现也不完全相同,提示与致病的突变基因、基因修饰及不同的环境因子等相关。

二、临床表现

1. 症状

(1)呼吸困难及乏力:最常见症状,这由左心室顺应性下降、充盈受阻、舒张末压升高,导致肺淤血引起。

(2)可有胸痛:胸痛持续时间较长,硝酸甘油治疗效果不佳,胸痛原因为肥厚的心肌耗氧量增加,而冠状动脉供血相对不足。

(3)昏厥:多在突然站立或运动时发生。

(4)猝死:多由室性心动过速或心室颤动等恶性室性心律失常所致。

（5）心力衰竭：在疾病晚期，因广泛心肌纤维化，约15%患者可表现为心脏扩大，室壁变薄，左室收缩力下降，类似扩张型心肌病改变。

2.体征

叩诊可见心脏轻度增大，听诊：①流出道梗阻者可于胸骨左缘第3～4肋间闻及较粗糙的喷射性收缩期杂音，有时可伴震颤；②心尖部也常可听到收缩期杂音，因二尖瓣前叶移向室间隔导致二尖瓣关闭不全；③含服硝酸甘油、应用正性肌力药、做Valsalva动作或取站立位等均可使杂音增强；相反凡减弱心肌收缩力或增加心脏后负荷的因素，如使用β受体阻滞药、取蹲位等均可使杂音减弱；④有时可闻及第四心音。

三、辅助检查

1.心电图及动态心电图

心电图及动态心电图缺乏特异性，大多有心电图异常，且心电图改变出现较早，表现为QRS波左心室高电压、异常Q波和ST－T改变，少数患者可有深而不宽的病理性Q波。动态心电图有时可记录到多源性室性期前收缩、室性心动过速及心房颤动，非持续性室速为发生心脏猝死的高危因素，故动态心电图对于患者的危险分层有重要指导意义。

2.超声心动图

超声心动图是临床诊断HCM最主要的诊断手段。

（1）左心室肥厚及LVOT狭窄，心室腔变小，舒张期室间隔厚度>15mm或与后壁厚度之比≥1.3。

（2）二尖瓣前叶在收缩期前移（SAM现象）。

（3）主动脉瓣在收缩期提前关闭。

3.心脏磁共振（CMR）

CMR可精确显示HCM患者左心室肥厚的部位及程度，心室壁和（或）室间隔局限性或普遍性增厚，是最敏感、最准确的无创诊断方法。

4.心导管检查和冠状动脉造影

有左心室流出道狭窄者在心室腔与流出道之间存在收缩期压力阶差；冠状动脉造影多无异常，如合并冠状动脉严重狭窄者，心源性死亡明显增高，对一些有疑似心绞痛症状和心电图ST－T改变的患者有重要鉴别价值。

5.心内膜心肌活检

心内膜心肌活检可见心肌细胞肥大、排列紊乱、局限性或弥散性间质纤维化。心肌活检对除外浸润性心肌病有重要价值，用于除外淀粉样变、糖原贮积症等其他症状。

6.分子遗传学检查

对HCM的候选基因突变进行筛查，结合家族史，系谱分析不仅有助于基因突变患者的早期确认，而且对识别具有HCM家族史的患病亲属至关重要。

四、诊断与鉴别诊断

1.诊断标准

根据病史及体格检查，结合超声心动图等表现，诊断本病一般不难。对超声心动图仍不能确诊时，需做左心室造影和心导管检查。近年来CMR越来越多用于诊断。如有阳性家族史（猝死、心肌肥厚等）更有助于诊断。基因检查有助于明确遗传学异常。

2. 梗阻型 HCM 诊断

①超声心动图示：室间隔厚度≥15mm，室间隔厚度/左心室后壁比值≥1.3，有 SAM 现象；②心导管造影示：LVOT 狭窄；③心导管检查示：LVOT 收缩期压差＞20mmHg，或虽＜20mmHg，但药物负荷试验压差改变。

3. 诊断方面进展

基因诊断：可早期得到诊断，敏感性 50%～70%，特异性 99.9%，是肥厚型心肌病诊断的金标准。但携带基因突变患者，并不一定出现心肌病的临床表现。仍有 30%～50% 心肌病目前尚不能找到相应的基因突变。

4. 鉴别诊断

（1）主动脉瓣狭窄：鉴别要点为：①超声心动图示主动脉瓣增厚、粘连、钙化、狭窄等改变；②左心导管检查，压差为主动脉瓣跨瓣压差，位于左心室与主动脉之间。

（2）冠心病：心电图出现异常 Q 波时，需与本病鉴别，冠状动脉造影检查明确诊断。

（3）先天性心脏病，室间隔缺损：①出生时即出现杂音；②超声心动图可明确诊断。

（4）运动员性心脏病：需与非梗阻型 HCM 鉴别，运动员性心脏病一般左心室腔无缩小，舒张功能较好，无家族史。

五、治疗

（一）生活方式干预及家族筛查

一经确诊，无论是否有 LVOT 梗阻，均禁止参加剧烈运动。应禁烟酒，洗浴时间不宜过长，心力衰竭或心律失常者应卧床休息。

（二）药物治疗及进展

1. β 受体阻滞药

β 受体阻滞药是 HCM 的一线治疗用药，可降低心肌收缩力，改善心室舒张功能，减轻左流出道梗阻。减慢心率时，可延长心室舒张期充盈时间，有抗心律失常作用，减少室性及室上性心动过速。

2. 非二氢吡啶类钙通道阻滞药

非二氢吡啶类钙通道阻滞药有减慢心率和降低心肌收缩力作用，可改善心室舒张功能，对于 β 受体阻滞药疗效不佳或有禁忌者可使用，一般不与 β 受体阻滞药合用。

3. 他汀类药物

动物试验数据显示，他汀类药物在抑制 HCM 的进程、减轻临床表现方面可能有益。动物实验表明他汀类药物有逆转心肌肥厚的作用，其机制可能在于抑制血管紧张素 II 介导的心肌肥厚，抑制 ERK 1/2 信号通路的激活，同时阻断细胞内分子信号的传导。

4. RASS 系统阻断剂

临床实验表明，氯沙坦钾能逆转心肌肥厚，改善心脏舒张功能。氯沙坦钾对表达 Troponin T 突变基因的转基因鼠的心肌具有逆转作用，有小样本的研究（19 例）显示，口服氯沙坦 50mg/d，1 年后症状明显改善，但还需进一步深入全面研究综合评价疗效。

5. N－乙酰半胱氨酸

在转基因兔 HCM 动物实验中，该药可明显逆转心肌肥厚和纤维化，并防止心脏收缩功能恶化。其机制可能与其参与氧化应激通路的反应和蛋白质的巯基修饰有关，需要进一步研究来证实其疗效。

6. Perhexiline

Perhexiline 是卡尼汀棕榈转移酶抑制药,该药可明显改善磷酸肌酸和三磷腺苷的比值,同时增加心肌收缩有效性,心功能进而改善。

7. 房颤时的治疗

HCM 最常见的心律失常是房颤。胺碘酮能减少阵发性房颤发作。对持续性房颤,可予 β 受体阻滞药控制心室率。

值得指出的是,硝酸酯类药物使用时加重 LVOT 梗阻,加大流出道压差,对于梗阻型 HCM 应禁用。

(三)非药物治疗及进展

1. 双腔起搏治疗

双腔起搏治疗用于治疗梗阻型 HCM,作用机制是,置入双腔起搏后,心室激动从右室心尖部开始,使室间隔激动提前在整个心室收缩射血之前,减轻二尖瓣收缩期前移,减少 LVOT 梗阻,改善症状。起搏器治疗的适应证:①药物治疗效果不佳或不能耐受者;②不能行外科手术或室间隔化学消融者,如高龄、合并其他全身疾病或不愿手术及化学消融者;③超声心动图或心导管检查提示静息状态下 LVOT 压力阶差 >30mmHg 或激发试验 >50mmHg 的患者。

2. 经皮室间隔心肌化学消融术(PTSMA)

经皮室间隔心肌化学消融术最早由 Sigwart 于 1993 年提出,1995 年正式临床应用,目前已广泛应用。方法是经冠状动脉间隔支注入无水酒精造成该供血区域心室间隔坏死、变薄、收缩力下降,减轻患者左心室流出道梗阻及二尖瓣反流,改善临床症状。

其适应证:①有明显症状,且药物治疗效果不佳或不能耐受者;②心脏超声心动图检查,符合梗阻型 HCM 标准,室间隔厚度 ≥15mm;③心导管检查提示静息状态下 LVOT 压力阶差 ≥50mmHg 或静息 30~50mmHg,激发试验 ≥70mmHg;④心脏冠状动脉造影解剖适合行 PTSMA。

禁忌证:①非梗阻型肥厚型心肌病;②合并必须进行心脏手术的疾病,如严重二尖瓣狭窄;冠状动脉多支病变;③不能确定球囊在靶间隔支固定;④无或临床症状轻微,即使压差高亦不需做;⑤终末期心力衰竭。由于消融范围的不确定性,部分患者需要重复消融,PTSMA 主要并发症有:①部分患者(2%~5%)发生完全性房室传导阻滞,需安装永久起搏器治疗;②有些可致室间隔大面积梗死,室间隔穿孔;③部分可出现心肌梗死相关的心律失常;④急性二尖瓣关闭不全;⑤心包积液;⑥肺栓塞;⑦左心室进行性扩大。已有资料显示,PTSMA 病死率为 2% 左右,目前主要针对那些年龄过大、手术耐受差、合并症多、缺乏精良手术医师的医院。

3. 手术治疗

手术治疗可持续改善症状,降低 LVOT 压力阶差,目前仍是治疗梗阻型 HCM 的金标准,目前美国和欧洲共识将手术列为合适患者的首选治疗。一项平均随访 8 年的研究表明,85% 的患者术后无症状或轻度症状(NYHA 分级 I 级或 II 级),适应证为药物治疗无效,症状明显,LVOT PG 静息时 ≥30mmHg 或应激时 ≥50mmHg,且室间隔心肌极度肥厚者,需要考虑行室间隔切除术,室间隔肌切开,部分切除术(Morrow 术)是最常见的术式。对于二尖瓣前叶明显冗长的患者可同时行二尖瓣前叶缝折术,以减少术后 SAM 征持续存在的可能。

第六节　二尖瓣狭窄

一、病因

二尖瓣狭窄的主要原因是风湿热,风湿热反复发作,或长期反复链球菌咽峡炎或扁桃体炎,引起瓣叶粘连融合而致瓣口狭窄。约25%的风湿性心脏病患者为单纯二尖瓣狭窄,40%的患者为二尖瓣狭窄并发二尖瓣关闭不全。女性患者占所有风湿性二尖瓣狭窄的2/3。

风湿热引起二尖瓣狭窄主要在瓣膜交界处以及瓣尖、腱索等处。特征为二尖瓣尖边缘融合和腱索的融合导致这些结构增厚、缩短,狭窄的二尖瓣呈典型的漏斗形,瓣口多呈"鱼口"状或钮孔状。少见的情况二尖瓣狭窄是由瓣环钙化,老年人常见的瓣膜退行性病变;先天性发育异常;结缔组织病,如系统性红斑狼疮或恶性肿瘤如多发性骨髓瘤等所引起。

二、临床表现

（一）症状

一般在二尖瓣中度狭窄(瓣口面积 $<1.5cm^2$)时有明显症状。

1. 呼吸困难

二尖瓣狭窄的主要症状是劳力性呼吸困难,主要由肺顺应性降低引起,可伴有咳嗽和喘鸣。任何使心率增加的因素,如体力活动、肺部感染、发热、性活动、妊娠、心房纤颤伴有快速心室率或其他快速心律失常。随狭窄加重出现夜间阵发性呼吸困难和静息时呼吸困难、端坐呼吸,甚至发生急性肺水肿。

2. 咯血

支气管静脉同时回流至肺静脉及体循环静脉。肺静脉压升高,可致支气管静脉破裂可致突然大咯血,或痰中带血伴有夜间呼吸困难;急性肺水肿时咳大量粉红色泡沫样痰,肺梗死亦导致咯血。

3. 咳嗽

可由支气管黏膜淤血水肿易患支气管炎或扩大的左心房压迫左主支气管引起。

4. 声嘶

扩大的左心房和肺动脉压迫左侧喉返神经引起。

（二）体征

重度二尖瓣狭窄常有两颧绀红,称为二尖瓣面容。

1. 二尖瓣狭窄的心脏体征

(1)心尖冲动正常或不明显。

(2)心尖区第一心音增强和开瓣音,提示前叶柔顺、活动度好;如瓣叶钙化僵硬,则第一心音减弱,开瓣音消失。

(3)心尖区舒张中晚期低调、隆隆样杂音,常伴有舒张期震颤,是二尖瓣狭窄最典型的体征,若严重二尖瓣狭窄时,却听不到舒张期杂音,称为"哑型二尖瓣狭窄"。

2. 肺动脉高压和右心室扩大的心脏体征

肺动脉高压时,胸骨左下缘可扪及右室收缩期抬举样搏动,肺动脉瓣区第二心音亢进或分裂。由于肺动脉扩张,在胸骨左上缘可闻及短的收缩期喷射性杂音和逆型高调哈气性舒张早期杂音。右心室扩大伴三尖瓣关闭不全时,胸骨左缘第4、第5肋间有全收缩期吹风样杂音,于吸气时增强。

三、辅助检查

(一)X线

后前位左心缘变直,右心缘呈双心房。心影呈"梨"形,称"二尖瓣型心脏";左前斜位左心房扩大,使左主支气管上抬;右前斜位食管下段后移。尚可见右心室扩大,肺动脉扩张,肺静脉淤血,间质水肿所致 Kerley B 线。

(二)心电图

左心房扩大是二尖瓣狭窄的一个主要心电图特征,表现为 Ⅱ 导联 P 波宽度 > 0.12s,伴有切迹,P 波电轴在 +45° ~ -30°,P_{V1} 终末负向量增大,称二尖瓣型 P 波;QRS 电轴右偏及右心室肥大征象。心房纤颤常发生在已有左心房扩大的患者,并与左心房扩大持续时间、左心房心肌纤维化程度,以及患者年龄有关。

(三)超声心动图

超声心动图是诊断性评估二尖瓣狭窄患者的基石。风湿性瓣膜增厚、钙化、狭窄的二维经胸或经食道超声心动图显示声阻抗增加和二尖瓣融合,以及舒张期的瓣叶分离不良,左心房常见扩大,而单纯二尖瓣狭窄左心室腔正常或缩小,二维超声心动图有助于识别左心房血栓和评价二尖瓣钙化,以及左心室的收缩力。二尖瓣狭窄 M 型可见 EF 斜率降低,二尖瓣前后叶同向运动呈"城垛"样。B 型可见瓣叶增厚、粘连、钙化,瓣口面积缩小,左心房扩大,重者可伴右心室及右心房扩大,连续多普勒测舒张期跨瓣压差增大。多普勒超声心动图是定量二尖瓣狭窄严重程度的最准确的非侵入性技术。大多数二尖瓣狭窄患者,详细的超声心动图检查通常可提供足够的治疗计划信息而无须心导管检查。据超声的改变可分为隔膜型与漏斗型并可按瓣口狭窄程度分为轻、中、重度狭窄:按狭窄的二尖瓣孔长径分度:轻度 > 1.2cm;中度 0.8 ~ 1.2cm;重度 < 0.8cm。按狭窄的二尖瓣口面积分度:轻度 1.5 ~ 2.5cm²;中度 1.0 ~ 1.5cm²;重度 0.6 ~ 1.0cm²。

(四)心导管检查

如果症状、体征与超声心动图测定计算的二尖瓣瓣口面积不一致,在考虑介入或手术治疗时应经心导管检查,同步测定肺毛细血管压和左心室压,以确定跨瓣压差和计算瓣口面积,正确判断狭窄程度。

四、诊断及鉴别诊断

心尖区隆隆样舒张中晚期杂音伴 X 线及心电图示左心房增大,可诊断为二尖瓣狭窄,超声心动图检查可确诊。中青年患者,心脏超声示瓣叶及腱索粘连时,为风心病二尖瓣狭窄。50岁以上患者,心脏超声示瓣环及环下钙化时,为老年退行性二尖瓣狭窄。

心尖区舒张期隆隆样杂音,尚可见下列情况,应注意鉴别以下内容。

(1)先天性心脏病和高动力循环(如甲状腺功能亢进)时可闻及上述杂音。

(2)Austin Flint 杂音见于主动脉关闭不全。

(3)左心房黏液瘤患者处于卧位或站位,瘤体使二尖瓣口部分阻塞时,可闻及心尖区隆隆样舒张中晚期杂音,此杂音可随体位而改变。超声心动图下可见左心房团块状回声反射。

五、治疗

(一)一般治疗

(1)风心患者应积极预防和治疗慢性咽炎或扁桃体炎,以防风湿热反复发作;可长期甚至终身应用苄星青霉素。

(2)无症状者避免剧烈体力活动;定期复查。

(3)呼吸困难者应限制体力活动,限制钠盐摄入,口服利尿剂,避免诱发急性肺水肿的因素。

(4)并发急性肺水肿者,与处理急性左心衰所致肺水肿原则相似,注意应用硝酸酯类药物扩张静脉系统、减轻前负荷,并发心房颤动伴快速心室率时可静脉注射毛花苷 C 以减慢心室率。

(5)重度狭窄伴心房颤动者,控制心室率,争取恢复和保持窦性心律。轻度二尖瓣狭窄患者如有适应证应考虑药物和电复律治疗。

(6)抗凝治疗,应用抗凝药物预防心房附壁血栓形成,华法令3mg,1 次/日,口服,需做凝血常规监测,调整华法令剂量让凝血酶原时间(PT)或国际标准化比率(INR)为正常的1.5~2倍。

(7)大量咯血时,取坐位,用镇静剂,静脉注射利尿剂,以降低肺静脉压。

(二)介入和手术治疗

1.经皮球囊二尖瓣成形术

对于无明显关闭不全,无钙化的病变,可选该手术。将球囊导管经肘静脉或股静脉插入右心房,穿刺房间隔到达二尖瓣,用生理盐水扩张球囊,分离未钙化的粘连瓣叶,扩大瓣口面积。成功的二尖瓣狭窄球囊扩张术疗效可维持10~15年,疗效与闭式分离术相同,有经验的扩张成形术的成功率达95%以上。并发症有心脏穿破、心包填塞、血栓栓塞、二尖瓣及瓣下结构损伤,个别患者房间隔穿刺后遗留5mm房间隔缺损。

2.二尖瓣狭窄的手术

二尖瓣手术有闭式分离术,直视下分离术及瓣膜置换术。

手术病例的长期疗效:二尖瓣分离术后的大多数患者最终需要做二尖瓣置换术。对于瓣环或瓣叶钙化、畸形或并发严重二尖瓣关闭不全者,可考虑人工瓣膜置换术。目前二尖瓣置换多已采用机械瓣,生物瓣因容易有退行性改变问题未解决,其生物瓣植入后的寿命在15~20年,故生物瓣只用在60岁以上的二尖瓣狭窄患者。瓣膜置换术后10年生存率约为50%,也有存活30年以上的患者,机械瓣膜需要终生抗凝,所有的人工瓣膜都有跨瓣压差。都不能达到自身瓣膜的血流动力学功能。人工瓣血栓栓塞率>5%。瓣膜置换术后心力衰竭未得到改善多数是因为瓣周漏或植入瓣偏小跨瓣压差大或仍有风湿活动,导致心肌衰竭、肺淤血、继发细菌感染或混合感染而死亡。瓣膜置换术的手术病死率为5%,机械瓣的病损率为2%。

第七节　感染性心内膜炎

感染性心内膜炎指因细菌、真菌和其他微生物直接感染而产生心瓣膜或心室壁内膜的炎症,有别于由风湿热、类风湿、系统性红斑性狼疮等所致的非感染性心内膜炎。过去将本病称为细菌性心内膜炎,由于不够全面现已不沿用,感染性心内膜炎典型的临床表现,有发热、杂音、贫血、栓塞、皮肤病损、脾大和血培养阳性等。

一、病因

1.细菌感染

急性感染性心内膜炎常由化脓性细菌侵入心内膜引起,多由毒力较强的病原体感染所致。金黄色葡萄球菌占50%以上。亚急性感染性心内膜炎在抗生素应用于临床之前,80%为非溶血性链球菌引起,主要为草绿色链球菌的感染。

2.药物因素

由于普遍地使用广谱抗生素,致病菌种已明显改变,几乎所有已知的致病微生物都可引起本病,同一病原体可产生急性病程,也可产生亚急性病程。且过去罕见的耐药微生物病例增加。草绿色链球菌发病率下降,但仍占优势。金黄色葡萄球菌、肠球菌、表皮葡萄球菌、革兰阴性菌的比例明显增高。厌氧菌、放线菌、李斯特菌偶见。两种细菌的混合感染时有发现。

3.真菌感染

真菌尤多见于心脏手术和静脉注射麻醉药物成瘾者中。长期应用抗生素或激素、免疫抑制剂、静脉导管输给高营养液等均可增加真菌感染的机会。其中以念珠菌属、曲霉菌属和组织胞浆菌较为多见。

二、临床表现

(一)症状和体征

(1)发热最常见,热型多变,以不规则者为最多,可为间歇型或弛张型,伴有畏寒和出汗,亦可仅有低热者,体温大多在37.5～39℃,也可超过40℃,3%～15%患者体温正常或低于正常,多见于老年患者和伴有栓塞或真菌性动脉瘤破裂引起脑出血或蛛网膜下隙出血以及严重心力衰竭,尿毒症时,此外尚未诊断本病前已应用过抗生素、退热药、激素者也可暂时不发热。

(2)70%～90%的患者有进行性贫血,有时可达严重程度,甚至为最突出的症状,贫血引起全身乏力、软弱和气急,病程较长的患者常有全身疼痛,可能由于毒血症或身体各部的栓塞引起,关节痛,低位背痛和肌痛在起病时较常见,主要累及腓肠肌和股部肌肉、踝、腕等关节,也可呈多发性关节受累,若病程中有严重的骨疼,应考虑可能由骨膜炎、骨膜下出血或栓塞、栓塞性动脉瘤压迫骨部或骨血管动脉瘤引起。

(3)老年患者临床表现更为多变,发热常被误诊为呼吸道或其他感染,心脏杂音亦常被误认为老年退行性瓣膜病而忽视,有的可无发热和心脏杂音,而表现为神经、精神改变、心力衰竭或低血压,易有神经系统的并发症和肾功能不全。

(4)体征主要是可听到原有心脏病的杂音或原来正常的心脏出现杂音,在病程中杂音性质的改变往往是由贫血、心动过速或其他血流动力学上的改变所致,约有15%患者开始时没有心脏杂音,而在治疗期间出现杂音,少数患者直至治疗后 2 ~ 3 个月才出现杂音,偶见治愈后多年一直无杂音出现者,在亚急性感染性心内膜炎中,右侧心瓣膜损害不常见,2/3 的右侧心脏的心内膜炎,特别是侵犯三尖瓣者,赘生物增生于心室壁的心内膜以及主动脉粥样硬化斑块上时,也可无杂音,但后者罕见。

(5)皮肤和黏膜的瘀点,甲床下线状出血、Osler 结、Janeway 损害等皮损在近 30 年来发生率均有较明显下降,瘀点是毒素作用于毛细血管使其脆性增加破裂出血或由栓塞引起,常成群也可个别出现,其发生率最高,但已由应用抗生素前的 85% 下降到 19% ~ 40%,多见于眼睑结合膜、口腔黏膜、胸前和手足背皮肤,持续数天,消失后再现,其中心可发白,但在体外循环心脏手术引起的脂质微小栓塞也可出现眼结合膜下出血,因而有人认为中心为灰白色的瘀点要比黄色者重要,全身性紫癜偶可发生,甲床下出血的特征为线状,远端不到达甲床前边缘,压之可有疼痛,Osler 结的发生率已由过去 50% 下降至 10% ~ 20%,呈紫或红色,稍高于皮面,走私小 1 ~ 2mm,大者 5 ~ 15mm,多发生于手指或足趾末端的掌面,大小鱼际或足底可有压痛,常持续 4 ~ 5d 才消退,Osler 结并不是本病所特有,在系统性红斑狼疮性狼疮,伤寒,淋巴瘤中亦可出现,在手掌和足底出现小的直径 1 ~ 4mm 无痛的出血性或红斑性损害,称为 Janeway 损害,杵状指(趾)现已很少见,视网膜病变以出血最多,呈扇形或圆形,可能有白色中心,有时眼底仅见圆形白点称为 Roth 点。

(6)脾常有轻至中度肿大,软可有压痛,脾肿大的发生率已较前明显减少,对不能解释的贫血、顽固性心力衰竭、卒中、瘫痪、周围动脉栓塞、人造瓣膜口的进行性阻塞和瓣膜的移位,撕脱等均应注意有否本病存在,在肺炎反复发作,继之以肝大,轻度黄疸最后出现进行性肾衰竭的患者,即使无心脏杂音,亦应考虑有右侧心脏感染性心内膜炎的可能。

(二)分型

1.急性感染性心内膜炎

急性感染性心内膜炎常发生于正常的心脏,在静脉注射麻醉药物成瘾者发生的右侧心脏的心内膜炎也多倾向于急性,病原菌通常是高毒力的细菌,如金葡菌或真菌,起病往往突然,伴高热、寒战、全身毒血症症状明显,常是全身严重感染的一部分,病程多为急骤凶险,易掩盖急性感染性心内膜炎的临床症状,由于心瓣膜和腱索的急剧损害,在短期内出现高调的杂音或原有的杂音性质迅速改变,常可迅速地发展为急性充血性心力衰竭导致死亡。在受累的心内膜上,尤其是真菌性的感染,可附着大而脆的赘生物,脱落的带菌栓子可引起多发性栓塞和转移性脓肿,包括心肌脓肿、脑脓肿和化脓性脑膜炎,若栓子来自感染的右侧心腔,则可出现肺炎、肺动脉栓塞和单个或多个肺脓肿,皮肤可有多形瘀斑和紫癜样出血性损害,少数患者可有脾大。

2.亚急性感染性心内膜炎

大多数患者起病缓慢,只有非特异性隐袭症状,如全身不适、疲倦、低热及体重减轻等,少数起病以本病的并发症形式开始,如栓塞,不能解释的卒中,心瓣膜病的进行性加重,顽固性心力衰竭,肾小球肾炎和手术后出现心瓣膜杂音等。

三、辅助检查

1.血培养

有 75% ~ 85% 患者血培养阳性,阳性血培养是诊断本病的最直接的证据,而且还可以随访菌血症是否持续,病原体从赘生物不断地弥散到血中,且是连续性的,数量也不一,急性患者应在应用抗生素前 1~2h 内抽取 2~3 个血标本,亚急性者在应用抗生素前 24h 采集 3~4 个血标本,先前应用过抗生素的患者应至少每天抽取血培养共 3d,以期提高血培养的阳性率,取血时间以寒战或体温骤升时为佳,每次取血应用更换静脉穿刺的部分,皮肤应严格消毒,每次取血 10~15mL,在应用过抗生素治疗的患者,取血量不宜过多,培养液与血液之比至少在 10:1 左右,因为血液中过多的抗生素不能被培养基稀释,影响细菌的生长,常规应做需氧和厌氧菌培养,在人造瓣膜置换,较长时间留置静脉插管,导尿管或有药瘾者,应加做真菌培养,观察时间至少 2 周,当培养结果阴性时应保持到 3 周,确诊必须 2 次以上血培养阳性,一般做静脉血培养,动脉血培养阳性率并不高于静脉血,罕见情况下,血培养阴性患者,骨髓培养可阳性,培养阳性者应做各种抗生素单独或联合的药物敏感试验,以便指导治疗。

2. 一般化验检查

红细胞和血红蛋白降低,后者大都在 6%~10%,偶可有溶血现象,白细胞计数在无并发症的患者可正常或轻度增高,有时可见到左移,红细胞沉降率大多增快,半数以上患者可出现蛋白尿和镜下血尿,在并发急性肾小球肾炎、间质性肾炎或大的肾梗死时,可出现肉眼血尿,脓尿以及血尿素氮和肌酐的增高,肠球菌性心内膜炎常可导致肠球菌菌尿,金葡菌性心内膜炎亦然,因此做尿培养也有助于诊断。

3. 心电图检查

一般无特异性,在并发栓塞性心肌梗死,心包炎时可显示特征性改变,在伴有室间隔脓肿或瓣环脓肿时可出现不全性或完全性房室传导阻滞,或束支传导阻滞和室性前期收缩,颅内菌性动脉瘤破裂,可出现"神经源性"的 T 波改变。

4. 放射影像学检查

胸部 X 线检查仅对并发症如心力衰竭、肺梗死的诊断有帮助,当置换人造瓣膜患者发现瓣膜有异常摇动或移位时,提示可能合并感染性心内膜炎。

计算机化 X 线断层显像(CT)或螺旋 CT 对怀疑有较大的主动脉瓣周脓肿时有一定的诊断作用,但人造瓣膜的假影及心脏的搏动影响了其对瓣膜形态的估价,且依赖于造影剂和有限的横断面使其临床应用受限,磁共振显像(MRI)因不受人造瓣膜假影的影响,当二维超声心动图不能除外主动脉根部脓肿时,可起辅助作用,然而费用较贵。

5. 超声心动图检查

瓣膜上的赘生物可由超声心动图探得,尤在血培养阳性的感染性心内膜炎中起着特别重要的作用,能探测到赘生物所在部位、大小、数目和形态,经胸壁二维超声心动图对早期诊断生物瓣 PVE 很有价值,对机械瓣 PVE 则略差,因为它能将前者的瓣膜形态很好显示出来,易于检出生物瓣上的赘生物,而对机械瓣的赘生物则因其超声回声表现为多条且多变反射而难以确定,且有检出直径为 2~3mm 的赘生物,对瓣膜上稀松的钙化或假性赘生物有时较难鉴别。

近来发展的经食道二维超声心动图显著地优于经胸壁二维超声心动图,90% 的病例可发现赘生物,能检出更小的直径在 1~1.5mm 的赘生物,不受机械瓣造成的回声的影响,更适用于肺气肿、肥胖、胸廓畸形,大大地提高了诊断率,还能探测瓣膜破坏的程度或穿孔,腱索的断裂,连枷的二尖瓣或三尖瓣,感染性的主动脉瘤和因感染的主动脉瓣反流引起二尖瓣前叶心室面内膜损害所致的二尖瓣瘤,以及各种化脓性心内并发症,发主动脉根部或瓣环脓肿、室间隔脓肿、心肌脓肿,化脓性心包炎等,并有助于判定原来的心脏病变,对瓣膜反流的严重程度和左室功能的评估,可作为判断预后和确定是否需要手术的参考。

四、诊断与鉴别诊断

(一)诊断

根据病史、临床症状和实验室检查资料可以诊断。

(二)鉴别诊断

由于本病的临床表现多样,常易与其他疾病相混淆,以发热为主要表现而心脏体征轻微者需与伤寒、结核、上呼吸道感染、肿瘤、胶原组织疾病等相鉴别,在风湿性心脏病基础上发生本病,经足量抗生素治疗而热不退,心力衰竭不见好转,应怀疑合并风湿活动的可能,此时应注意检查心包和心肌方面的改变,如心脏进行性增大伴奔马律、心包摩擦音或心包积液等,但此病也可同时存在发热、心脏杂音,栓塞表现有时亦须与心房黏液瘤相鉴别。本病以神经或精神症状为主要表现者,在老年人中应注意与脑动脉硬化所致脑血栓形成,脑溢血及精神改变相鉴别。

五、治疗

一般认为应选择较大剂量的青霉素类、链霉素、头孢菌素类等杀菌剂,它们能穿透血小板—纤维素的赘生物基质,杀灭细菌,达到根治瓣膜的感染、减少复发的危险。抑菌剂和杀菌剂的联合应用,有时亦获得良好的疗效。疗效取决于致病菌对抗生素的敏感度,若血培养阳性,可根据药敏选择药物。由于细菌深埋在赘生物中为纤维蛋白和血栓等所掩盖,须用大剂量的抗生素,并维持血中有效杀菌浓度。有条件时可在试管内测定患者血清中抗生素的最小杀菌浓度,一般在给药后1h抽取,然后按照杀菌剂的血清稀释水平至少1:8时测定的最小杀菌浓度给予抗生素。疗程亦要足够长,力求治愈,一般为4~6周。对疑患本病的患者,在连续送血培养后,立即用静脉给予青霉素G每天600万~1200万U,并与链霉素合用,每天1~2g肌肉注射。若治疗3d发热不退,应加大青霉素G剂量至2000万U静脉滴注,如疗效良好,可维持6周。当应用较大剂量青霉素G时,应注意脑脊液中的浓度,过高时可发生神经毒性表现,如肌阵挛、反射亢进、惊厥和昏迷。此时须注意与本病的神经系统表现相鉴别,以免误诊为本病的进一步发展而增加抗生素剂量,造成死亡。如疗效欠佳宜改用其他抗生素,如半合成青霉素。苯唑青霉素、阿莫西林、哌拉西林等,每天6~12g,静脉给予;头孢噻吩6~12g/d或万古霉素,2~3g/d等。以后若血培养获得阳性,可根据细菌的药敏适当调整抗生素的种类和剂量。为了提高治愈的百分率,一般主张静脉或肌内间歇注射,后者引起局部疼痛,常使患者不能接受。因此亦可将青霉素G钾盐日间做缓慢静脉滴注(青霉素G钾盐每100万U含钾1.5mEq/L,当予以极大剂量时应警惕高钾的发生),同时辅以夜间肌内注射。

草绿色链球菌引起者仍以青霉素G为首选,多数患者单独应用青霉素已足够。对青霉素敏感性差者宜加用氨基醣甙类抗生素,如庆大霉素12~24万U/d;妥布霉素3~5mg/(kg·d)或阿米卡星(丁胺卡那霉素),1g/d。青霉素是属细胞壁抑制剂类,和氨基醣甙类药物合用可增进后者进入细胞内起作用。对青霉素过敏的患者可用红霉素、万古霉素或第一代的头孢菌素。但要注意的是有青霉素严重过敏者,如过敏性休克,忌用头孢菌素类,因其与青霉素可出现交叉过敏反应。

肠球菌性心内膜炎对青霉素G的敏感性较差,须用200万~4000万U/d。因而宜首选氨苄青霉素 6～12g/d 或万古霉素和氨基醣苷类抗生素联合应用,疗程 6 周。头孢菌素对肠球菌作用差,不能替代其中的青霉素。近来一些产 β - 内酰胺酶对氨基醣苷类药物耐药的菌株也有所报道,也出现了对万古霉素耐药的菌株。可选用奎诺酮类的环丙沙星,舒巴克坦 - 氨苄西林和泰宁等药物。

金黄色葡萄球菌性心内膜炎,若非耐青霉素的菌株,仍选用青霉素 G 治疗,1000 万～2000 万 U/d和庆大霉素联合应用。耐药菌株可选用第一代头孢菌素类,万古霉素,利福平和各种耐青霉素酶的青霉素,如苯唑西林等。治疗过程中应仔细地检查是否有必须处理的转移病灶或脓肿,避免细菌从这些病灶再度引起心脏病变处的种植。表皮葡萄球菌侵袭力低,但对青霉素 G 效果欠佳,宜与万古霉素、庆大霉素、利福平联合应用。

革兰阴性杆菌引起的心内膜炎病死率较高,但作为本病的病原菌较少见。一般以 β - 内酰胺类和氨基醣苷类药物联合应用。可根据药敏选用第三代头孢菌素,如头孢哌酮 4～8g/d;头孢噻肟 6～12g/d;头孢曲松 2～4g/d。也可用氨苄青霉素和氨基醣甙类联合应用。

绿脓杆菌引起者可选用第三代头孢菌素,其中以头孢他啶最优,6g/d。也可选用哌拉西林和氨基糖类合用或多糖菌素 B 100mg/d,多糖菌素 E 150mg/d。沙雷菌属可用氧哌嗪青霉素或氨苄青霉素加上氨基醣苷类药物。厌氧菌感染可用 0.5% 甲硝唑 1.5～2g/d,分 3 次静脉滴注,或头孢西丁 4～8g/d。也可选用先锋必(对厌氧菌属中的弱拟杆菌无效)。

真菌性心内膜炎死亡率为 80%～100%,药物治愈极为罕见,应在抗真菌治疗期间早期手术切除受累的瓣膜组织,尤其是真菌性的 PVE,且术后继续抗真菌治疗才有可能提供治愈的机会。药物治疗仍以二性霉素 B 为优,0.1mg/(kg·d) 开始,逐步增加至 1mg/(kg·d),总剂量 1.5～3g。二性霉素 B 的毒性较大,可引起发热、头痛、显著胃肠道反应、局部的血栓性静脉炎和肾功能损害,并可引起神经系统和精神方面的改变。5 - 氟胞嘧啶是一种毒性较低的抗真菌药物,单独使用仅有抑菌作用,且易产生耐药性。和二性霉素 B 合并应用可增强杀真菌作用,减少二性霉素 B 的用量及减轻 5 - FC 的耐药性。后者用量为 150mg/(kg·d) 静脉滴注。立克次体心内膜炎可选用四环素 2g/d 静脉给药治疗 6 周。对临床高度怀疑本病,而血培养反复阴性者,可凭经验按肠球菌及金葡菌感染,选用大剂量青霉素和氨基醣苷类药物治疗 2 周,同时做血培养和血清学检查,除外真菌、支原体、立克次体引起的感染。若无效,改用其他杀菌剂药物,如万古霉素和头孢菌素。感染心内膜炎复发时,应再治疗,且疗程宜适当延长。

第三章 消化内科疾病

第一节 慢性胃炎

慢性胃炎是指由不同病因引起的胃黏膜的慢性炎症或萎缩性病变,临床上十分常见,约占接受胃镜检查患者的80%～90%,随着年龄的增长,萎缩性病变的发生逐渐增高。

一、病因

慢性胃炎病因尚不十分明确,目前认为与幽门螺杆菌(Hp)的长期感染、环境饮食因素、免疫因素等有关。

1.生物因素

自1982年Marshall和Warren成功地从人胃黏膜活检标本中分离培养出幽门螺杆菌以来,大量研究证明,幽门螺杆菌感染是慢性胃炎的主要病因。

2.免疫因素

自身免疫因素是部分慢性胃炎的病因。在自身免疫性胃炎患者血清中常可检测到壁细胞抗体(PCA)和内因子抗体(IFA)。PCA是自身抗体,其作用的抗原位于壁细胞分泌小管的微绒毛膜上,具有特异性,两者形成的免疫复合物在补体参与下,破坏壁细胞,导致壁细胞总数下降、胃酸分泌减少。内因子是壁细胞分泌的一种糖蛋白,维生素 B_{12} 与内因子结合才能被回肠吸收。IFA也是自身抗体,可与内因子抗体结合而阻断维生素 B_{12} 与内因子结合,导致恶性贫血。

3.环境因素

环境因素在慢性胃炎中也有重要作用,如我国北方地区的胃黏膜萎缩、肠化发生率显著高于南方地区。

4.物理因素

长期的不良饮食习惯,如饮浓茶、烈酒、咖啡,食用过冷、过热、过于粗糙及刺激性食物,长期作用可导致胃黏膜的损伤。深度的X线照射胃部也可导致胃炎。

5.化学因素

长期大量服用非甾体类抗感染药,如阿司匹林、吲哚美辛等可引起慢性胃炎黏膜损害。各种原因所致的幽门括约肌功能不全,可导致含有胆汁和胰液的十二指肠液反流入胃,从而削弱胃黏膜屏障功能,导致胃黏膜损伤。

6.其他

年龄与慢性胃炎发病有关,慢性胃炎特别是慢性萎缩性胃炎的患病率随年龄增加而上升。胃黏膜营养因子缺乏,或胃黏膜感觉神经终器对这些因子不敏感,可引起胃黏膜萎缩。另外,其他系统的疾病,如心力衰竭、门静脉高压症和糖尿病、甲状腺病、干燥综合征等也与慢性胃炎的发病有关。

二、临床表现

多数慢性胃炎患者无任何临床症状,有临床症状者主要为消化不良,且为非特异性。消化不良临床症状的有无和严重程度与慢性胃炎的内镜所见及胃黏膜的病理组织学分级无明显相关性。

三、辅助检查

1.实验室检查

（1）胃液分析:测定基础胃液分泌量(BAO)及注射组胺或五肽胃泌素后测定最大泌酸量(MAO)和高峰泌酸量(PAO)以判断胃泌酸功能,有助于萎缩性胃炎的诊断及指导临床治疗。非萎缩性胃炎胃酸分泌一般正常,轻度降低,有时也可增高。萎缩性胃炎局限时可正常或低酸。广泛而严重的萎缩性胃炎胃酸降低,尤以胃体胃炎明显。

（2）胃蛋白酶原:胃蛋白酶原由主细胞分泌,反映了主细胞的数量,在胃液、血液及尿中均可测得。胃蛋白酶原和胃酸分泌量常呈平行关系,但主细胞比壁细胞数量多,所以病态时,胃酸分泌常低于蛋白酶原的分泌。

（3）胃泌素:胃泌素由胃窦 G 细胞分泌,能促进胃液,特别是胃酸分泌。由于负反馈作用,胃酸低时胃泌素分泌增多,因此胃体为主的慢性胃炎或萎缩性胃炎患者中血清胃泌素水平常升高。此外,血清胃泌素高低与胃窦黏膜有无病变关系密切,胃窦黏膜病变严重,G 细胞减少,此时低胃酸胃泌素水平仍较低。

（4）壁细胞抗体(PCA):在自身免疫性胃炎的阳性率较高。

（5）内因子(IF):内因子是壁细胞分泌的一种糖蛋白,分子量约为 55000,有促进维生素 B_{12} 吸收的作用,故为造血因子之一。壁细胞减少时,内因子也减少。内因子分泌与胃酸分泌平行。

2.幽门螺杆菌检测

幽门螺杆菌检测方法分为有创性和无创性两大类。前者指需要通过胃镜检查获得胃黏膜标本的相关检查,主要包括快速尿素酶试验、组织学检查(HE、Warthin - Starry 或 Giemsa 染色)、幽门螺杆菌培养和组织 PCR 技术。无创性检查指不需要通过胃镜检查获得标本,包括血清抗体检测、^{13}C 或 ^{14}C 尿素呼气试验、粪便幽门螺杆菌抗原检测。

3.胃镜检查

慢性胃炎的内镜诊断是指内镜下肉眼或特殊成像方法所见的黏膜炎性变化。需与病理检查结果结合做出最终判断。内镜下将慢性胃炎分为慢性非萎缩性(旧称慢性浅表性)胃炎和慢性萎缩性胃炎两大基本类型,如同时存在平坦或隆起糜烂、出血、粗大黏膜皱襞或胆汁反流等征象,则可诊断为慢性非萎缩性胃炎或慢性萎缩性胃炎伴糜烂、胆汁反流等。由于多数慢性胃炎的基础病变都是炎性反应(充血渗出)或萎缩,因此,将慢性胃炎分为慢性非萎缩性胃炎及慢性萎缩性胃炎是合理的,也有利于与病理诊断的统一。

慢性非萎缩性胃炎的内镜下表现:黏膜红斑、黏膜出血点或斑块;黏膜粗糙伴或不伴水肿及充血渗出等。而其中糜烂性胃炎有 2 种类型,即平坦型和隆起型。前者表现为胃黏膜有单个或多个糜烂灶,其大小从针尖样到最大径数厘米不等;后者可见单个或多个疣状、膨大皱襞状或丘疹样隆起,最大径 5 ~ 10mm,顶端可见黏膜缺损或脐样凹陷,中央有糜烂。慢性萎缩性胃炎内镜下可见黏膜红白相间,白相为主,皱襞变平甚至消失,部分黏膜血管显露,可伴有黏膜颗粒或结节状等表现。

根据内镜所见难以做慢性胃炎各种病变的轻、中、重度分级,主要是由于现有内镜分类存在人为主观因素或过于烦琐等缺点,合理而实用的分级有待进一步研究。放大内镜结合染色对内镜下胃炎病理分类有一定帮助。放大胃镜结合染色,能清楚地显示胃黏膜微小结构,对胃炎的诊断与鉴别诊断及早期发现上皮内瘤变和肠化具有参考价值。目前亚甲蓝染色结合放大内镜对肠化和上皮内瘤变仍保持有较高的准确率。苏木精、靛胭脂染色也显示出对于上皮内瘤变的诊断作用。内镜电子染色技术结合放大内镜对慢性胃炎诊断及鉴别诊断有一定价值。共聚焦激光显微内镜可以实时观察胃黏膜的细微结构,对于慢性胃炎以及肠化和上皮内瘤变与活组织检查诊断一致率较高。

四、诊断与鉴别诊断

鉴于多数慢性胃炎患者无任何临床症状,即使有临床症状也缺乏特异性,而且缺乏特异性体征,因此根据临床症状和体征难以做出慢性胃炎的正确诊断。慢性胃炎的确诊主要依赖内镜检查和胃黏膜活检组织学检查,尤其是后者的诊断价值更大。慢性胃炎的诊断应力求明确病因。建议常规检测幽门螺杆菌(H. pylori,Hp)。在慢性胃炎中,胃体萎缩者血清胃泌素 G17 水平显著升高,胃蛋白酶原 Ⅰ 或胃蛋白酶原 Ⅰ 和 Ⅱ 的比值降低;胃窦萎缩者,前者降低,后者正常;全胃萎缩者则两者均降低。因此,血清胃泌素 G17 以及胃蛋白酶原 Ⅰ 和 Ⅱ 的检测有助于判断胃黏膜有无萎缩和萎缩的部位。萎缩性胃体炎可由 Hp 感染或自身免疫所致,怀疑自身免疫所致者建议检测血清胃泌素、维生素 B_{12} 以及壁细胞抗体、内因子抗体等。

五、治疗

慢性胃炎的治疗目的是缓解临床症状和改善胃黏膜炎性反应;治疗应尽可能针对病因,遵循个体化原则。无临床症状、Hp 阴性的慢性非萎缩性胃炎无须特殊治疗;但对慢性萎缩性胃炎,特别是严重的慢性萎缩性胃炎或伴有上皮内瘤变者应注意预防其恶变。Hp 相关性胃炎是否均需根除 Hp 尚缺乏统一意见。

国内 Hp 感染处理共识推荐对有胃黏膜萎缩、糜烂或有消化不良临床症状者根除 Hp。慢性胃炎的主要临床症状为消化不良,其临床症状应属于功能性消化不良。根除治疗可使 Hp 阳性的功能性消化不良患者临床症状得到长期缓解。根除 Hp 可使胃黏膜组织学得到改善,对预防消化性溃疡和胃癌等有重要意义,对改善或消除消化不良临床症状也具有费用—疗效比优势。有胃黏膜糜烂和(或)以反酸、上腹痛等临床症状为主者,可根据病情或临床症状严重程度选用抗酸剂、H_2 受体拮抗剂或质子泵抑制剂。

上腹饱胀、恶心或呕吐等为主要临床症状者可应用促动力药,如莫沙必利、盐酸伊托必利和多潘立酮等。而伴胆汁反流者则可应用促动力药和(或)有结合胆酸作用的胃黏膜保护剂,如铝碳酸镁制剂。具有明显的进食相关的腹胀、食欲减退等消化不良临床症状者,可考虑应用消化酶制剂,如复方阿嗪米特、米曲菌胰酶、各种胰酶制剂等。精神心理因素与消化不良临床症状发生相关,睡眠障碍或有明显精神因素者,常规治疗无效和疗效差者,可考虑进行精神心理治疗。

第二节 胃食管反流病

胃食管反流病(GERD)是指胃内容物反流入食管、口腔或呼吸道所致的症状和并发症。根据内镜下食管黏膜有无糜烂或破损可以分为非糜烂性反流病(NERD)和糜烂性反流病(ERD)。

一、病因

GERD 的病因和危险因素包括原发性食管下端括约肌(LES)功能低下、食管裂孔疝、胃排空障碍性疾病、贲门和食管手术后、肥胖、过度饮酒、吸烟、服用药物、心身疾病、便秘和家族史等。研究表明体质指数(BMI)、腰围、体重增加与 GERD 的症状及并发症有关;BMI 的升高与ERD 的严重程度成正比;已有研究明确证实,BMI 与食管癌和贲门癌的发病有关。我们开展的流行病学调查资料显示,性别不同 GERD 的患病率不同,男性是女性的 1.163 倍,并且患病率随年龄增长而上升,每增加 1 岁,患病的危险性增加 1.014 倍;上夜班者 GERD 的危险性是不上夜班者的 1.313 倍,重体力劳动者与轻体力劳动者相比,患者危险性增加 2.120 倍,尚不能认定经济状况是 GERD 的危险因素。

二、临床表现

GERD 的症状分为食管症状和食管外症状两大类。胃灼热和反流是 GERD 典型的食管症状;不典型症状为胸骨后痛、消化不良、上腹痛、早饱、腹胀、嗳气、恶心、吞咽困难等伴有或不伴有典型反流症状。当质子泵抑制剂(PPI)治疗有效时,上述症状可认为与 GERD 相关。症状频繁者睡眠障碍发生率高。食管外症状:如慢性咳嗽、哮喘、慢性咽炎等。在一些患者中,反流症状、肠易激综合征(IBS)和功能性消化不良之间存在重叠。

(一)食管症状

胃灼热和(或)反流是胃食管反流病的特异性症状。

1. 反流

内容物可反流至食管任何部位,远的可达环咽括约肌。食管上端括约肌在静止状态保持主动性收缩状态,使食管上端关闭,可防止胃内容物反流入咽部,以提供保护性屏障,使气管、支气管免受来自食管内容物的侵袭。GERD 患者食管上端括约肌静息压比正常人高,可能系对 LES 功能异常的代偿性反应。但是胃食管反流严重时仍可有反酸、反流症状,反入口腔中的胃内容物可被吐出或咽下,在咽部及口腔内留着一种酸或苦味,造成口臭、口水增多及味觉损害。对咽部的刺激可引起咽痛、声嘶等症状。

2. 胃灼热和胸痛

胃灼热是指剑突下或胸骨后烧灼感,常由胸骨下段向上延伸。严重时表现为剑突下或胸骨后烧灼痛、刺痛或酷似心绞痛,可能系反流物化学性刺激食管上皮下的感觉神经末梢造成,首先要与心源性胸痛进行鉴别。虽然尚未明了解剖学上确切的感觉通道,但已知疼痛涉及胸段第 1~6 节交感神经所分布的区域内。有些患者可用食管滴酸试验诱发类似疼痛。国内有报告在 52 例心绞痛样胸痛中(排除冠心病)由胃食管反流引起者达 82.7%,酸诱发胸痛试验阳性率为 42.9%。GERD 所致胸痛可发生在任何造成反流的动作如下蹲、嗳气及饱餐后。饮水或牛奶、服制酸剂中和胃酸、刺激唾液分泌及引起食管原发蠕动等均可缓解疼痛。

3．其他症状

其他可出现消化不良、上腹痛、早饱、腹胀、恶心、吞咽困难等伴有或不伴有典型反流症状。有吞咽困难者连续做吞咽动作以消除食管内积食可造成胃肠胀气，出现嗳气、呃逆等症状。症状频繁者容易发生睡眠障碍。

（二）食管外症状

部分 GERD 患者伴有慢性咳嗽、慢性喉炎及哮喘。反流性喉炎和反流性哮喘综合征患者通常都有食管症状。慢性支气管炎、肺间质纤维化、吸入性肺炎等也见于少部分患者，系因反流物进入呼吸道，刺激支气管黏膜引起炎症和痉挛，或由反流物刺激食管黏膜感受器，通过迷走神经反射性引起支气管痉挛所致。

三、辅助检查

辅助检查主要包括内镜及活组织检查、食管 pH、阻抗 pH 测定、食管测压、X 线检查、食管闪烁扫描、标准酸滴注试验、食管酸清除试验、食管跨黏膜电位测定。

四、诊断与鉴别诊断

GERD 的诊断主要有两个方面：一是根据有典型的胃灼热和反流症状做出初步诊断；二是根据胃食管反流的检查证据或 PPI 试验结果做出比较可靠的诊断与鉴别诊断。

（一）症状

（1）典型的胃灼热和反流症状，且无上消化道梗阻的证据，临床上可诊断为 GERD。胃灼热、反流是诊断 GERD 的最可靠的症状，但是上述两种症状并不敏感。七项研究的系统性综述表明，依靠胃灼热和反流症状诊断 GERD 的灵敏度仅为 30%～76%，特异度为 62%～96%。

（2）食管外症状，又有反流的症状，可考虑 GERD 有关或可能相关的食管外症状，如反流及咳嗽、哮喘等，但需注意功能性消化不良、肠易激综合征与 GERD 的重叠症状。

（二）质子泵抑制剂试验

质子泵抑制剂（PPI）试验现已证实是一种行之有效的方法。服用标准剂量 PPI，一日两次，1～2 周。服药后如症状明显改善，支持酸相关 GERD 的诊断；如症状改善不明显，则可能有酸以外的因素或不支持 GERD 的诊断。PPI 试验具有方便、无创和敏感性高的优点，缺点是特异性较低，一项荟萃分析显示其灵敏度和特异度分别为 78% 和 54%。

（三）辅助检查

上消化道内镜检查有助于确定有无反流性食管炎、Barrett 食管、食管裂孔疝、食管炎性狭窄和食管癌等；也有助于 NERD 的诊断；24h 食管 pH 监测是证实有无胃食管酸反流的可靠方法，能详细显示酸反流、昼夜酸反流规律、酸反流与症状的关系，对 ERD 的阳性率超过 80%，对 NERD 的阳性率为 50%～70%；食管测压能帮助评价食管功能。阻抗 pH 监测是目前监测 GERD 的新技术，可有效判断反流物为酸反流、弱酸反流或非酸反流，并可区分反流物的性状。食管钡餐造影检查可显示有无黏膜病变、狭窄和食管裂孔疝等，对胃食管反流病的诊断有一定的辅助作用。

五、治疗

胃食管反流病的治疗目标是缓解症状、治愈食管炎、预防复发和并发症。治疗原则是改变生活方式、规范药物治疗、慎重选用内镜和手术治疗。

(一)改变生活方式是 GERD 的基础治疗

抬高床头,睡前 3h 不再进食,避免高脂肪饮食,戒烟酒,减少摄入可降低 LES 的压力的食物(如巧克力、咖啡、酒、浓茶、酸性或辛辣食物等),肥胖者应减轻体重。

(二)药物治疗

药物治疗适用于生活干预无效的 GERD 患者。治疗药物主要有抗酸剂、H_2 受体拮抗剂(H_2RA)和 PPI。

1. 抗酸剂

抗酸剂可中和胃酸,降低胃蛋白酶的活性,减少酸性胃内容物对食管黏膜的损伤,改善 GERD 患者的胃灼热与反流症状。氢氧化铝凝胶 10~30mL 或氧化镁 0.3g,每日 3~4 次。但长期服用会产生便秘、腹泻等不良反应,目前多用复合制剂,可减轻不良反应。

2. 抑酸药物

抑制胃酸分泌是目前治疗 GERD 的主要措施,包括初始治疗和维持治疗两个阶段。

(1)初始治疗的目的是尽快缓解症状,治愈食管炎。

1)H_2 受体阻断剂(H_2RA):适用于轻中度胃食管反流病的治疗。H_2RA(西咪替丁、雷尼替丁、法莫替丁等)治疗反流性食管炎治愈率为 50%~60%,胃灼热症状缓解率为 50%。但症状缓解时间短,服药 4~6 周后大部分患者出现药物耐受,导致疗效不佳。

2)质子泵抑制剂(PPI):治疗 GERD 最有效的药物。对反流性食管炎黏膜愈合和缓解 GERD 的症状疗效优于 H_2RA。多项临床研究结果表明,PPI 治疗 ERD 的愈合率为 80%~90%。服药采用标准剂量,疗程 8 周。PPI 初始治疗应每日 1 次,早餐前服用。每日 1 次效果欠佳者,尤其对夜间症状者,可改为每日 2 次。对 PPI 反应欠佳者,增加剂量或改为每日 2 次或换用其他种类的 PPI 可能改善症状。目前国内共有 5 种 PPI(奥美拉唑、兰索拉唑、泮托拉唑、雷贝拉唑和埃索美拉唑)可供选用。PPI 对 NERD 缓解症状疗效不如 ERD,治疗的疗程尚未明确,一般主张不少于 8 周,对疗效不满意者应进一步寻找影响疗效的原因。

(2)维持治疗是巩固疗效、预防复发,用最小的剂量达到长期治愈的目的。临床资料显示停用 PPI 后半年,食管炎与症状复发率分别为 80% 和 90%,故经初始治疗 8 周,通常需采取维持治疗。目前维持治疗的方法有减量维持、间歇维持、按需治疗三种。采取哪一种维持治疗方法,主要由医师根据患者的症状及食管炎分级来选择药物及剂量:①减量维持:减量使用 PPI,每日 1 次,以维持症状持久缓解,预防食管炎复发;②间歇治疗:PPI 剂量不变,通常隔日服药,3d 一次或周末疗法,因间隔时间太长,抑酸效果较差,不提倡使用;③按需治疗:仅在出现症状时用药症状消失后即停药。建议在医师指导下由患者自己控制用药。在维持治疗过程中,若症状出现反复,应增至足量 PPI 维持。个别患者若存在夜间酸突破(在每天早、晚餐前服用 PPI 治疗的情况下,夜间胃内 pH<4,持续时间大约 1h),治疗方法包括调整 PPI 剂量,睡前加用 H_2RA,应用半衰期更长的 PPI 等。

长期服用者需注意 PPI 的潜在风险。PPI 的潜在不良反应包括:头痛、腹泻、食欲减退(<2%),不良反应明显者可更换 PPI。其他不良反应包括维生素、矿物质缺乏、社区获得性肺炎、腹泻、骨质疏松、髋部骨折、心血管事件(同时应用氯吡格雷者)。2009 年美国 FDA 发出"PPI 用者同时服用氯吡格雷的心血管不良事件"的警告,2010 年 FDA 又发出"PPI 使用者中发生腕、髋、脊柱骨折"的警告。PPI 治疗也是艰难梭菌感染的危险因素之一,因此慎用于有艰

难梭菌感染风险的 GERD 患者。短期 PPI 治疗可能增加社区获得性肺炎的风险,长期 PPI 治疗者该风险未见增高。

3. 促胃肠动力药物

在治疗胃食管反流病的过程中,促胃肠动力药可作为抑酸药物治疗辅助用药。尤其适用于抑酸药物治疗效果不佳,或伴胃排空延迟的患者。可选用的药物有甲氧氯普胺、多潘立酮、莫沙必利、伊托必利等。

(三)外科手术治疗与内镜治疗

对于严重 GERD 患者,内科治疗无效,可考虑抗反流手术,以增强 LES 抗反流作用、缓解症状、减少抑酸药物的使用、提高患者的生存质量。术前应进行 24h 食管 pH 监测和食管测压,了解患者反流的严重程度和 LES 及食管替补的运动功能、指导选择手术方式。目前用于治疗 GERD 的手术方式主要有腹腔镜胃底折叠术、肥胖症治疗手术以及应用 LINX 抗反流系统的辅助食管下端括约肌关闭。

GERD 患者手术治疗的适应证:欲停止药物治疗、依从性差、药物不良反应、严重食管裂孔疝、药物治疗无效的糜烂性食管炎、难治性 GERD、pH 阻抗监测发现与反流症状相关的异常非酸反流且同时服用 PPI 的患者。手术治疗后反应性较好的患者为有典型胃灼热、反流症状(提示对 PPI 治疗反应好)的 GERD 患者,动态 pH 监测结果异常与症状相关的患者。内镜治疗创伤小、安全性较好,其治疗方法有内镜下贲门缝合、内镜下射频消融治疗和内镜下注射治疗等。长期疗效有待进一步观察,应慎重选择,严格掌握适应证。

对于有严重并发症如食管狭窄患者,可采用胃镜直视下气囊或探条扩张器的方法进行扩张治疗。伴有重度异型增生或黏膜内癌的 Barrett 食管患者,可考虑内镜下黏膜切除术如 ESD 或内镜下射频消融治疗。

第三节　消化性溃疡

消化性溃疡(PUD)指在各种致病因子的作用下,黏膜发生的炎症反应和坏死性病变,病变通常穿越黏膜下层,深达肌层甚至浆膜层,其中以胃、十二指肠最为常见。根据溃疡发生部位分为胃溃疡(GU)和十二指肠溃疡(DU)。本病在全世界均常见,一般认为人群中约有 10% 在其一生中患过消化性溃疡病,但在不同的国家和地区其发病率存在较大差异。典型的临床表现为节律性、周期性上腹部疼痛,也有部分患者可无任何临床表现,因出现上消化道出血等并发症而被发现。必须严格区别溃疡和糜烂。在病理学上,糜烂是一个局限性的黏膜缺损,不穿透黏膜肌,愈合后不留任何痕迹,而溃疡的黏膜缺损穿透整个黏膜层,愈合后常留下瘢痕。

一、病因

近一个世纪以来,人们在消化性溃疡病的病因学和发病机制方面一直进行着积极的探索和努力,尽管在疾病的认识上取得一些进展,但其病因与发病机制迄今尚未完全阐明。现有充分依据表明消化性溃疡病不是单一的疾病,其发病涉及多种因素,包括环境因素、遗传因素和其他因素以及这些因素的结合。目前观点认为,消化性溃疡病的发生是胃十二指肠黏膜防御修复功能和侵袭因素之间失衡的结果,其中胃酸、胃蛋白酶的侵蚀、幽门螺杆菌感染、非甾体类药物的广泛使用、胃十二指肠动力异常及环境因素等都是引起消化性溃疡的常见病因。

二、临床表现

本病临床表现不一,多数表现为节律性、周期性上腹疼痛,少数可无任何临床症状,或以出血、穿孔等并发症为首发临床症状。

(一)疼痛

GU 和 DU 相似,常常具有上腹疼痛表现。也有部分 DU 或 GU 患者可没有疼痛,仅有上腹不适临床症状,少数患者可完全没有临床症状,仅在胃镜或 X 线钡餐检查时发现。另外一些患者在出现严重并发症如穿孔或出血后才被发现。有人认为疼痛系胃酸引起,酸可引起化学性炎症,从而降低溃疡边缘和基底部神经末梢的痛阈,同时血管充血进一步降低痛阈。

(二)其他临床症状

除了腹痛外,可伴随唾液增多、反酸、腹胀、嗳气、呃逆、恶心、呕吐等消化道非特异临床症状。

1.反酸和唾液分泌增多

一些 DU 患者可以表现为反酸及口腔唾液分泌增多,这是迷走神经活动度增强的表现。

2.胃灼热

胸骨后烧灼感是溃疡患者常见的临床症状,可能与酸性胃液反流入食管造成刺激、反射性食管痉挛有关。胃灼热时有时会出现酸性胃液反流入口腔。

3.食欲和体重

DU 患者食欲通常良好,而且往往由于频繁进食以缓解疼痛体重常常增加,而 DU 并发慢性复发的梗阻时,体重可以减轻。不少 GU 患者有明显的食欲缺乏、体重减轻,与热量摄入减少有关。有时食物的种类和进食量与疼痛发生具有一定相关性而使患者过度慎重选择食物和减少食量,长期热量摄入不足而导致体重下降甚至营养不良。体重显著下降伴贫血、营养不良时,应警惕恶性肿瘤可能。

4.其他

出血、梗阻及穿孔。

(三)体征

溃疡发作时,中上腹可有局限性压痛,程度不重,压痛点多与溃疡部位相符。

三、辅助检查

(一)X 线钡餐检查

X 线钡餐检查一般适用于胃镜检查有禁忌证或不愿接受胃镜检查的患者。发现龛影是诊断 DU 可靠的征象,龛影是由钡剂填充溃疡的凹陷部分造成的。溃疡龛影一般呈圆形、椭圆形或线性,边缘光滑,周围可见水肿带或透光圈。在溃疡愈合过程中,纤维组织增生,有时可见黏膜皱襞向龛影集中。有时在缺乏龛影的情况下,若所见十二指肠球部畸形也间接提示 DU 可能。造成畸形的原因与痉挛、黏膜水肿、瘢痕收缩及十二指肠周围粘连有关,如大弯侧痉挛性切迹、三叶草畸形、幽门管偏位等。

(二)胃镜检查

胃镜检查是确诊消化性溃疡的主要方法。胃镜可直接观察病变部位,确定溃疡部位、大小、数目、形态及溃疡周围黏膜情况,更重要的是可进行活组织检查以明确溃疡的良恶性。内镜下溃疡呈圆形、椭圆形、线性或不规则形、霜斑样。其中以圆形和椭圆形最为常见。边缘锐利,周围黏膜常常充血水肿,愈合期或瘢痕期溃疡可见周围黏膜向溃疡中心集中;基底光滑,有时可见白色、黄白色或咖啡色苔状物附着。

(三)Hp 检测

Hp 检测目前已作为消化性溃疡的常规检查项目,检测方法分为有创性和无创性两大类。前者需通过胃镜检查取胃黏膜活组织进行检测,主要包括快速尿素酶试验(RUT)、组织学检测和 Hp 培养;后者主要通过 ^{13}C 或 ^{14}C 尿素呼气试验(UBT)、粪便 Hp 抗原检测(HpSA)及血清学检查。

^{13}C 或 ^{14}C 尿素呼气试验操作简便、痛苦小、敏感性高,是目前临床上流行病学调查及根除 Hp 后复查的首选方法。快速尿素酶试验因存在较高的假阴性及有创性,已逐渐被 ^{13}C 或 ^{14}C 尿素呼气试验取代;组织学检测及 Hp 培养主要用于科研工作。符合以下三项之一者可判断 Hp 现症感染:①胃黏膜组织(RUT)、组织切片染色或培养三项中任一项阳性;② ^{13}C 或 ^{14}C UBT 阳性;③HpSA 阳性。血清 Hp 抗体检测(经临床验证、准确性高的试剂)阳性提示曾经感染。

Hp 感染根除治疗后的判断应在根除治疗结束至少 4 周后进行,首选 UBT,符合下面三项之一者可判断 Hp 根除:① ^{13}C 或 ^{14}C UBT 阴性;②HpSA 检测阴性;③基于胃窦、胃体两个部位取材的 RUT 均阴性。

(四)胃液分析

一般来说,DU 及复合性溃疡患者基础酸分泌(BAO)和刺激后酸分泌增多,也有一部分 DU 患者和正常人的 BAO 相重叠,而大多数 GU 患者 BAO 及刺激后酸分泌与正常人类似,因而胃液分析对溃疡的诊断价值有待商榷。由于 X 线钡餐和内镜技术的普及,目前胃液分析诊断 DU 或 GU 较少见。

四、诊断与鉴别诊断

病史采集是诊断的基础。根据慢性病程、反复周期性、节律性上腹部疼痛及疼痛与进食的关系特点,可初步诊断消化性溃疡;腹痛发生与餐后时间的关系可作为鉴别胃十二指肠溃疡的临床依据。胃镜检查是确诊依据。本病需与胃癌、功能性消化不良、慢性胆囊炎和胆囊结石、胃泌素瘤相鉴别。

五、治疗

本病确诊后一般采用综合性治疗措施。治疗目的是缓解临床症状,促进溃疡愈合,防止溃疡复发,减少并发症。GU 和 DU 同属消化性溃疡病,二者内科治疗基本相同。但 GU 和 DU 在发病机制上有一定差别,因而在治疗策略上略有不同。酸分泌上,多数 DU 分泌超过正常,而 GU 患者大多数处于正常范围,甚至低于正常;胃动力方面,DU 多见于胃排空过快,而在 GU 时多有胃排空延缓;GU 还容易合并胃十二指肠反流,十二指肠内容物反流入胃可引起胃黏膜损伤。因此,对于 DU 应主要选择降低胃内酸度的药物,而对于 GU 应主要侧重于增强黏膜抵抗力的药物。此外,还应根据患者临床表现及内镜下表现适当采取改善胃动力及减少胆汁反流的药物。

（一）一般治疗

注意休息,避免过度劳累和精神紧张;避免刺激性饮食,戒烟酒,少饮浓茶、咖啡及进食辛辣、酸甜食物,勿暴饮暴食,防止胃窦过度扩张增加胃泌素分泌。

（二）药物治疗

1.抑制胃酸的药物

抑酸治疗是缓解临床症状,促进溃疡愈合的最主要措施主要有 H_2 受体拮抗剂(H_2RA)和质子泵抑制剂(PPI)。

(1)组胺 H_2 受体拮抗剂:西咪替丁是第一个大规模应用的组胺 H_2 受体拮抗剂,其结构与组胺类似,含有一个咪唑环,300mg 的西咪替丁可使空腹和进餐后胃酸分泌减少95%和75%,但作用持续时间短,用法每次400mg,早晚各一次。用药4周可使80%的十二指肠溃疡愈合。长期使用西咪替丁可出现不良反应,主要有男性乳腺发育和阳痿、精子数量轻度减少及垂体一睾丸功能紊乱。西咪替丁可以抑制肝脏细胞色素 P450 活性,延缓某些药物的清除,如华法林、地西泮、吲哚美辛、普萘洛尔、茶碱等,也有一过性血清氨基转移酶升高的报道。肾脏是西咪替丁代谢的重要部位,肾衰竭的患者清除相应减少,注意减少剂量以防止中毒性精神错乱的发生。

雷尼替丁是第二个广泛应用的 H_2 受体拮抗剂和西咪替丁在结构上主要区别是不含咪唑环,而含呋喃环。它的抗分泌效能比西咪替丁强 5~10 倍,且作用时间长,因而用药剂量和频率较西咪替丁少。不良反应亦少,不具有抗雄激素作用,不影响肾功能;通过血脑屏障量少,不导致精神错乱;同时对细胞色素 P450 影响小。常用剂量为每次 150mg,每日 2 次,清晨和睡前服用。

法莫替丁是第三个应用于临床的组胺 H_2 受体拮抗剂,结构上含有噻唑环。法莫替丁抑酸分泌的能力比雷尼替丁强 6~10 倍,比西咪替丁强 30 倍以上。因此用量更少,常用剂量为每次 20mg,每日 2 次。法莫替丁不抑制细胞色素 P450。口服吸收迅速,约 2h 血药浓度达高峰,半衰期约 3h,80% 以原形物从尿中排出。不良反应轻微,包括头痛、头晕、便秘、口干、恶心、呕吐、腹胀等不适。

尼扎替丁是一个新型的组胺 H_2 受体拮抗剂。药代动力学显示半衰期短,1.4~1.5h,口服后生物利用度 >90%,远远超过雷尼替丁和法莫替丁,大部分以药物原形经肾排出。在美国和欧洲的多中心双盲对比试验研究表明,尼扎替丁短期治疗 DU 的愈合率超过 90%,维持治疗应用 12 个月以上可防止 18% 的溃疡复发。不影响肝脏细胞素色 P450,不良反应少,不良反应有皮疹、瘙痒、便秘、腹泻、口渴、呕吐、头晕、失眠多梦等。常用剂量150mg,每日 2 次。

罗沙替丁是另一个第四代组胺 H_2 受体拮抗剂,1986 年首先在日本上市,截至目前在德国等 9 个国家上市。其生物利用度在同类药物中最高,为脂溶性药物,在小肠、血浆和肝脏内经酶催化作用后迅速转化成活性代谢物,能抑制基础胃酸和刺激所致胃酸分泌,作用强而持久,还能抑制胃蛋白酶分泌,对血清胃泌素、泌乳素无明显影响;没有抗雄性激素的作用,并且不影响肝脏药物代谢酶。常用剂量75mg,每日 2 次。在用法上,传统用法多根据组胺 H_2 受体拮抗剂的血浆半衰期采用一日多次剂量的服用方法,但近年来研究结果显示,睡前单一剂量给药法在溃疡愈合速度、临床症状缓解及安全性上均与一日多剂量给药法相同。夜间酸分泌在消化性溃疡病尤其是 DU 发病机制中占重要位置,研究结果表明夜间单一剂量给药可以有效地抑制夜间酸分泌,对日间酸分泌影响很小,有利于胃酸正常生理功能的发挥。

(2)质子泵抑制剂:自第一个质子泵抑制剂(PPI)奥美拉唑于1988年上市以来,PPI已成为酸相关性疾病治疗的首选药物、PPI抑制胃壁细胞泌酸的最终环节,抑酸能力大大超过组胺 H_2 受体拮抗剂等传统抑酸药。同时新一代的PPI研发不断创新,因起效更快、抑酸效果更好、药物代谢对CYP2C19代谢酶依赖性小等优势在消化性溃疡、胃食管反流病等疾病的治疗上更具优势。质子泵是一种 $H^+ - K^+ - ATP$ 酶,是胃分泌 H^+ 最终共同途径,存在于胃壁细胞分泌小管的细胞膜,借ATP降解供能进行 H^+、K^+ 交换,特异性将 H^+ 泵入胃腔,形成胃内高酸状态。PPI为苯并咪唑类衍生物,能迅速穿过胃壁细胞膜,聚集在强酸性分泌小管中,转化为次磺酰胺类化合物,与 $H^+ - K^+ - ATP$ 酶的巯基共价结合,形成二硫键,使质子泵失活,从而抑制胃酸分泌。第一代PPI主要有奥美拉唑、兰索拉唑和泮托拉唑。

奥美拉唑是第一个用于临床的PPI,为单烷氧基吡啶化合物,服药2h后血浆浓度达高峰,半衰期约1h。单剂量的生物利用度为35%,多剂量生物利用度可增至60%。有研究显示奥美拉唑对DU的治疗效果优于组胺 H_2 受体拮抗剂,对DU的愈合在时间上比组胺 H_2 受体拮抗剂快一倍,是一个比较安全的药物,耐受性良好。奥美拉唑常用剂量20mg,每日1次。

兰索拉唑在吡啶环4位侧链导入氟原子,脂溶性增强,可迅速透过壁细胞膜转化为次磺酸衍生物而发挥作用,生物利用度较奥美拉唑提高30%,单剂量给药后平均半衰期为1.3~1.7h。动物实验表明,对大鼠酸分泌抑制作用比奥美拉唑强2~3倍。常用剂量30mg,每日1次。新的兰索拉唑口崩片(商品名普托平)生物利用度和兰索拉唑胶囊相似,服用方便,可快速在口腔中分解,易于吞咽,可随患者唾液一起咽下,适用于吞咽困难和老年患者,服用方便,可提高患者依从性。

泮托拉唑为合成的二烷氧基吡啶化合物,在吡啶环4位上去甲基化与磺酸盐结合,在壁细胞小管中转化为环状次磺酰胺。泮托拉唑与质子泵结合具有更高的选择性,在分子水平上比奥美拉唑、兰索拉唑更准确,生物利用度较奥美拉唑提高7倍。血浆半衰期约1.2h。常用剂量40mg,每日1次。

第一代PPI主要通过细胞色素P450的同工酶CYP2C19和CYP3A4代谢。CYP2C19基因在人群中存在多态性,分为两种表型:快代谢型(EM)和慢代谢型(PM)。亚洲人群中12%~22%属PM型,而白种人仅3%属PM型。PM患者CYP2C19清除率低,延迟对奥美拉唑、兰索拉唑和泮托拉唑的清除,所以在血浆中药物浓度高。PPI血药浓度的差异可能导致不同患者间抑酸效果的巨大差异,因此第一代PPI在药代动力学和药效学上存在明显的个体差异及药物相互作用。

新一代的PPI在不同程度上克服了同类产品的某些缺陷,具有临床抑酸效果好、抑酸起效快,昼夜可维持较高的抑酸水平,与其他药物之间相互作用小及不良反应少等优势而被广泛运用,主要包括雷贝拉唑、埃索美拉唑等。

雷贝拉唑是一个部分可逆的 $H^+ - K^+ - ATP$ 酶抑制剂,可作用于 $H^+ - K^+ - ATP$ 酶的4个部位,由于结合靶点多,较其他药物作用更快、更持久、抑酸效果更强。解离常数(pKa=5)较第一代PPI(pKa=4)大,活化的pH范围明显增大,因此在壁细胞中可以更快聚集、起效及解除临床症状。雷贝拉唑在肝脏的代谢85%通过非酶代谢途径代谢,只有极少部分通过CYP2C19代谢,因此受CYP2C19多态性较小,无论在EM和PM人群中,pH>4.0时无明显差别。

埃索美拉唑是奥美拉唑单一的 S 型异构体,肝脏首过效应低,更多的通过 CYP3A4 代谢,对 CYP2C19 依赖性小,代谢速率慢,血浆中活性药物浓度较高而持久。单次口服血药浓度达峰时间为 1~2h,老年人、肾功能不全和轻中度肝功能不全的患者血浆浓度—时间曲线下面积(AUC)与正常人相似,不需要调整剂量。该药在小肠内吸收,口服吸收一致,个体差异少,对疗效预测性好。常用剂量 20mg,每日 1 次。

替那拉唑分子结构为咪唑吡啶类,在酸的作用下转化为氨苯磺胺或次磺酸,抑制胃酸分泌,其血浆半衰期为 7h,抑酸作用强、持续时间长,受服药时间和饮食的影响小。国外临床研究报道,对 Hp 阴性的健康男性,分别予以替那拉唑 40mg,每日 1 次和埃索美拉唑 40mg,每日 1 次,连续 7d,间隔 4 周的洗脱期,结果显示替那拉唑组血浆 AUC 和半衰期明显高于埃索美拉唑组,抑酸时间长、夜间酸突破短是其显著优势。

钾竞争性的酸阻滞剂(P-CABs)是具有代表性的新一代 PPI,该药可通过竞争性结合 H^+ 而抑制 H^+-K^+-ATP 酶,其作用机制不同于上述 PPI,因此可称为酸泵阻滞剂。P-CABs 具有亲脂性、弱碱性、解离常数高和低 pH 时稳定的特点,在酸性环境下,立刻离子化,通过离子型结合并抑制 H^+-K^+-ATP 酶,能迅速升高胃内 pH,口服后能吸收迅速。临床和动物实验表明,P-CAB 比 PPI 和 H_2 受体阻滞剂起效更快,提升 pH 更快。

新一代 PPI 雷贝拉唑和埃索美拉唑起效更快,抑酸效果更好、更彻底,持续抑酸,夜间酸突破短,药物代谢对 CYP2C19 酶依赖性小,不受基因多态性影响。替那拉唑、P-CAB 等新一代 PPI 正处于积极研发中,其临床应用前景更值得期待。

2. 胃黏膜保护剂

胃黏膜保护剂的作用主要是增强黏膜抵抗力,增加胃黏液分泌,中和胃酸及胆汁,改善胃黏膜血流,促进前列腺素、表皮生长因子等保护因子的生成。硫糖铝是硫酸化二糖的氢氧化铝盐,可覆盖在胃十二指肠溃疡表面,阻止胃酸、胃蛋白酶侵袭溃疡面,有利于黏膜上皮细胞再生,防止氢离子反弥散,促进溃疡愈合。常用剂量 1.0g,每日 3 次。

胶体铋除了类似硫糖铝的作用机制外,还具有较强的杀灭 Hp 作用。短期服用可导致舌苔及大便发黑,慢性肾功能不全者慎用。前列腺素类如米索前列醇可抑制胃酸分泌,增加胃十二指肠黏膜黏液—碳酸氢盐分泌,增加黏膜血流。不良反应主要有腹泻和增加子宫收缩,孕妇应慎用。

替普瑞酮是萜烯的衍生物,其药理作用主要有增加黏膜和黏液中糖蛋白含量,维持黏液的正常结构和保护作用;增加疏水层磷脂含量,减少 H^+ 逆弥散;增加局部内源性前列腺素尤其是 PGE_2 合成,改善应激状态下胃黏膜血流。通过上述药理作用促进胃黏液分泌合成,促进黏膜表面上皮细胞再生,从而减轻胃黏膜受损。常用剂量 50mg,每日 3 次。

铝碳酸镁是一个抗酸抗胆汁的胃黏膜保护剂,直接作用于病变部位,通过沉淀和吸附作用中和胃酸和胆汁,吸附溶血卵磷脂,抑制胃蛋白酶,减少这些物质对黏膜的损伤和破坏;还可刺激内源性前列腺素 E_2 的合成。常用剂量 500~1000mg,每日 3~4 次。其他常用的胃黏膜保护药有麦滋林、瑞巴派特、磷酸铝凝胶等,保护胃黏膜的作用大致相似,主要是通过中和胃酸及胆汁,增加上皮层黏液—碳酸氢盐合成及前列腺素的分泌,抑制氧自由基产生等途径发挥胃黏膜保护作用。

3. 增加胃动力药

部分 GU 患者伴有胃动力不足,胃排空延缓。增强胃动力可促进胃排空,减少胃窦扩张及改善临床症状。常用药物有甲氧氯普胺、多潘立酮及莫沙必利等。

(三)根除 Hp 治疗

1. Hp 耐药和方案的选择

在我国 Hp 感染率总体上仍较高,成人中感染率为 40%~60%,目前尚无单一药物能有效根除 Hp 感染,必须联合用药。根除治疗应选用 Hp 根除率高的治疗方案,否则根除失败后 Hp 产生耐药性将对以后的治疗带来困难。

目前推荐的用于根除治疗的 6 种抗菌药物中,甲硝唑耐药率为 60%~70%,克拉霉素为 20%~30%,左氧氟沙星为 30%~38%,阿莫西林、呋喃唑酮和四环素的耐药率仍较低(1%~5%)。Hp 根除率依赖以下几个因素:治疗方案、抗生素的耐药率、患者依从性、疗程、药物代谢酶基因多态性。根除治疗的时间在不同的国家和地区也存在差别:欧洲普遍采用 1 周的三联疗法;美国采用三联疗法,疗程 10~14d。随着 Hp 耐药率的上升,标准三联疗法(PPI+克拉霉素+阿莫西林或 PPI+克拉霉素+甲硝唑)根除率已低于或远低于 80%,而将三联疗法疗程从 7d 延长至 10d 或 14d,根除率仅能提高约 5%。近年来国际上又推荐采用一些根除方案,包括序贯疗法(前 5d PPI+阿莫西林,后 5dPPI 拉霉素+甲硝唑,共 10d)、伴同疗法(同时服用 PPI+克拉霉素+阿莫西林+甲硝唑)和左氧氟沙星三联疗法(PPI+左氧氟沙星+阿莫西林)。

序贯疗法与标准三联疗法相比,在我国多中心随机对照研究并未显示优势;伴同疗法在我国尚缺乏对比资料;左氧氟沙星三联疗法在我国多中心随机对照研究中也未显示优势,可能与我国氟喹诺酮类药物耐药率高有关。

在 Hp 高耐药率背景下,铋剂四联方案再次受到重视。经典的铋剂四联方案(铋剂+PPI+四环素+甲硝唑)的疗效再次得到确认。在最新的 Maastricht-4 共识中,在克拉霉素高耐药率(>15%~20%)地区,首先推荐铋剂四联方案,如无铋剂,推荐序贯疗法或伴同疗法。我国可普遍获得铋剂,因此可充分利用这一优势。

根除 Hp 抗菌药中,阿莫西林、呋喃唑酮和四环素的耐药率仍很低,治疗失败后不容易产生耐药性,可重复使用;而克拉霉素、甲硝唑和左氧氟沙星耐药率高,治疗失败后易产生耐药性,原则上不可重复使用。在选择抗菌药物时应充分考虑药物的耐药性,结合地区的耐药特点,尽可能选用耐药率低的抗菌药物联合治疗。铋剂、PPI 与抗菌药物联合应用可在较大程度上克服 Hp 对甲硝唑、克拉霉素的耐药性,但是否可克服氟喹诺酮类药物耐药性尚不清楚。鉴于铋剂四联疗法延长疗程可在一定程度上提高疗效,目前推荐的疗程为 10d 或 14d。在临床实施根除 Hp 治疗中,还需要考虑:①强调个体化治疗:方案、疗程和药物的选择需考虑既往抗菌药物应用史、吸烟、药物过敏史、潜在不良反应、根除适应证及伴随疾病、年龄等因素,制订个体化根除方案;②告知根除方案潜在不良反应和服药依从性的重要性;③根除率受宿主 CYP2C19 基因多态性影响,尽可能选用作用稳定、疗效确切、受 CYP2C19 基因多态性影响较小的 PPI,提高根除率;④根除治疗前停服 PPI 不少于 2 周,停服抗菌药物、铋剂不少于 4 周,如果是补救治疗,建议间隔 2~3 个月。

如果经过两次连续根除治疗失败,疗程均为 10d 或 14d,失败后再次治疗失败的可能性很大,建议再次评估根除治疗的风险—获益比。胃 MALT 淋巴瘤、有并发症史的 PUD、胃癌风险的胃炎或有胃癌家族史者,根除 Hp 获益较大。欧洲指南推荐结合细菌培养、药敏试验来选择根除方案。对于连续 2 次 Hp 根除治疗失败者,推荐左氧氟沙星+利福布丁+PPI+阿莫西林作为三线根除方案,根除率可为 63% ~94%。

2. 根除 Hp 治疗结束后的维持治疗

根除 Hp 治疗结束后是否需要后续维持治疗,目前意见尚不统一。传统意见认为根除 Hp 治疗结束后,对于 DU 需正规服用 PPI 或 H₂RA 4~6 周,对于 GU 则需 6~8 周。主张维持治疗理由是维持治疗可提高溃疡愈合质量(QOUH),有助于减少溃疡复发率。

常用于维持治疗的药物是组胺 H₂ 受体拮抗剂,用药剂量通常是常规剂量的一半:西咪替丁 400mg,睡前 1 次;雷尼替丁 150mg,睡前 1 次。已证明,这种剂量的维持治疗可有效预防溃疡复发,动物实验也证明长期用药具有较好的安全性。由于 PPI 的广泛使用,也有 PPI 用于维持治疗的报道,长期使用 PPI 可能导致骨质疏松、艰难梭状芽孢杆菌感染、小肠细菌过度生长、社区获得性肺炎等并发症,长期用药的安全性有待商榷。

第四节　溃疡性结肠炎

溃疡性结肠炎(UC)是一种病因尚不十分清楚的慢性非特异性肠道炎症性疾病,病变主要涉及直肠和结肠的黏膜和黏膜下层,临床表现为腹泻、黏液脓血便、腹痛,可有肠外及全身临床症状。UC 患者病情轻重不等,多呈反复发作的慢性病程。由于 UC 和克罗恩病(CD)均以肠道炎症性病变为主,因而 UC 和 CD 合称为炎症性肠病(IBD)。

一、病因

溃疡性结肠炎的病因尚未明确,目前认为这是由多因素相互作用所致,主要包括环境、遗传、肠道微生态和免疫等。其中肠道黏膜免疫系统失衡所导致的炎症过程在溃疡性结肠炎的发病中起重要作用。

二、临床表现

多数患者缓慢起病,少数急性起病,偶见暴发起病。病程多在 4~6 周以上,呈慢性经过,表现为发作期与缓解期交替,少数临床症状持续并逐渐加重。临床表现与病变范围、活动性、疾病行为及病期等有关。黏液脓血便是 UC 的首要临床症状,其他临床症状取决于病变累及部位。大多数患者有腹泻伴腹痛、里急后重等,便秘可为直肠 UC 的重要临床症状。可有皮肤、黏膜、关节、眼、肝胆等肠外表现。部分患者可有发热、食欲减退、体重下降、疲劳、生长迟缓等全身症状。与西方相比,亚洲患者肠外表现较少见,且存在区域差异性,但亦有患者同时出现多种肠外表现。

(一)消化系统表现

1. 腹泻、黏液脓血便

腹泻主要与炎症导致大肠黏膜损伤及大肠运动功能异常有关,粪便中的黏液脓血则为炎性渗出、黏膜糜烂及溃疡所致。黏液脓血便是本病活动期的重要表现。在临床上,病情可分轻、中、重度,轻度为每日 0~4 次便血且无中毒症状,中度为每日 4~6 次便血,伴轻微中毒症状,重度为每日6次以上便血,且伴明显的中毒症状如发热、心动过速、贫血、红细胞沉降率加快等。粪质也与病情轻重有关,多数为糊状,重可为稀水样。病变限于直肠或乙状结肠患者,除可有便频、便血外,偶尔有便秘,这是病变引起直肠排空功能障碍所致。

2.腹痛

轻度患者可无腹痛或仅有腹部不适。一般诉有轻度至中度腹痛,多数为左下腹或下腹的阵痛,亦可涉及全腹。有疼痛—便意—便后缓解的规律,常有里急后重。若并发中毒性巨结肠或炎症波及腹膜,有持续性剧烈腹痛等急腹症表现。

(二)全身临床症状

全身临床症状一般出现在中、重度UC患者。中、重度UC患者活动期常有低度至中度发热,高热多提示有并发症或见于急性爆发型。重症UC或病情持续活动的UC可出现衰弱、消瘦、贫血、低蛋白血症、水与电解质平衡紊乱等表现。

(三)肠外表现

本病可伴有皮肤、黏膜、关节、眼、肝胆等肠外表现,包括外周关节炎、结节性红斑、坏疽性脓皮病、巩膜外层炎、前葡萄膜炎、口腔复发性溃疡等。这些肠外表现在结肠炎控制或结肠切除术后可缓解或恢复。骶髂关节炎、强直性脊柱炎、原发性硬化性胆管炎等,可与UC共存,但与UC本身病情变化无关。国人的肠外表现发生率明显低于国外。

(四)体征

轻、中度患者仅有左下腹轻压痛,有时可触及痉挛的降结肠或乙状结肠。重度患者常有明显的压痛和鼓肠。若有腹肌紧张、反跳痛、肠鸣音减弱应注意中毒性巨结肠、肠穿孔等并发症。直肠指检可有触痛及指套带血。

三、辅助检查

主要有实验室检查、结肠镜、黏膜活检组织学、钡剂灌肠、超声、CT、MRI等检查手段。

(一)实验室检查

对于UC的诊断,目前尚缺乏有效的血清学或基因型标记物。应常规行血常规、粪常规、肝功能、电解质、CRP和ESR检查。粪常规检查和培养非常重要,应多次检查;CRP、ESR是UC活动性和疗效评价的有效指标。此外,粪便钙卫蛋白等中性粒细胞源性蛋白质的检测亦有一定意义。活动性UC一般伴有贫血、低蛋白血症以及CRP、ESR升高,这些指标亦可作为急性重度UC患者需行结肠切除术的预测指标。轻中度、直肠UC上述指标可能不出现异常,慢性UC可能出现血小板计数增加,伴感染时白细胞计数增加。CRP与UC(除直肠炎)疾病活动性和严重程度显著相关,但CRP和ESR均不足以鉴别UC与感染性结肠炎或其他原因所致的结肠炎。

起源于中性粒细胞的蛋白质如钙卫蛋白、弹性蛋白酶、溶菌酶、S100钙结合蛋白A12(S100A12)、乳铁蛋白等在UC患者的粪便中表达增高,可辅助UC的诊断以及预后和疾病活动性评估,目前我国临床常用的UC粪便炎症标记物为钙卫蛋白和乳铁蛋白。有研究发现,粪便钙卫蛋白与活动期UC内镜分级的相关性高于CRP和ESR,可客观反映UC炎症活动情况。然而,钙卫蛋白与其他粪便标记物一样缺乏鉴别炎症类型的特异性,使之在UC诊断中的应用受限。UC患者血清中可检出一些自身抗体,其中最重要的是核周型中性粒细胞胞质抗体(pANCA),可作为鉴别UC与CD的重要分子标记物,但pANCA用于诊断UC的敏感性很低,不推荐用于 UC 的诊断。血清自身抗体诊断 UC 的特异性和准确性亦有待提高,但在临床上仍有一定实用性。

(二)结肠镜检查

结肠镜检查并活检是 UC 诊断的主要依据。所有疑诊 UC 的患者均应首先接受结肠镜检查。但重度 UC 患者不宜或暂缓全结肠镜检查,以免增加肠穿孔等风险。对伴有上消化道症状者,应行上消化道内镜检查并活检。如发现病变不累及直肠、有倒灌性回肠炎(盲肠至回肠末段的连续性炎症)以及其他难以与 CD 鉴别的情况,应行小肠检查。

(三)黏膜活检标本组织学检查

UC 黏膜活检组织学改变呈连续性、弥散性分布,多位于黏膜层和黏膜下层,浆膜层无明显异常。组织病理学检查有助于 UC 的诊断和疾病活动性的判断。活动期和缓解期 UC 有不同的组织学表现。

(四)钡剂灌肠检查

近年来,随着结肠镜检查的广泛应用,我国钡剂灌肠检查的临床应用率有所下降,但仍为 UC 诊断的主要手段之一。其主要改变包括:①黏膜粗乱和(或)颗粒样改变;②肠管边缘呈锯齿状或毛刺样改变,肠壁有多发性小充盈缺损;③肠管缩短,袋囊消失呈铅管样。重度 UC 患者行钡剂灌肠有诱发肠腔扩张、肠穿孔的可能,故不推荐该项检查。

(五)超声检查

腹部超声检查对小肠或结肠炎症的诊断敏感性高为 80% ~90%。经腹超声和水灌肠超声可间接对 UC 病变范围进行定位。超声检查的优势为方便、快捷、经济、无创、无辐射,但其准确性严重依赖于操作者的技术,且鉴别 UC 与其他原因所致结肠炎症的特异性低。多普勒超声理论上可通过监测肠系膜上、下动脉的血流动力学变化判断疾病活动性(目前对此作用尚存在争议)和复发的可能性,并可观察患者尤其是体形较瘦者是否并发脓肿。

(六)CT 检查

CT 检查一直被认为是诊断 IBD 肠外并发症,尤其是脓肿的"金标准"。对于急性并发症如梗阻和穿孔,CT 检查可在不作肠道准备的情况下进行。肠道 CT 检查(包括常规 CT 和 CT 肠道显影造影)相对于 MRI 而言组织识别能力稍差,但能提供与 MRI 类似的信息。CT 检查的优点为普及度高、图像采集迅速(仅需数秒)、空间分辨率高,但其电离辐射可显著增加癌症风险,高累积辐射剂量与反复 CT 检查有关。

(七)MRI 检查

MRI 检查可准确评估 IBD 患者的肠道炎症且无电离辐射,对于需反复成像者,是一种比 CT 更为理想的选择。较之钡剂灌肠检查,MRI 对早期黏膜病变的显示有一定局限性,而更适用于评估已确诊患者,可提供 UC 疾病活动性,可鉴别炎症与纤维化引起的狭窄,对肠外并发症如脓肿有很高的敏感性。盆腔 MRI 对肛周病变有重要诊断价值,可作为肛门内超声检查的补充。

四、诊断与鉴别诊断

(一)诊断

UC 诊断缺乏金标准,主要结合临床、内镜和组织病理学表现进行综合分析,在排除感染性和其他非感染性结肠炎基础上做出诊断。UC 的诊断要点:在排除其他疾病(见鉴别诊断部分)基础上,可按下列要点诊断:①具有上述典型临床表现者为临床疑诊,安排进一步检查;②同时具备上述结肠镜和(或)放射影像特征者,可临床拟诊;③如再加上上述黏膜活检和(或)手术切除标本组织病理学特征者,可以确诊;④初发病例如临床表现、结肠镜及活检组织学改变不典型者,暂不确诊 UC,应予随访。

(二)鉴别诊断

UC 的鉴别诊断主要是感染性肠炎、肠结核、抗菌药物相关性肠炎、阿米巴肠病、肠道血吸虫病、结直肠癌。

五、治疗

1.氨基水杨酸制剂

氨基水杨酸制剂是治疗轻度 UC 的主要药物。包括传统的柳氮磺吡啶(SASP)和其他各种不同类型 5 – 氨基水杨酸(5 – ASA)制剂。SASP 疗效与其他 5 – ASA 制剂相似,但不良反应远较这些 5 – ASA 制剂多见。没有证据显示不同类型 5 – ASA 制剂疗效上有差别。对氨基水杨酸制剂治疗无效者,特别是病变较广泛者,可改用口服全身作用激素。

2.硫嘌呤类药物

硫嘌呤类药物包括硫唑嘌呤(AZA)和 6 – 巯基嘌呤(6 – MP)。适用于激素无效或依赖患者。AZA 欧美推荐的目标剂量为 $1.5 \sim 2.5mg/(kg \cdot d)$,有人认为亚裔人种剂量宜偏低,如 $1mg/(kg \cdot d)$,对此尚未达成共识。临床上,UC 的治疗时常会将氨基水杨酸制剂与硫嘌呤类药物合用,但氨基水杨酸制剂会增加硫嘌呤类药物骨髓抑制的毒性,应特别注意。AZA 的常见不良反应为骨髓抑制,应严密监测。不良反应以服药后 3 个月内常见,尤其是 1 个月内最常见。但是,骨髓抑制可迟发,甚至可发生在 1 年后及以上者。因此,用药期间应全程监测,定期随诊。第 1 个月内每周复查 1 次血常规,重点监测全血细胞,第 2~3 个月内每 2 周复查 1 次血常规,之后每月复查血常规,半年后血常规检查间隔时间可视情况适当延长,但不能停止。前 3 个月每月复查肝功能,之后视情况复查。

合适目标剂量及治疗过程中的剂量调整范围是 $1.5 \sim 2.5mg/(kg \cdot d)$,对此我国尚未有共识。有人认为,对于亚裔人种剂量宜偏小,如 $1mg/(kg \cdot d)$。AZA 存在量效关系,剂量不足会影响疗效,剂量太大不良反应风险又不能接受,因此推荐一个适合国人的目标剂量范围亟待研究解决。AZA 治疗过程中应根据疗效和不良反应进行剂量调整,目前临床上比较常用的剂量调整方案是,按照当地的推荐,一开始给予目标剂量,用药中进行剂量调整。另有逐步增量方案,即从低剂量开始,每 4 周逐步增量,至有效或外周血白细胞下降至临界值或达到当地推荐的目标剂量。该方案判断药物疗效需时较长,但可能减少剂量依赖不良反应。6 – MP:欧美共识意见推荐的目标剂量为 $0.75 \sim 1.5mg/(kg \cdot d)$。使用方法和注意事项与 AZA 相同。

3.糖皮质激素

糖皮质激素(以下简称为激素)对 UC 有诱导缓解作用。泼尼松用法为 $0.75 \sim 1mg/$ $(kg \cdot d)$(其他类型全身作用激素的剂量按相当于上述泼尼松剂量折算),再增加剂量对提高疗效不会有多大帮助,反而会增加不良反应。达到临床症状及内镜下完全缓解时应及时开始逐步减量,每周减 5mg,减至 20mg/d 时,其后每周减 2.5mg 至停用。快速减量会导致早期复发。布地奈德肠溶片用法为每次 3mg,每日 3 次口服,一般在 8~12 周临床缓解后改为每次

3mg,每日2次。延长疗程可提高疗效,但超过6~9个月则再无维持作用。布地奈德水溶剂适用于直肠型UC的局部治疗。该药为局部作用激素,全身不良反应显著少于全身作用激素。应用激素时注意药物相关不良反应,并及时做相应处理。激素治疗时间超过12周,宜同时补充钙剂和维生素D。

激素的不良反应大体分为三大类:①为诱导缓解而使用超过生理剂量的激素产生的早期不良反应包括外貌(痤疮、满月脸、水肿和皮肤紫纹)、睡眠和情绪紊乱、精神异常、消化不良及糖耐量异常;②长期应用(通常>12周,有时更少)的不良反应包括白内障、骨质疏松、股骨头坏死、肌病及易发生感染。皮质激素联合其他免疫抑制剂增加了严重感染的风险;③撤药反应,包括急性肾上腺功能不全(由于突然停药)和假风湿综合征(肌痛、全身不适和关节疼痛这些类似UC复发的临床症状),或颅内压增高。早期加用AZA、IFX,辅以营养治疗或及时外科手术有助于完全停用激素。布地奈德的不良反应轻于泼尼松,但主要不良反应相似,只是发生率稍低或相仿。激素不能用于UC的维持缓解治疗,尤其是禁用于青少年UC患者的维持缓解治疗。

4.英夫利昔和阿达木

当激素及上述免疫抑制剂治疗无效或激素依赖,或不能耐受上述药物治疗时,可考虑英夫利昔(IFX)或阿达木(ADA)治疗。

第五节 克罗恩病

克罗恩病(Crohn's disease,CD)是一种原因不明的肠道炎症性疾病,在胃肠道的任何部位均可发生,但好发于末端回肠和右半结肠。本病和慢性非特异性溃疡性结肠炎两者统称为炎症性肠病(IBD)。本病临床表现为腹痛、腹泻、肠梗阻,伴有发热、营养障碍等肠外表现。病程多迁延,反复发作,不易根治。本病又称局限性肠炎、局限性回肠炎、节段性肠炎和肉芽肿性肠炎。

一、病因

目前,CD的病因尚不清楚,普遍认为是基因易感性和环境因素相互作用所致。高危环境因素作用于基因易感人群,诱导消化道免疫系统以及机体免疫系统产生过激免疫应答,导致消化道损伤及肠外病变。

其中,环境因素在CD的发生中可能起更重要的作用。关于CD发病机制,大量的研究发现,无论何种诱因,CD发生的共同通道是机体免疫过激,损伤肠道黏膜屏障。肠道黏膜屏障的破坏使肠道免疫系统长期暴露在大量抗原中,导致肠道免疫系统的过度反应,进一步激活机体产生过激的免疫应答,最终导致肠道损伤的进一步加重,出现CD的病理生理变化和临床表现。其中,Th1淋巴细胞在CD患者产生过激免疫应答中起重要作用。

二、临床表现

CD好发于青少年,常起病隐匿、进展缓慢、病情复杂,可累及消化道多个部位,从发病至确诊往往需数月至数年。此外,在50岁左右也有一个较小的高发期。本病病程漫长,有长短不等的活动期与缓解期交替以及终生复发倾向。少数急性起病,可表现为急腹症,酷似急性阑尾炎,或以肠穿孔或肠梗阻为首发。

消化系统表现主要有腹痛、腹泻、腹部包块、瘘管形成、肛门周围病变等。本病全身表现较多且较明显,其中发热及营养不良最常见。

三、辅助检查

(一)实验室检查

虽然 CD 的实验室检查手段较以往明显增多,但是尚未找到一个同时拥有高敏感性及特异性的实验室诊断方法。

1.血常规

大部分的患者有不同程度的贫血、血小板升高和白细胞异常。贫血与营养不良、失血、骨髓抑制以及铁、叶酸和维生素 B_{12} 等吸收减少有关。白细胞异常则与病变活动性、药物治疗及继发感染相关。血小板升高则原因不明。

2.粪便常规

粪便常规可见红、白细胞,潜血试验常阳性。

3.血生化

黏蛋白增加,清蛋白降低,血清钾、钠、钙、镁等可下降。

4.炎症指标

降钙素原、C-反应蛋白(CRP)及红细胞沉降率(ESR)等炎症活动性指标可有不同程度升高,并与炎症活动性呈正相关。

(二)影像学检查

胃肠钡餐造影、钡灌肠造影检查是诊断本病的重要手段,气钡双重对比造影有助于发现早期病变。小肠病变宜行胃肠钡剂造影,结肠病变可行钡剂灌肠检查。X线表现上,可见黏膜皱襞粗乱、纵行性溃疡或裂沟、鹅卵石征、假息肉、多发性狭窄或肠壁僵硬、瘘管形成等 X 线征象,病变呈节段性分布。由于肠壁增厚,可见填充钡剂的肠襻分离。腹部超声、CT、MRI 可显示肠壁增厚、腹腔或盆腔脓肿、包块等。同位素炎症定位显像有助于早期诊断 UC 与 CD,特别是能够判断疾病的活动度,评价其对治疗的反应。

(三)内镜检查

任何疑诊 CD 的患者,都必须在全消化道内镜检查的基础上完成诊断与鉴别诊断。主要包括结肠镜检查、小肠胶囊内镜检查、小肠镜检查、胃镜检查等。

(四)活组织检查

临床上无论 CD 内镜表现是否具有特征性,均应行黏膜活检及病理学检查,活检对诊断与鉴别诊断有重要价值。本病的典型病理组织学改变是非干酪性肉芽肿,大多表现为淋巴细胞聚集,极少数可见纵行溃疡及非干酪样坏死性肉芽肿。还可见裂隙状溃疡、固有膜底部和黏膜下层淋巴细胞聚集、黏膜下层增宽、淋巴管扩张及神经节炎等。

(五)其他检查

吸收功能试验因小肠病变而作广泛肠切除或伴有吸收不良者,可做肠吸收功能试验。

四、诊断与鉴别诊断

(一)诊断

CD 诊断无金标准,需要结合病史、临床表现、内镜、病理组织学、影像学和临床生物化学检查综合分析。基因检测对 CD 的诊断和病情评价可能具有积极意义,但尚未常规应用于临床。

详细的病史应该包括关于临床症状初发时各项细节问题,包括近期的旅行、食物不耐受、用药史(包括抗生素和非甾体类抗感染药)。同时还应高度关注吸烟史、CD 家族史、阑尾手术史及近期胃肠炎感染史等 CD 发病的高危因素。详细的病史还应包括夜间症状、肠外表现(包括口、皮肤、眼睛、关节、肛周皮肤或肛裂)。详细的病史对 CD 的诊断与鉴别诊断有重要参考价值。

一般检查包括一般情况、脉搏、血压、体温、腹部压痛或腹胀、可触及的包块、会阴和口腔的检查以及直肠指检。应常规测量体重及计算体质指数,同时进行营养评估。

部分患者早期无明显的临床表现,或无特异。当有典型且明确的临床表现时,提示病变已导致消化道结构和功能障碍。

无论是否已波及全消化道,全消化道的内镜及组织病理学、影像学检查是必要的。内镜下的染色、放大及超声检查对诊断与鉴别诊断有重要价值。临床血液、生化及免疫学检查对 CD 的诊断、鉴别诊断和病情评估有重要意义。

(二)鉴别诊断

该病需与肠结核、肠型淋巴瘤、消化道白塞病、溃疡性结肠炎、感染性肠炎、缺血性结肠炎、放射性肠炎、药物性(如 NSAID)肠病、嗜酸性粒细胞性肠炎以及以肠道病变为突出表现的风湿性疾病(如系统性红斑狼疮、原发性血管炎等)、憩室炎等。根据临床表现、内镜和组织病理学特征不难鉴别。

五、治疗

(一)一般治疗

1. 戒烟

继续吸烟会明显降低药物疗效、增加手术率和术后复发率,戒烟则有利于 CD 缓解及延长缓解期。因此,无论是活动期还是缓解期,CD 患者都应该戒烟。

2. 营养支持

营养支持治疗包括患者日常饮食以及肠内外营养。日常饮食中应注重低脂肪、低糖、适量蛋白、高膳食纤维和高维生素饮食,确保易于消化吸收。另外,由于 CD 患者肠道功能消化及代谢功能低下,常见铁、钙以及维生素(特别是维生素 D、B 族维生素)等物质的缺乏,应及时补充,必要时予要素饮食来补充叶酸、维生素及钙、铁、镁等微量元素。要素饮食具有补充营养、调节肠道菌群、抑制炎症反应、修复黏膜屏障等作用。部分 CD 患者对要素饮食有不同程度的不耐受,可予生态制剂、消化酶及解痉剂治疗。当患者营养状况极差或有进食及消化和吸收功能明显障碍时,应予胃肠外营养或同时行胃肠内和胃肠外营养。

3. 适度休息、清淡饮食、有规律的生活

CD 患者处于活动期时,常有一系列临床症状,这些临床症状会降低患者的食欲、精神及

体力,影响日常生活。因此,CD 患者需要适度的休息。在缓解期,CD 患者通常无临床症状,基本上可以像正常人一样生活和工作,但是有规律的工作和生活是必要的,避免过度劳累和生活无节制。饮食以清淡易消化的食物为主,避免辛辣及其他对胃肠道有强烈刺激性的食物,避免海鲜及牛奶制品,尤其是在活动期,禁食生海鲜及牛奶。

(二)药物治疗

(1)氨基水杨酸制剂:过去认为氨基水杨酸制剂对 CD 有治疗作用,但近期的一系列多中心临床试验结果表明,无论何种剂型,氨基水杨酸制剂对 CD 均无明确疗效,尤其是对小肠型 CD 无效。因此,氨基水杨酸制剂不宜用于 CD 治疗。

(2)糖皮质激素:皮质激素(以下简称激素)对 CD 有诱导缓解作用。泼尼松用法为 $0.75 \sim 1mg/(kg \cdot d)$(其他类型全身作用激素的剂量按相当于上述泼尼松剂量折算),再增加剂量对提高疗效不会有多大帮助,反而会增加不良反应。达到临床症状及内镜下完全缓解时应及时开始逐步减量,每周减 5mg,减至 20mg/d 时,其后每周减 2.5mg 至停用。快速减量会导致早期复发。布地奈德肠溶片用法为每次 3mg,每日 3 次口服,一般在 8 ~ 12 周临床缓解后改为每次 3mg,每日 2 次。延长疗程可提高疗效,但 6 ~ 9 个月后则再无维持作用。布地奈德肠溶片适用于轻重度活动性回肠和回结肠 CD。该药为局部作用激素,全身不良反应显著少于全身作用激素。应用激素时要注意药物相关不良反应,并及时做出相应处理。激素治疗时间超过 12 周,宜同时补充钙剂和维生素 D。

布地奈德的不良反应轻于泼尼松,但主要不良反应相似,只是发生率稍低或相仿。激素不能用于 CD 的维持缓解治疗,尤其是禁用于青少年 CD 患者的维持缓解治疗。

(3)嘌呤类药物:作为嘌呤代谢阻断剂可以阻断核苷酸合成,其免疫调节机制之一是通过调节细胞信号通路(Rac1 通路)诱导 T 细胞凋亡。硫唑嘌呤(AZA)在体内先代谢成巯嘌呤,再代谢成 6 - 硫鸟嘌呤(6 - MP)。由于嘌呤类药物起效慢,因此不能单独用于活动性病变的治疗,主要用于缓解期维持治疗,维持长期无激素缓解。也可与激素或生物制剂合用于活动期的诱导缓解治疗。

1)AZA:AZA 用药剂量及疗程要足。但该药不良反应常见,且可发生严重不良反应,应在严密监测下应用。AZA 合适目标剂量目前尚不确定。ECCO 推荐的目标剂量范围是 $1.5 \sim 2.5mg/(kg \cdot d)$。我国多数学者主张目标剂量范围为 $1 \sim 2mg/(kg \cdot d)$。AZA 存在量效关系,剂量不足会影响疗效,剂量过大不良反应风险又太高。

AZA 在治疗过程中应根据疗效和不良反应进行剂量调整。目前临床上比较常用的剂量调整方案是,按照当地的推荐,一开始即给予目标剂量,用药过程进行剂量调整。另有逐步增量方案,即从低剂量开始,每 4 周逐步增量,至有效或外周血白细胞下降至临界值或达到当地推荐的目标剂量。该方案判断药物疗效需时较长,但可能减少剂量依赖不良反应。使用 AZA 维持撤离激素缓解有效的患者,疗程一般为 4 年。如继续使用,其获益与风险应与患者商讨。大多数研究认为,使用 AZA 的获益超过发生淋巴瘤的风险。

2)6 - MP:欧美学者推荐的目标剂量为 $0.75 \sim 1.5mg/(kg \cdot d)$。使用方法和注意事项与 AZA 相同。

(4)甲氨蝶呤(MTX):MTX 发挥抗感染作用的主要机制不是因为其代谢产物聚谷氨酸可抑制二氢叶酸还原酶,而是抑制细胞因子和类花生酸的合成,并调节腺苷水平。MTX 能够诱导缓解并有利于撤除激素。MTX 使用指征同嘌呤类药物,但 MTX 目前主要用于对嘌呤类药物,或抗 TNF 药物抵抗,或不耐受的活动,或复发 CD 患者。

与类风湿关节炎治疗不一样,甲氨蝶呤的剂量若小于每周 15mg,对活动期 CD 治疗无效,标准诱导剂量应为每周 25mg,肌内或皮下注射。12 周达到临床缓解后,可改为每周 15mg,肌内或皮下注射,亦可改口服,但疗效可能降低。疗程可持续 1 年,更长疗程的疗效和安全性目前尚无共识。MTX 治疗期间应密切监测临床治疗应答,同时补充叶酸。

(5)其他免疫调节剂:环孢素(CsA)和他克莫司钙蛋白神经素抑制剂对 CD 疗效有限。作用机制可能是通过阻断转录因子 NFAT 的核转位,从而阻止下游 T 细胞相关细胞因子的转录激活。但其是否可用于诱导缓解尚存在较大争议。

(6)生物制剂:CD 发生的一个重要机制是免疫过激,其主要临床表现为一系列细胞因子和化学因子或免疫细胞表面免疫活性分子过度表达。因此,针对上述机制目前已研发出一系列生物制剂来治疗 CD,尤其是针对 CD 患者普遍高表达的 TNF - α,目前已成功开发出多种抗 TNF - α 单克隆抗体,包括英夫利昔(IFX)、阿达木(ADA)和赛妥珠单抗。上述三种药物在欧美已批准应用于临床治疗 CD。

IFX 为人鼠杂合型抗 TNF - α 单抗,ADA 为全人源型抗 TNF - α 单抗。但 IFX 和 ADA 均是 IgG1 型 TNF - α 单抗,具有强大的抗感染效应,其机制是通过中和 TNF - α,抑制 TNF - α 的免疫学活性,并诱导炎性细胞凋亡。赛妥珠单抗是聚乙二醇化抗 TNF - αFab 片段单抗。虽然没有促凋亡效应,但已证实具有临床疗效。

(7)新一代生物制剂:治疗 CD 新一代生物药物是选择性黏附分子阻断剂——那他珠单抗。那他珠单抗是针对整合素 α₄ 的人化单克隆抗体,可抑制白细胞黏附和向炎症部位的趋化。以前使用过抗 TNF - α 单抗的患者同样获得很好应答。尽管那他珠单抗在美国仅批准用于抗 TNF - α 单抗抵抗的 CD 患者,但研究显示该药用于维持治疗的效果更为显著。另外一种选择性黏附分子阻断剂是 Alicaforsen(人 ICAM1 的反义寡核苷酸),目前临床试验中应用剂量还没有显示治疗活性 CD 的疗效。

(三)内镜治疗

1.肠道狭窄

当狭窄为炎症所致的充血水肿引起时,有效的抗 CD 内科治疗可缓解。当狭窄为反复发作的炎症所致的瘢痕引起时,内科治疗则无效,应考虑进一步的治疗,包括内镜下的扩张治疗及手术治疗(包括切除狭窄,或切开狭窄部位行扩张性缝合)。在胃镜及结肠镜所能到达的狭窄部位,首选内镜扩张术。

2.早期肠癌

CD 继发的早期肠癌的及时诊断取决于内镜对肠道病变长期有效的监测,尤其是内镜下染色、放大及超声技术的应用。这些技术的应用可指导对可疑病灶进行定点活检,从而极大提高对早期肠癌的诊断效率。对已经发生的早期恶性表现(如不典型增生),应进行分级,包括低度、高度或不能确定的不典型增生。

(1)隆起性不典型增生病灶,应内镜下 EMR 或 ESD 治疗,完整切除病灶。若其周围扁平黏膜未见不典型增生,其后行内镜监测即可。若无法行内镜下病灶完整切除,或不典型增生同时见于周围扁平黏膜,或切除病灶的病理检查结果显示病灶已癌变,应行结直肠切除术。

(2)具有扁平黏膜低度不典型增生的患者,应行结直肠切除,或 3 个月内再次内镜及活检监测。

（3）扁平黏膜的高度不典型增生和腺癌应行结直肠切除。

第六节　功能性便秘

功能性便秘（functional constipation，FC）为胃肠道功能性疾病，主要由胃肠道动力功能降低及直肠肛管运动不协调所致。临床上便秘是指排硬便或干球便、排便次数减少、排便困难，后者包括排便费力、排便不尽感、直肠肛门梗阻感/阻塞感、手法辅助排便等。功能性便秘的病因并未完全明确，与多种因素相关。

一、病因

1. 生活习惯

生活习惯如饮食量减少、低热量饮食、低植物纤维素饮食、进食无规律、不吃早餐和进食时做其他事情、液体的摄入量少者易发生便秘。有些患者有不良排便习惯，忽视或抑制正常便意，排便场合和排便姿势不恰当，以及经常服用泻剂或灌肠等，均可造成直肠反射敏感性减弱，排便反射受到抑制，引起便秘。

2. 精神心理因素

工作压力大、精神紧张、心理压力大者易患便秘；许多功能性便秘患者有抑郁、焦虑等精神心理障碍。排便失禁及便秘患者可出现某些行为异常，随着便秘临床症状好转，这些行为异常亦会随之消失。精神紧张和抑郁可能是通过抑制外周自主神经对大肠的支配而引起便秘。

3. 胃肠激素及神经递质

胃肠激素分为兴奋型和抑制型，兴奋型胃肠激素包括胃动素、胃泌素、胆囊收缩素、P物质、5 - 羟色胺等，抑制型胃肠激素主要由血管活性肠肽、生长抑素、一氧化氮、神经降压肽、神经肽 Y 和酪酪肽等组成。多项研究结果显示，慢性便秘患者兴奋型胃肠激素降低，导致胃肠道蠕动减少，如胃动素和胃泌素的分泌受损。多项研究还发现，便秘患者血浆和肠道黏膜中 P物质的含量明显低于健康者，结肠中 5 - 羟色胺 3 和 5 - 羟色胺 4 受体亚型在功能性便秘患者表达下调。一氧化氮作为胃肠道的抑制性神经递质，能松弛肠道平滑肌。慢性便秘患者肠壁内一氧化氮合成酶增加，推测一氧化氮过度释放对肠运动抑制作用增强而致便秘。

4. 肛门直肠解剖异常

部分便秘患者存在乙状结肠直肠套叠、直肠黏膜脱垂、直肠前突等局部解剖异常，这些异常可引起排便障碍（出口功能性梗阻）而致便秘。尽管肛门直肠解剖异常患者的临床表现符合功能性便秘的诊断标准，但是否可以视为功能性疾病尚有争议。

二、临床表现

功能性便秘患者表现为排硬便或干球便、排便次数减少（通常每周排便次数不超过3次）、排便费力、排便不尽感、直肠肛门阻塞感、手法辅助排便等，有的患者还表现为排便时间延长（大部分患者排便时间在 15min 以上）、便量减少、便意缺乏、大便不能完全排空、排黏液便等，部分患者还可出现中上腹饱胀、恶心、嗳气等消化不良临床症状。

多数患者体征不明显。部分患者在左下腹可扪及痉挛收缩的肠管或充满粪团的肠管。

三、辅助检查

肠道动力和肛门直肠功能检测所获得的数据虽不是慢性便秘临床诊断和治疗所必需的资料,但对科学评估肠道和肛门直肠功能、功能性便秘分型、治疗方法选择、疗效评估等是必要的。临床常用的辅助检查手段包括肠传输实验、直肠肛门测压、球囊逼出试验、排粪造影、肌电图等。

四、诊断与鉴别诊断

(一)诊断

功能性便秘的诊断首先应排除器质性疾病和药物因素导致的便秘,且符合罗马Ⅲ功能性便秘的诊断标准。

(二)鉴别诊断

许多疾病及药物均可以引起便秘。对近期内出现便秘、便秘临床症状或便秘伴随临床症状发生变化的患者,鉴别诊断尤为重要。对怀疑药物引起者,应详细询问用药史,对疑为系统性疾患如甲状腺疾患、糖尿病、结缔组织病等导致便秘的患者,应进行有关生化学检查。重度便秘疑有假性肠梗阻者应拍摄腹部 X 线片了解有无液气平。对年龄 >40 岁、有警报征象(包括便血、粪便潜血阳性、贫血、消瘦、明显腹痛、腹部包块、有结直肠息肉史和结直肠肿瘤家族史)者,为排除肿瘤、炎症等肠道疾病,可行结肠镜、结肠气钡对比造影等影像学检查。

五、治疗

治疗目的是缓解临床症状、恢复正常肠动力和排便生理功能。便秘的病程较长,治疗应针对便秘病因与发病机制采取综合治疗方法,并遵循个体化原则,根据病情轻重采取分层治疗原则。

(一)调整生活方式

调整生活方式主要包括增加高纤维食物摄入量、多饮水、多运动、建立良好的排便习惯等。目前还没有研究数据支持改变生活方式的整体效果。早期研究显示,增加纤维素摄入可以增加排便次数,特别是对于平时纤维素摄入量少的患者效果明显。推荐每日摄入膳食纤维25 ~ 35g;饮水量少者更易患便秘,推荐每天至少饮水 2.0L;适度运动可以改善便秘临床症状,尤其对于久病卧床及少动的老人更有益;结肠活动在晨醒、餐后最为活跃,建议患者在晨起或餐后2h 内尝试排便,排便时集中注意力,减少外界因素的干扰。部分患者通过调整生活方式便秘临床症状即可改善。

(二)药物治疗

1.通便药

通过调整生活方式临床症状无法改善的患者,可以加用药物治疗。选择通便药治疗时,应根据药物循证医学证据,考虑药效、安全性、药物依赖性以及价效比,避免长期服用刺激性泻剂。

(1)容积性泻药:通过滞留粪便中的水含量和增加粪便体积而起到通便作用,主要用于轻度便秘,服药时应补充足够的液体。常用药物有欧车前、聚卡波非钙、麦麸等。用法:甲基纤维素(1.5～5g/d)、聚卡波非钙(1g/次,每日 3 次)、欧车前(600～900mg/d)等。

(2)渗透性泻药:通过仕肠内形成高渗状态,吸收水分,增加粪便体枳,刺激肠道蠕动,可用于轻、中度便秘。临床上常用的药物包括聚乙二醇、乳果糖、硫酸镁。聚乙二醇 4000 散,10g/次,1～2 次/日;不被吸收的糖类,如乳果糖,10～15g/次,每日 3 次;盐类泻药,如硫酸镁,10～20g/次,每日 1 次。聚乙二醇口服后不被肠道吸收、代谢,其钠含量低,不引起肠道净离子的吸收或丢失,不良反应较少。乳果糖在肠道中被分解为乳酸和醋酸,可促进肠道生理性细菌的生长。过量应用盐类泻药可引起电解质紊乱,老年人和肾功能不全者应慎用。

(3)润滑性泻药:通过润滑肠道及减少结肠对水分的吸收,利于粪便排出,包括开塞露、矿物油、液状石蜡等(10～30mL/次)。

(4)刺激性泻药:作用于肠神经系统,可增强肠道动力和刺激肠道分泌,包括比沙可啶(5～10mg/次,每日 1 次)、酚酞、蒽醌类药物和蓖麻油(10～30mL/次,每日 1～2 次)等。短期服用比沙可啶是安全有效的。因在动物试验中发现酚酞可能有致癌作用,该药已撤出市场。动物试验发现长期使用刺激性泻药可引起不可逆的肠神经损害,长期使用蒽醌类泻药可引起结肠黑变病,建议短期、间断使用刺激性泻药。

2. 促动力药

西沙必利通过刺激肠肌间神经丛释放乙酰胆碱而促进肠道运动,缩短结肠通过时间,增加排便次数。但是由于其可引起 Q－T 间期延长,引起心律失常不良反应,目前已撤出市场。普卢卡必利是新的肠道动力促进剂,2mg/d 可以获得比较好的反应率。研究显示,普卢卡必利对正常传输和慢传输便秘患者均有治疗作用,其中对慢传输患者治疗效果更明显。与西沙必利相比,普卢卡必利具有选择性强、不良反应少及对肠道促动力作用强的特点。目前 5－羟色胺受体激动剂 Velusetrag 和 Naronapride 还在临床研究中。有资料报道,米索前列醇(120mg/d)可缩短结肠通过时间,增加排便次数,可用于治疗顽固性便秘。

3. 其他药物

目前推荐的治疗便秘的新药有氯离子通道激活剂(鲁比前列酮,每次 $24\mu g$,2 次/日)、鸟苷酸环化酶兴奋剂(利那洛肽,$145\mu g/d$)、阿片受体拮抗剂(溴甲纳曲酮、Alvimopan、NKTR 118)、益生菌等。鲁比前列酮为局限性氯离子通道激活剂,可选择性活化位于胃肠道上皮尖端管腔细胞膜上的 2 型氯离子通道(CIC－2),增加肠液的分泌和肠道的运动性从而增加排便。研究显示,与对照组相比,鲁比前列酮可明显增加便秘患者的排便次数。利那洛肽可以结合肠道上皮局部的 GC－C 受体。GC－C 受体活化后,肠道内液体分泌量增多,肠道蠕动增加。研究显示,利那洛肽可明显改善患者便秘临床症状,增加排便次数。阿片受体拮抗剂刺激 μ－阿片受体抑制肠道神经递质释放,减少阿片类药物引起的便秘。溴甲纳曲酮是一个外周 μ(阿片)受体拮抗剂,对中枢神经系统不起作用。利用泻药溴甲纳曲酮缓解便秘临床症状的证据尚不充足。Alvimopan 选择性地阻断吗啡的外周作用,却不降低中枢拮抗作用。研究证实,Alvimopan 可用于术后肠道运动障碍的患者。益生菌通过增强肠道菌群,可能有调节胃肠活动的功能,从而缓解便秘临床症状。

(三)精神心理治疗

对合并精神心理障碍、睡眠障碍的患者给予心理指导、认知疗法等;对合并有明显心理障碍的患者可予以抗抑郁焦虑药物治疗;对严重精神心理异常的患者应转至精神心理专科进行治疗。

（四）生物反馈

通过测量内脏功能使患者了解自己的生理异常,并通过指导患者增大排便时肛门直肠间的夹角及协调盆底肌群的运动,从而学会纠正这种异常。生物反馈是盆底肌功能障碍所致便秘的有效治疗方法,对于混合型便秘患者先给予生物反馈治疗,无效时加用泻剂。研究显示,生物反馈治疗能持续改善患者的便秘临床症状、心理状况和生活质量。推荐 2 ~ 3 次/周,每次 30 ~ 60min,疗程 3 ~ 6 个月。

（五）其他治疗方法

其他疗法包括中药、针灸、按摩推拿、电针刺激及骶神经刺激等。中药(包括中成药制剂和汤剂)可以缓解便秘的临床症状。针灸能改善慢传输型便秘患者的临床症状和焦虑抑郁状况。按摩推拿可以促进胃肠蠕动、刺激迷走神经、促进局部血液循环等,改善便秘临床症状。电针刺激能改善慢传输型便秘患者的临床症状、生活质量和焦虑抑郁状态。有研究报道,骶神经刺激可以改善经保守治疗无效、无肛门括约肌解剖改变的顽固性便秘患者临床症状。

第七节　急性胆囊炎

急性胆囊炎是胆囊的急性化学或细菌性炎症病变。早在 1877 年 Charcot 即第一次报道了急性胆系感染的病例。据统计,90% ~ 95% 的急性胆囊炎是由胆囊结石引起(结石性胆囊炎),5% ~ 10% 为非结石性胆囊炎,病因包括局部缺血、运动障碍、直接化学损伤、微生物、寄生虫感染以及变态反应等。急性非结石性胆囊炎是一种特殊类型的急性胆囊炎,通常起病严重,预后比急性结石性胆囊炎差,总病死率为 15%。

一、病因

90% ~ 95% 的急性胆囊炎是由胆囊结石引起,5% ~ 10% 为非结石性胆囊炎。前者的危险因素包括艾滋病、蛔虫、妊娠、肥胖等。同时,短期服用纤维素类、噻嗪类、第三代头孢菌素类、红霉素、氨苄西林等药物,长期应用奥曲肽、激素替代治疗均可能诱发急性胆囊炎。急性非结石性胆囊炎的危险因素主要有大手术、严重创伤、烧伤、肠外营养、肿瘤、感染以及糖尿病等。

二、临床表现

急性胆囊炎的临床表现为腹痛(大部分为右上腹痛)、恶心、呕吐、发热。

（一）腹痛

几乎每位患者均存在胆囊区持续性疼痛,常发生于进餐之后、夜间或清晨,可能与结石梗阻引起胆囊强力收缩有关。结石通常嵌顿在胆囊壶腹部或胆囊管,随着急性胆囊炎的发生、进展,依次出现胆囊扩张、水肿、静脉和淋巴管梗阻以及缺血等过程。此时的疼痛可能是由胆囊扩张引起;随后则由胆囊及相邻腹膜表面的炎症所致。因为不同患者的体型及胆囊的确切部位不同,疼痛部位可能发生于右上腹、上腹部或两者皆有。疼痛的放射区也位于右侧并朝向右肩胛骨尖端周围。若炎症刺激了膈肌时可出现右肩痛。疼痛的持续性和严重性可用于区别胆绞痛发作和急性胆囊炎。前者极少存在数小时以上，经常为一过性的痉挛性疼痛，后者则持续30～60min 无缓解。

（二）恶心和呕吐

恶心和呕吐出现于 60%～70% 的患者中，是除腹痛外唯一有价值的症状。其发生可能是与胆囊压力迅速上升导致的反射现象有关。由于患者呕吐后感到舒适，故常有诱发呕吐的想法。

（三）发热

约 80% 的患者表现为体温增高，但当患者年纪较大或免疫功能受损，以及服用类固醇或非类固醇抗炎药物时可能无发热。

触诊时可在右上腹、上腹正中或两处均存在压痛。约半数患者有肌紧张；1/4 的患者存在反跳痛。Murphy 征阳性率在 76%～96%。当发生弥散性腹膜炎时，会导致十二指肠远端发生麻痹性肠梗阻，从而引起肠鸣音消失。约 40% 患者可触及胆囊区肿块，该肿块可能是扩张的胆囊或因炎症反应而黏附在胆囊上的大网膜。而疾病晚期出现的包块则是发生了胆囊周围脓肿的标志。

三、辅助检查

（一）实验室检查

血清学检测没有明显的特异性。85% 的患者白细胞计数增高，但在服用抗生素或老年患者中可能无增高。约 50% 患者胆红素增高，可能与胆色素经受损的胆囊黏膜进入血循环或由于胆囊周围炎症过程继发胆总管括约肌痉挛引起胆道系统生理性梗阻有关。当评估疾病的严重程度时，应测定胆红素、肌酐、尿素氮及凝血酶原时间的值。

（二）影像学检查

1. 胆道核素造影

急性胆囊炎的特异性检验是用锝（^{99m}Tc）氨基二乙酸衍生物进行胆道核素造影（$^{99m}Tc - IDA$ 扫描）。其对于急性结石性胆囊炎的诊断敏感性几乎为 100%，特异性为 95%。在急性胆囊炎时，可能是因胆囊出口或胆囊管梗阻导致胆囊不显影。该检查还可发现胆总管或肝总管的完全梗阻，但是其分辨能力的程度却不足以对结石或其他病变进行鉴别。

2. 腹部超声

虽然超声检查能准确地发现胆囊内的结石，但此项检查对急性结石性胆囊炎并不特异。

（1）早期：多为胆囊稍增大、壁稍增厚。

（2）急性化脓性胆囊炎：①胆囊肿大，壁毛糙；②黏膜水肿，出血和炎症浸润：可见胆囊壁弥散性增厚，呈"双边"影；③胆囊积脓的表现：腔内透声差，内可见稀疏或致密的细小或粗大的弱强回声点，不形成沉积带。部分患者胆汁可无异常；④常伴有胆囊结石或胆囊颈部结石嵌顿；⑤急性胆囊炎发生穿孔时，可见胆囊壁局部外膨或回声缺损，胆囊窝局限性积液以及包裹的大网膜强回声；⑥胆囊壁内动脉血流明显减少；⑦超声莫非征阳性。

四、诊断与鉴别诊断

（一）诊断标准

（1）急性胆囊炎的早期诊断会为早期治疗提供帮助并且可以降低病死率。

（2）当怀疑有急性非结石性胆囊炎时，应行胆道核素造影，但其准确性仅为88%。同时，假阳性率也较高。

（二）鉴别诊断

与其他急腹症相鉴别。

（1）急性胆囊炎应当与其他急腹症鉴别，包括急性阑尾炎、穿孔性或穿透性十二指肠溃疡、急性或穿孔性胃溃疡及急性胰腺炎等。通常这些疾病通过仔细询问病史和详细的体格检查很容易进行鉴别。多数急性阑尾炎较容易与胆囊炎进行鉴别，但如果患者存在较长的腹膜后位阑尾时，因其尖端紧靠胆囊，故鉴别尚有困难。此时，应行胆道核素造影进行鉴别。

（2）急性胆囊炎还必须与包括由于肝脏迅速增大或肝脏急性炎症而引起腹痛的疾病相鉴别，例如病毒性肝炎、急性酒精性肝炎、右心衰竭和淋球菌性肝脏周围炎等。通常这些疾病与急性胆囊炎不难鉴别。

五、治疗

急性胆囊炎需要及时的治疗，尤其是当患者存在胆囊扭转、化脓性胆囊炎时。

对于大多数急性胆囊炎患者需进行抗感染治疗，而对于所有急性胆囊炎患者均应进行胆汁和血液培养。在我国引起胆道系统感染的致病菌中，革兰阴性菌约占2/3，前3位依次为大肠埃希菌、铜绿假单胞菌、肺炎克雷伯菌。革兰阳性菌前3位依次为粪肠球菌、屎肠球菌、表皮葡萄球菌。14.0%～75.5%的患者同时合并厌氧菌感染，其中以脆弱拟杆菌为主。

1. 抗感染治疗适应证

目的可以分为三种：假定或经验性治疗、明确或特异性治疗以及预防治疗。经验性治疗是指当怀疑患者存在感染并且致病菌未明确，微生物检查结果尚未得出时，应用抗生素进行治疗。当微生物检查结果回报后，抗生素就应做相应的调整，此时为明确或特异治疗。预防治疗指对于可能发生的感染进行初级和次级预防。

除了轻度急性胆囊炎，其余的急性胆囊炎的患者都需应用抗生素治疗。轻度急性胆囊炎若腹部疼痛不明显，实验室和影像学检查提示轻度的炎症反应（与胆绞痛相类似），可以口服抗菌药物甚至无须抗菌药物治疗，具体推荐药物下文会详细介绍。同时，这类患者可适当使用非甾体类抗炎药物。如果已经进行胆囊切除术的患者，可以应用抗生素作为预防用药。

2. 在选择抗生素时应该考虑的因素

（1）对于致病菌的抑菌活性：在胆囊炎的致病菌中，大肠埃希菌和肺炎克雷伯菌对第三代、第四代头孢菌素耐药率分别为56.6%和31.1%，对氟喹诺酮类药物耐药率分别为64.6%和29.2%。铜绿假单胞菌对亚胺培南、头孢哌酮舒巴坦耐药率分别为28.7%、19.8%。屎肠球菌对抗菌药物耐药率高于粪肠球菌，革兰阳性细菌对万古霉素和替考拉宁耐药率较低。

（2）急性胆囊炎的严重程度：抗生素的选择应首先评估疾病的严重程度。使用抗生素时剂量应充足。已经经验用药的患者在通过微生物学培养确定致病菌并进行药敏测试之后，应根据结果及时更换抗生素种类。

（3）患者有无肝肾功能障碍：因为大部分头孢菌素类、青霉素类、氨基苷类抗生素、碳青霉烯类抗生素都是通过肾脏代谢，因此当患者肾功能不全时，应下调抗生素的剂量（而使用头孢曲松时，需要评估肝脏功能，相对来讲，其对肾脏功能的要求不是很高）。

（4）患者抗菌药物接触史。

（5）抗生素的抗菌谱：需要注意的是，由于广谱抗生素的应用可能抑制肠内微生物（如第三代、第四代头孢菌素），并影响维生素 K 的吸收，导致出血性疾病，因此如果患者的胆道损伤已经影响到肠肝循环时，应该给予静脉注射维生素 K。

3. 渗入胆囊壁的药物的选用

通常人们认为在治疗胆道疾病时，应该选择能够渗入胆囊壁的抗生素。但是，这种观点尚存在争议。现在尚没有临床或实验数据支持这个观点。

4. 非甾体类抗炎药的应用

已经有胆绞痛症状的患者应用非甾体类抗炎药物（NSAID），如双氯芬酸钠或吲哚美辛之类，可以起到止痛的效果，并且可以抑制胆囊壁前列腺素的释放。一项 NSAID 治疗胆绞痛患者的随机对照试验（双氯芬酸钠，75mg，肌内注射）显示，NSAID 可以缓解患者的疼痛，并且预防疾病发展为急性胆囊炎。尽管有报道证明 NSAID 可以改善慢性胆囊炎患者的胆囊功能，但没有报道证明在急性胆囊炎病情开始之后，应用 NSAID 可以缓解疾病，是否常规应用有待进一步研究。

轻度急性胆囊炎通常为单一的肠道致病菌感染，例如大肠埃希菌等，因此可以应用口服单一抗生素进行治疗。因为肠道微生物会产生 β - 内酰胺酶，因此推荐使用 β - 内酰胺酶抑制剂，例如哌拉西林/他唑巴坦、氨苄西林/舒巴坦等。轻度急性胆囊炎的患者，伴有轻度的腹部疼痛，实验室检查及影像学存在轻度的炎症反应，临床症状与胆绞痛类似，可以口服抗生素或无须使用抗生素。对于中度急性胆囊炎患者，广谱青霉素、第二代头孢菌素都可以作为患者首选经验性用药，同时应静脉给药。而对于重症急性胆囊炎患者，因为其经常为多重耐药菌感染，故首选广谱的第三代和第四代头孢菌素类药物。

如果首选用药无效，则应改用氟喹诺酮类和碳青霉烯类。需要注意的是，不恰当或过度使用第三代和第四代头孢菌素和碳青霉烯类抗生素，会导致耐药菌的出现。

5. 抗生素的给药方案

当选定合适的抗生素后，为了达到更好的临床效果，避免细菌耐药性的出现，就应基于药物的药代动力学和药效学决定其合适的剂量。Andes 等将抗生素分为时间依赖性抗生素和浓度依赖性抗生素。时间依赖性抗生素是指抗生素的抗菌能力和达到有效浓度时间长短有关系，达到最小有效浓度后再增加药物浓度不会提高其抗菌效能，因此，为了获得更好的临床疗效，应严格控制抗生素的给药间隔。这类抗生素主要包括 β - 内酰胺类和大环内酯类。和其相对应的是浓度依赖型抗生素，代表有氨基苷类和喹诺酮类，这类抗生素抗菌活性主要和其峰浓度有关。因此，当为患者选择合适的抗生素后，应根据其类型制订合适的剂量及给药时间。

急性胆囊炎抗菌治疗 3～5d 后，如果急性感染症状、体征消失，体温和白细胞计数正常可以考虑停药。

第四章 肾内科疾病

第一节 急性肾小球肾炎

急性肾小球肾炎(AGN)简称急性肾炎,是一种常见的肾脏疾病。其表现为一组临床综合征,又称为急性肾炎综合征。本病急性起病,以不同程度的血尿、蛋白尿、水肿、高血压、少尿及一过性氮质血症为常见的临床表现。急性肾炎常见于感染之后(潜伏期2~4周),故又称急性感染后肾小球肾炎。本病以链球菌感染后最为常见,又称为急性链球菌感染后肾炎,偶见于其他细菌或病原微生物感染之后。急性肾炎任何年龄均可发病,但以儿童多见,青年次之,中老年少见,一般男性发病率较高,男女之比为(2~3)∶1。

一、病因

根据流行病学、免疫学及临床方面的研究,证明本症是由β溶血性链球菌A组感染引起的一种免疫复合物性肾小球肾炎。其根据如下:①肾炎起病前先有链球菌前驱感染;②没有链球菌直接侵犯肾脏的证据;③自链球菌感染至肾炎发病有一间歇期,此期相当于抗体形成所需时间;④患者血中可检出对链球菌及其产物的抗体、免疫复合物;⑤血中补体成分下降;⑥在肾小球基膜上有IgG和补体成分的沉积。

在β溶血性链球菌A组中,由呼吸道感染所致肾炎的菌株以12型为主,少数为1、3、4、6、26、49型,引起肾炎的侵袭率约为5%。由皮肤感染引起的肾炎则以49型为主,少数为2、55、57和60型,侵袭率可达25%。

二、临床表现

本症在临床上表现轻重悬殊,轻者可为"亚临床型"即除实验室检查异常外,并无具体临床表现;重者并发高血压脑病、严重循环充血和急性肾衰竭。

前驱常为链球菌所致的上呼吸道感染,如急性化脓性扁桃体炎、咽炎、淋巴结炎、猩红热等,或是皮肤感染,包括脓疱病、疖肿等。

前驱链球菌感染后经1~3周无症状间歇期而急性起病,表现为水肿、血尿、高血压及程度不等的肾功能受累。

(一)水肿

水肿是最常见的症状,系因肾小球滤过率减低水钠潴留引起。一般水肿多不十分严重,初仅累及眼睑及颜面,晨起重;重者波及全身,少数可伴胸、腹腔积液;轻者仅体重增加,肢体有胀满感。急性肾炎的水肿压之不可凹,与肾病综合征时明显的可凹性水肿不同。

(二)血尿

半数患儿有肉眼血尿;镜下血尿几乎见于所有病例。肉眼血尿时尿色可呈洗肉水样、烟灰色、棕红色或鲜红色等。血尿颜色的不同和尿的酸碱度有关;酸性尿呈烟灰或棕红色,中性或碱性尿呈鲜红或洗肉水样。肉眼血尿严重时可伴排尿不适甚至排尿困难。通常肉眼血尿1~2周后即转为镜下血尿，少数持续3~4周。也可因感染、劳累而暂时反复。镜下血尿持续1~3个月，少数延续半年或更久，但绝大多数可恢复。血尿同时常伴程度不等的蛋白尿，一般为轻至中度，少数可达肾病水平。尿量减少并不少见，但真正发生至少尿或无尿者为少数。

（三）高血压

高血压见于30%~80%的病例，系由水钠潴留血容量扩大所致，一般为轻或中度增高。大多于1~2周后随利尿消肿而血压降至正常，若持续不降应考虑慢性肾炎急性发作的可能。

出现上述症状的同时，患儿常有乏力、恶心、呕吐、头晕等症状，年长儿诉腰部钝痛，年幼儿中诉腹痛。

无症状的亚临床病例，可全无水肿、高血压、肉眼血尿，仅于链球菌感染流行时，或急性肾炎患儿的密切接触者中行尿常规检查时，发现镜下血尿，甚至尿检正常，仅血中补体 C_3 降低，待6~8周后恢复。临床表现有水肿、高血压，甚或有严重循环充血及高血压脑病，而尿中改变轻微或常规检查正常，称"肾外症状性肾炎"，此类患儿血补体 C_3 呈急性期下降，6~8周恢复的典型规律性变化，此点有助于诊断。尿蛋白及水肿重，甚至与肾病近似，部分患儿还可有血浆蛋白下降及高脂血症，而与肾病综合征不易区别。

三、辅助检查

（一）尿常规

血尿为急性肾炎重要所见，或肉眼血尿或镜下血尿，尿中红细胞多为严重变形红细胞，但应用袢利尿剂时可暂为非肾变形红细胞。此外，还可见红细胞管型，提示肾小球有出血渗出性炎症，是急性肾炎的重要特点。尿沉渣还常见肾小管上皮细胞、白细胞、大量透明和颗粒管型。尿蛋白通常为(+)~(++)，尿蛋白多属非选择性，尿中纤维蛋白降解产物(FDP)增多。尿常规一般在4~8周大致恢复正常。残余镜下血尿或少量蛋白尿(可表现为起立性蛋白尿)可持续半年或更长。

（二）血常规

红细胞计数及血红蛋白可稍低，系由血容量扩大、血液稀释所致。白细胞计数可正常或增高，此与原发感染灶是否继续存在有关。血沉增快，2~3个月恢复正常。

（三）肾功能检查

肾小球滤过率(GFR)呈不同程度下降，但肾血浆流量仍可正常，因而滤过分数常减少。与肾小球功能受累相较，肾小管功能相对良好，肾浓缩功能多能保持。临床常见一过性氮质血症，血中尿素氮、肌酐增高。不限水量的患儿，可有一轻度稀释性低钠血症。此外，患儿还可有高血钾及代谢性酸中毒。血浆蛋白可因血液稀释而轻度下降，在蛋白尿达肾病水平者，血白蛋白下降明显，并可伴一定程度的高脂血症。

（四）细胞学和血清学检查

急性肾炎发病后自咽部或皮肤感染灶培养出 β 溶血性链球菌的阳性率约30%，早期接受青霉素治疗者更不易检出。链球菌感染后可产生相应抗体，常借检测抗体证实前驱的链球菌感染。如抗链球菌溶血素O抗体(ASO)，其阳性率为50%~80%，通常于链球菌感染后2~3周出现，3~5周滴度达高峰，患者半年内恢复正常。判断其临床意义时应注意，其滴度升高仅表示近期有过链球菌感染，与急性肾炎的严重性无直接相关性；经有效抗生素治疗者其阳性率减低,皮肤感染灶患者阳性率也低。尚可检测抗脱氧核糖核酸酶 B 及抗透明质酸酶,并应注意应于 2~3 周后复查,如滴度升高,则更具诊断价值。

(五)血补体测定

除个别病例外,肾炎病程早期血总补体及 C_3 均明显下降,6~8 周后恢复正常。此规律性变化为本症的典型表现。血补体下降程度与急性肾炎病情轻征无明显相关,但低补体血症持续 8 周以上,应考虑有其他类型肾炎之可能,如膜增生性肾炎、冷球蛋白血症或狼疮肾炎等。

(六)其他检查

部分病例急性期可测得循环免疫复合物及冷球蛋白。通常典型病例不需肾活检,但如与急进性肾炎鉴别困难;或病后 3 个月仍有高血压、持续低补体血症或肾功能损害者。

四、诊断与鉴别诊断

(一)诊断标准

(1)起病急,病情轻重不一,大多数预后良好,一般在数月至一年内痊愈。

(2)有蛋白尿、血尿(镜下或肉眼血尿)、管型尿,常有水肿、高血压或氮质血症,B 超检查肾脏无缩小。

(3)部分病例有急性链球菌感染史,在感染后 1~3 周发病。

(二)鉴别诊断

因症状轻重不一,且多种病因的肾脏疾患均可表现为急性肾炎综合征,故有时应与下列疾病鉴别。

1. 其他病原体感染后的肾小球肾炎

已知多种病原体感染也可引起肾炎,并表现为急性肾炎综合征。可引起增殖性肾炎的病原体有细菌(葡萄球菌、肺炎球菌等),病毒(流感病毒、EB 病毒、水痘病毒、柯萨奇病毒、腮腺炎病毒、巨细胞包涵体病毒及乙型肝炎病毒等)、肺炎支原体及原虫等。参考病史、原发感染灶及其各种特点一般均可区别。

2. 其他原发性肾小球疾患

(1)膜增殖性肾炎:起病似急性肾炎,但常有显著蛋白尿、血补体 C_3 持续低下,病程呈慢性过程可资鉴别,必要时行肾活检。

(2)急进性肾炎:起病与急性肾炎相同,常在 3 个月内病情持续进展恶化,血尿、高血压、急性肾衰竭伴少尿或无尿持续不缓解,病死率高。

(3)IgA 肾病:多于上呼吸道感染后 1~2d 即以血尿起病,通常不伴水肿和高血压。一般无补体下降,有时有既往多次血尿发作史。鉴别困难时需行肾活检。

(4)原发性肾病综合征肾炎型:肾炎急性期偶有蛋白尿严重达肾病水平者,与肾炎性肾病综合征易于混淆。经分析病史,补体检测,甚至经一阶段随访观察,可以区别,困难时须赖肾活检。

3. 全身性系统性疾病或某些遗传性疾患

红斑狼疮、过敏性紫癜、溶血尿毒综合征、结节性多动脉炎、Goodpasture 综合征、Alport 综合征等。据各病之其他表现可以鉴别。

4. 急性泌尿系感染或肾盂肾炎

小儿也可表现有血尿,但多有发热、尿路刺激症状,尿中以白细胞为主,尿细菌培养阳性可以区别。

5.慢性肾炎急性发作

慢性肾炎急性发作易误为"急性肾炎",因二者预后不同,需予鉴别。此类患儿常有既往肾脏病史,发作常于感染后 1~2d 诱发,缺乏间歇期,且常有较重贫血、持续高血压、肾功能不全,有时伴心脏、眼底变化、尿比重固化,B 超检查有时见两肾体积较小。

五、治疗

目前尚无直接针对肾小球免疫病理过程的特异性治疗。主要是通过对症治疗纠其病理生理过程(如水钠潴留、血容量过大),防治急性期并发症、保护肾功能,以方便其自然恢复。

(一)基本治疗

急性期通常需 2~3 周,待肉眼血尿消失、血压恢复、水肿减退即可逐步增加室内活动量。对遗留的轻度蛋白尿及血尿应加强随访观察而无须延长卧床期,如有尿改变增重则需再次卧床。3 个月内宜避免剧烈体力活动。可于停止卧床后逐渐增加活动量,2 个月后如无临床症状,尿常基本正常,即可开始半日上学,逐步到参加全日学习。

为防止水钠进一步潴留,导致循环过度负荷,须减轻肾脏负担,急性期宜限制盐、水、蛋白质摄入。对有水肿、血压高者用免盐或低盐饮食。水肿重且尿少者限水。对有氮质血症者限制蛋白质摄入。小儿于短期内应用优质蛋白,可按 0.5g/kg 计算。注意要用糖类等为其提供热量。对仍有咽部、皮肤感染灶者给予青霉素或其他敏感药物治疗 7~10d。

急性肾炎时主要病理生理变化为水钠潴留、细胞外流液量扩大,故利尿剂的应用不仅达到利尿消肿作用,且有助于防治并发症。凡经控制水、盐而仍尿少、水肿、血压高者均应给予利尿剂。噻嗪类无效时可用强有力的袢利尿剂如呋塞米和依他尼酸。汞利尿剂一般禁用。凡经休息、限水盐、利尿而血压仍高者应给予降压药。儿科仍常用利血平,首剂可按0.07mg/kg(每次最大量不超过 2mg)口服或肌内注射,必要时 12h 可重复一次。首剂后一般给口服,按每日0.02~0.03mg/kg 计算,分 2~3 次口服。不良反应为鼻堵、疲乏、结膜充血、面红、心动过缓等。

应避免反复大量注射或与氯丙嗪合用,因偶可发生类帕金森症状,表现为发音不清、不自主震颤、肌张力增高等。利血平效果不满意时可并用肼苯哒嗪,0.1mg/kg,肌内注射或 0.5mg/(kg·d)分次口服,主要不良反应有头痛、心率加快、胃肠刺激。血压增高明显,需迅速降压时近年还常用钙通道阻滞剂,如硝苯吡啶,口服或舌下含眼,20min 后血压开始下降,1~2h 作用达高峰,持续 6~8h,或用血管紧张素转移酶抑制剂,如巯甲丙脯酸。发生高血压脑病需紧急降压者可选用硝普钠,对伴肺水肿者尤宜,本药作用迅速,滴注后数 10s 即见效,但维持时间短。

停用后 3~5min 作用消失,须维持静脉点滴,小儿可给5~20mg,溶于100mL 葡萄糖液中,以 1μg/(kg·min)速度开始,视血压调整滴数。应注意点滴速度、需新鲜配制、输液瓶应黑纸包裹避光。另一静脉快速降压药氯甲苯噻嗪具直接扩血管作用,用量 3~5mg/kg,快速静脉注射,效果不满意时 30~60min 后可重复一次。

用后 5min 即达最大降压效果,维持8h。不良反应为偶见恶性、头痛、心悸、一过性室性心律不齐等。既往常用的降压药硫酸镁,因已有其他有效药物,且肾功能不全少尿时还有镁中毒危险,近年用的已经很少用。

（二）并发症的治疗

1.急性循环充血的治疗

本症主因水钠潴留、血容量扩大而致,故本症治疗重点应在纠正水钠潴留、恢复血容量,而不是应用加强心肌收缩力的洋地黄类药物。除应用利尿剂外必要时加用酚妥拉明或硝普钠以减轻心脏前后负荷,经上述治疗仍未能控制者可行腹膜透析,以及时迅速缓解循环的过度负荷。

2.高血压脑病的治疗

除以强有效的降压药控制血压外,要注意对症处理。对持续抽搐者可应用地西泮0.3mg/kg,总量不超过20mg,静脉注射,或采用其他止痉药。利尿剂有协助降压的效果,本症常伴脑水肿,宜采用速效有力的利尿剂。

（三）其他治疗

一般不用肾上腺皮质激素。对内科治疗无效的严重少尿或无尿、高度循环充血状态及不能控制的高血压可用透析治疗。

第二节 慢性肾小球肾炎

慢性肾小球肾炎系指各种病因引起的不同病理类型的双侧肾小球弥散性或局灶性炎症改变,临床起病隐匿,病程冗长,病情多发展缓慢的一组原发性肾小球疾病的总称,故严格说来它不是一独立性疾病。但由于临床上未能广泛开展肾活组织检查,这一组慢性肾小球肾炎综合征的临床分型对临床工作中制订治疗方案与预防病情进展和肾功能恶化有一定帮助。

一、病因

慢性肾炎是一组多病因的慢性肾小球病变为主的肾小球疾病,但多数患者病因不明,与链球菌感染并无明确关系,据统计15%～20%从急性肾小球肾炎转变而至,但由于急性肾小球肾炎亚临床型不易被诊断,故实际上百分比可能要高些。此外,大部分慢性肾炎患者无急性肾炎病史,故目前较多学者认为慢性肾小球肾炎与急性肾炎之间无肯定的关联,它可能是由于各种细菌、病毒或原虫等感染通过免疫机制、炎症介质因子及非免疫机制等引起本病。

二、临床表现

慢性肾小球肾炎病理改变因病因、病程和类型不同而异。可表现为弥散性或局灶节段系膜增生、膜增生、膜性、微小病变、局灶硬化、晚期肾小球纤维化或不能定型。除肾小球病变外,尚可伴有不同程度肾间质炎症及纤维化,肾间质损害加重了肾功能损害。晚期肾小球肾炎肾皮质变薄、肾小球毛细血管袢萎缩,发展为玻璃样变或纤维化,残存肾小球可代偿性增大,肾小管萎缩等。

大多数隐匿起病,病程冗长,病情多缓慢进展。由于不同病理类型,临床表现不一致,多数病例以水肿为首现症状,轻重不一。轻者仅面部及下肢微肿,重者可出现肾病综合征,有的病例则以高血压为首现症状而发现为慢性肾小球肾炎。亦可表现为无症状蛋白尿及（或）血尿，或仅出现多尿及夜尿，或在整个病程无明显体力减退直至出现严重贫血或尿毒症为首发症状，一般根据临床表现不同，分为以下五个亚型。

1. 普通型

普通型较为常见。病程迁延，病情相对稳定，多表现为轻度至中度的水肿、高血压和肾功能损害。尿蛋白（+）~（+++），离心尿红细胞>10个/高倍视野和管型尿等。病理改变以系膜增生局灶节段系膜增生性和膜增生、肾小球肾炎为多见。

2. 肾病型

除具有普通型的表现外，主要表现为肾病综合征，24h尿蛋白定量>3.5g，血清白蛋白低于30g/L，水肿一般较重和伴有或不伴有高脂血症。病理分型以微小病变、膜性、膜增生、局灶性肾小球硬化等为多见。

3. 高血压型

除上述普通型表现外，以持续性中等度血压增高为主要表现，特别是舒张压持续增高，常伴有眼底视网膜动脉细窄、迂曲和动、静脉交叉压迫现象，少数可有絮状渗出物及（或）出血。病理以局灶节段肾小球硬化和弥散性增生为多见，或晚期不能定型，或多有肾小球硬化表现。

4. 混合型

临床上既有肾病型表现又有高血压型表现，同时多伴有不同程度肾功能减退征象。病理改变可为局灶节段肾小球硬化和晚期弥散性增生性肾小球肾炎等。

三、治疗

典型病例诊断不难，具有蛋白尿、血尿（相差显微镜检多见多形态改变的红细胞）、高血压、水肿、肾功能不全等肾小球肾炎临床表现，病程持续1年以上，除外继发性肾小球肾炎引起者，应考虑本病。

1. 一般治疗

患者无明显水肿、高血压、血尿和蛋白尿不严重，无肾功能不全表现，可以自理生活，甚至可以从事轻微劳动，但要防止呼吸道感染，切忌劳累，勿使用对肾脏有毒性作用的药物。有明显高血压、水肿者或短期内有肾功能减退者，应卧床休息，并限制食盐的摄入量至2~3g。对尿中丢失蛋白质较多、肾功能尚可者，宜补充生物效价高的动物蛋白，如鸡蛋、牛奶、鱼类和瘦肉等，已有肾功能减退者（内生肌酐清除率在30mL/min左右），应适量限制蛋白质在30g左右，必要时加口服适量必需氨基酸。

2. 对氮质血症处理

（1）短期内出现氮质血症或第一次出现，或在近期有进行性升高者均应卧床休息、限制过多活动。

（2）饮食与营养：对无明显水肿和高血压者不必限制水分和钠盐摄入，适当增加水分以增加尿量十分重要。对轻、中度氮质血症患者不限制蛋白质摄入，以维持体内正氮平衡，特别是每日丢失蛋白质量较多的患者更应重视。对大量蛋白尿伴轻度氮质血症时可增加植物蛋白，如大豆等。重度氮质血症或近期内进行性氮质血症者适当限制蛋白质摄入。

（3）关于尿量与尿渗透浓度：一般慢性肾炎氮质血症患者尿渗透浓度常在400mOsm/L或以下，若每日尿量仅1L，则不足排出含氮溶质，故应要求尿量在1.5L或以上，适当饮水或喝淡茶可达到此目的,必要时可间断服用利尿剂。

(4)控制高血压:慢性肾炎氮质血症和肾实质性高血压常提示预后不良,持续或重度肾性高血压又可加重氮质血症。用一般降压药虽可降低外周血管阻力但不一定就降低肾小球内血管阻力。肾小球入球和出球小动脉阻力增强使肾小球滤过功能降低。钙通道阻断剂(如硝苯地平等)能否降低肾小球内压力保护肾功能尚有异议,现已公认血管紧张素转换酶抑制剂不仅降低外周血管阻力,它尚可抑制组织中肾素—血管紧张素系统,降低肾小球、出球小动脉张力,改善肾小球内血流动力学改变的作用,ACEI 尚使组织内缓激肽降解减少,缓激肽扩张效果增强。缓激肽尚可刺激细胞膜磷脂游离出花生四烯酸,促进前列腺素生成又增强血管扩张的效应。ACEI 尚抑制血管紧张素 II 对肾小球系膜细胞收缩作用。这些作用机制反映在肾组织内,可改善肾小球内血流动力学。对中、重度高血压,心脏肥厚患者使用 ACEI 尚可减少或抑制血管紧张素 II 促心肌、血管平滑肌增生肥大和血管壁中层增厚的作用,此对防止慢性肾炎高血压患者血管壁增厚和心肌细胞增生肥大十分有助。但 ACEI 引起肾小球出球小动脉张力降低,有时可使 GFR 下降,故在氮质血症时使用 ACEI 剂量不宜过大,且应密切观察肾功能,更不宜使用保钾利尿剂,以免发生高钾血症。常用药物为卡托普利 12.5 ~ 25mg 1 次,每日 2 ~ 3 次;或贝那普利(洛汀新)每日 1 ~ 2 次,每次 10mg;或依那普利 10mg,每日 1 次;或西那普利 2.5 ~ 5mg,每日 1 次。贝那普利、西那普利与依那普利为长效 ACEI,若未能控制高血压可加用氨氯地平(络活喜)5 ~ 10mg 每日 1 ~ 2 次。

(5)肾病综合征治疗过程中出现氮质血症的处理:慢性肾炎肾病型水肿期和水肿消退期 GFR 常有不同程度降低。它与下列因素有关:①病理活动性病变程度;②肾间质水肿;③肾小球超滤系数减少;④血容量减少(7% ~ 38% 病例);⑤较大量激素应用引起体内高分解代谢;⑥对肾脏有损害药物的应用;⑦间质性肾炎;⑧肾静脉血栓形成。临床上及时判断原因常不容易,除①、⑥和⑦项须及时处理外,其他若无感染情况,有时需耐心等待,不能过分积极;合并急性间质性肾炎,无论是疾病本身免疫反应,药物过敏反应使用短程偏大剂量激素常可降低氮质血症应及时处理。

(6)抗凝治疗:曾对 400 多例各种病理类型肾小球肾炎伴高凝状态及肾内纤维蛋白样坏死者联合应用肝素 50 ~ 80mg/d 和尿激酶 2 万 ~ 8 万 U/d 静脉滴注(2 ~ 8 周)的治疗,肾功能常有不同程度的改善,无一例发生严重的出血。对顽固性或难治性肾静脉血栓形成者,经肾动、静脉插管技术注射尿激酶 20 万 U 治疗肾静脉血栓形成取得良好疗效。

(7)高尿酸血症的处理:少数慢性肾炎氮质血症患者合并高尿酸血症。血尿酸增高与内生肌酐清除率降低并不呈比例,说明高尿酸血症不是氮质血症的结果,使用别嘌呤醇降低血尿酸可改善肾功能,但剂量宜小、用药时间要短、减药要快。不宜用增加尿酸排泄的药物。

(8)其他:肾小球肾炎时肾组织中浸润的炎症细胞可产生大量氧自由基,肾小球系膜细胞受到免疫复合物,膜攻击复合物和血小板激活因子等刺激也可产生活性氧。氧自由基可直接损伤或通过膜脂质过氧化反应破坏肾小球基膜、上皮细胞。此外,许多肾小球疾病患者抗氧化能力低下,表现为血抗氧化酶如血清超氧歧化酶减少和抗氧化剂维生素 B_2、维生素 E、锌和硒等降低。因此,临床上如何抑制肾组织氧自由基产生,是否应用抗氧化剂、用哪种抗氧化剂为好均值得进一步观察和积累经验。慢性肾炎肾病综合征常伴有不同程度高脂血症。已知高胆固醇血症特别是低密度脂蛋白常可引发肾组织产生脂质过氧化物,加速肾小球硬化和肾小管损伤,提高血白蛋白水平可降低血脂浓度。

总之,慢性肾炎氮质血症患者是站在走向慢性肾衰竭或病情稳定的十字路口线上,对短期内进行性的氮质血症或第一次出现的氮质血症应仔细寻找原因,切勿简单地认为是慢性肾炎发展的阶段。不少病例在去除诱发因素后,在相当长时期内尚可保持良好的肾功能。

第三节 IgA 肾病

IgA 肾病是世界范围内常见的肾小球疾病,占亚洲原发性肾小球疾病的 30% ~45% 、白种人的 30% ~40% ,但黑种人发病率较低。IgA 肾病分为原发性和继发性。继发性 IgA 肾病的常见原发病包括过敏性紫癜、病毒性肝炎、系统性红斑狼疮、强直性脊柱炎、类风湿关节炎、银屑病等。本文主要叙述原发性 IgA 肾病。IgA 肾病的病理特征是以 IgA 为主的免疫复合物(IgA、IgA 及 IgG、IgM)在肾小球系膜区沉积,肾小球系膜细胞增生及系膜基质增多为基本组织学改变,但其临床表现及病理表现多种多样,病情变化轻重不一。

一、病因

IgA 肾病的病因尚未完全阐明,可能与感染、饮食习惯及居住环境、黏膜免疫功能异常及遗传背景等有关。

(一)感染

IgA 肾病无论是初始发病或复发均与感染有密切关系,尤其是合并上呼吸道感染。近年来,许多研究证实扁桃体感染与 IgA 肾病发病相关。有研究对 IgA 肾病患者腭扁桃体隐窝分泌物进行细菌培养,发现大多数患者培养出的细菌为甲型溶血性链球菌,其次为副流感嗜血杆菌。

(二)饮食习惯及居住环境

亚洲国家 IgA 肾病患病率显著高于欧美,存在明显的地域差异性,去除肾活检适应证的选择和条件的不同等因素外,也有学者认为与饮食习惯及居住环境有关。

(三)黏膜免疫功能异常

IgA 是人体产生最多的免疫球蛋白,在抗原刺激下由黏膜免疫系统 B 细胞分泌,负责黏膜免疫。黏膜免疫系统亦称黏膜相关淋巴组织(MALT),主要是指呼吸道、胃肠道及泌尿生殖道黏膜固有层和上皮细胞下散在的无被膜淋巴组织,以及某些带有生发中心的器官化淋巴组织,如扁桃体、小肠的派氏集合淋巴结及阑尾等。人扁桃体属于黏膜相关淋巴组织,是人体最大的黏膜免疫器官,由腭扁桃体、管状扁桃体、咽扁桃体和舌扁桃体组成,共同构成 Waldeyer 环,是空气和食物进入体内的门户。抵抗病毒、细菌和食物抗原进入上呼吸道及消化道的第一道防线,其功能细胞有 T、B 淋巴细胞,树突细胞等。T 淋巴细胞在网状上皮中占细胞总量的 40% 。主要接受抗原提呈细胞传递抗原信息后产生各种细胞因子,促进 B 淋巴细胞成熟。滤泡间区可以产生 IgG、IgA、IgM 和 IgD。树突细胞为扁桃体中主要的抗原提呈细胞。B 细胞产生的分泌型 IgA 二聚体具有亲水特性,能够防止细菌或病毒黏附和侵入上呼吸道黏膜。激活的 T 细胞可产生 Th -1 型和 Th -2 型细胞因子,充分显示了它们既能支持细胞免疫介导的应答又支持体液免疫介导应答的多样性。

已有许多研究证实:IgA肾病与非肾炎扁桃体炎患者比较,发现前者腭扁桃体组织和单个核细胞中,CD4$^+$细胞、CD25$^+$细胞、J链阳性IgA细胞、CD19$^+$细胞、CD27$^+$细胞、CD68细胞、CD21细胞及CD3细胞等明显增多;IgA1、低糖基化IgA1、IL-4、TLR9、STAT6和FcaRI表达明显增高。以上研究提示IgA肾病患者腭扁桃体黏膜免疫功能存在异常。

新近研究发现患有乳糜泻的患者IgA肾病发病风险增高3倍,可能与肠黏膜细胞酶活性不足,导致麦粉食物中的麦胶蛋白不能被分解,使得食物抗原反复刺激肠黏膜引起黏膜免疫异常有关。

(四)遗传背景

IgA肾病大多数为散发,家族性发病可能占IgA肾病的5%。IgA肾病具有家族聚集性。对IgA肾病家族成员进行调查,发现其家族成员镜下血尿检出率增高,或部分家族成员可能无症状,却有相似的免疫异常。且已有家族成员先后患IgA肾病的报道,提示遗传因素在IgA肾病发病中起重要作用。

有学者通过连锁分析将IgA肾病致病基因定位于人类6号染色体长臂(6q22-23)上,并命名为IGAN1。对IgA肾病的遗传学研究主要集中在人类白细胞抗原(HLA)的IgA基因片段,特别是基因限制性片段多态性的研究上,但目前尚无一致定论。有报道称IgA肾病相关的HLA抗原位点,欧美以BW35为多见,我国和日本以DR4为多见,也有报道称我国北方汉族以DRw12为多见。此外还有报道表明B12、DR1以及IL-RN.2等位基因,ACEI/D基因型与IgA肾病相关。megsin2093C是IgA肾病易感基因等。新近研究发现我国南方吸烟者中TNFSF13基因与IgA肾病易感性相关。

散发的IgA肾病遗传因素直到最近还没有被很好地确定。至今为止,仅有数篇关于IgA肾病的全基因组关联研究(GWAS)的文献发表。最近有学者进行了一项对中国人群和欧洲人群IgA肾病大规模的GWAS。这项研究确定了IgA肾病的五个易感基因位点,包括3个在染色体6p21的MHC基因上的不同信号,但具体机制仍不清楚。在对中国人群的研究中,保护性等位基因存在率妊著低于欧洲人和非洲人。常见的遗传变异对IgA肾病的发生风险有影响。

二、临床表现

IgA肾病的临床表现多样,从无症状性镜下血尿和(或)蛋白尿到肉眼血尿,可表现为肾炎综合征或肾病综合征,可合并水肿、高血压、肾功能减退,涉及原发性肾小球疾病的各种临床表现。以往认为,典型的IgA肾病好发于青少年,男性较女性多见。多有前驱感染病史,包括上呼吸道、消化道、肺部、泌尿系感染。部分患者在黏膜或皮肤感染后24~72h出现肉眼血尿,感染控制后肉眼血尿减轻或消失,也有少数患者肉眼血尿可反复发作。从无症状性镜下血尿和(或)蛋白尿到肉眼血尿,可表现为肾炎综合征或肾病综合征,可合并水肿、高血压、肾功能减退。另一类患者起病隐匿,常因体检等发现尿检异常,包括单纯无症状性镜下血尿和持续性镜下血尿伴轻、中度蛋白尿(尿蛋白<3.5g/24h)。多无高血压、水肿、肾功能不全等表现。

IgA肾病也可表现为持续性大量蛋白尿(尿蛋白≥3.5g/24h)。若肾功能快速进行性恶化,并且合并明显血尿和大量蛋白尿,则要考虑细胞性新月体形成和毛细血管襻坏死,争取尽快行肾活检明确诊断。

IgA肾病常合并高血压,高血压发生率随病程延长或加重而增加。少数患者表现为恶性高血压,肾功能快速进行性恶化。部分患者就诊时已达到 ESRD 阶段,合并慢性肾功能不全的其他表现,如贫血、夜尿增多等,血肌酐多在 $442\mu mol/L$ 以上,B 超显示肾缩小、双肾实质变薄、皮髓质分界不清。很多患者已失去肾活检的机会。

三、辅助检查

1. 尿相差镜检

尿相差镜检典型的畸形红细胞尿,尤其是芽孢状或棘形红细胞,对诊断有较大的价值。但肉眼血尿明显时,尿中正常形态红细胞的比例可增加。

2. 血清 IgA 水平

部分患者血清 IgA 值增高,日本学者曾提出血清 IgA/C3 > 3.01,同时肾病患者血清中 IgA 水平 > 315mg/d 可提示 IgA 肾病,但特异性不强。

3. 肾功能检查

肾功能不全的患者,血清肌酐、尿素氮和血尿酸增高。即使是肾功能正常的 IgA 肾病患者,也有部分血尿酸升高。

四、诊断及鉴别诊断

(一)诊断

IgA 肾病确诊依靠肾活组织病理检查。

1. 光镜

IgA 肾病基本的组织学改变是肾小球系膜增生和系膜基质增多。典型的 IgA 肾病 PAS 染色可见系膜区、旁系膜区圆拱状的深染物质。Masson 染色上述部位可见嗜复红物沉积。但 IgA 肾病的组织学改变多种多样,从肾小球基本正常,到弥散系膜增生性病变、新月体形成以及局灶、节段硬化性病变都可出现。肾间质病变包括间质纤维化、肾小管萎缩、炎性细胞浸润(通常为单个核细胞)。肾小动脉可见硬化性病变、透明样变、内膜增厚及管腔狭窄。

2. 免疫荧光

免疫荧光是诊断 IgA 肾病必需的检查,主要表现为以 IgA 为主的免疫球蛋白在肾小球系膜区呈团块状或颗粒状弥散沉积,可伴有 IgG 和 IgM 的沉积。绝大多数病例合并 C_3 的沉积并与 IgA 的分布一致。出现 C_4、$C1q$ 沉积要注意除外继发性因素。

3. 电镜

肾小球系膜区、旁系膜区见电子致密物沉积,有的呈圆拱状,少数病例肾小球内皮下亦可见节段性电子致密物,基底膜上皮侧一般无电子致密物沉积。少数患者肾小球毛细血管襻可见节段性基底膜厚薄不一或基底膜节段分层、系膜插入。

临床上常用于判断 IgA 肾病的病理分级和分型包括 WHO 分级 Lee 氏分型和 Haas 氏分级等。Hass 分型更明确了 IgA 肾病的组织变化与预后有显著的关系,其中新月体的数量、肾小管和肾间质的损伤程度与预后关系密切,电子致密物的多少和沉积部位与预后无关。牛津分型首先找出重复性良好的病理指标,进而以疾病预后分析哪些病理指标具有临床意义,最终光镜病理报告应包括 4 项病理指标,①系膜细胞增生:按肾小球系膜平均积分,≤0.5 为 M0,>0.5或>50% 肾小球出现系膜细胞增生(M1);②节段肾小球硬化(或粘连):无(S0),有(S1);③毛细血管内增生:无(E0),有(E1);④肾小管萎缩/间质纤维化:≤25%(T0),26% ～

500/(T1),>50%(T2)。报告中还需包括肾小球总数、毛细血管外增生、球性硬化、节段硬化的肾小球数。牛津分型报道为半定量的形式,充分强调了可重复性,但其是一项回顾性研究,且病例选择存在一定偏倚,目前越来越多的研究验证牛津分型的临床应用价值,但国内的验证认为 E 对预后影响不大。而新月体(C)对预后有影响。

(二)鉴别诊断

首先需鉴别原发性 IgA 肾病和继发性 IgA 肾病。若有继发因素存在,首先需除外继发性 IgA 肾病,如狼疮性肾炎等病理除有 IgA 沉积外,多伴有多种免疫复合物沉积,临床常会出现多系统受累、免疫血清学指标阳性等。如过敏性紫癜性肾炎,其与 IgA 肾病的病理、免疫荧光相同,但紫癜性肾炎除肾表现外,可有皮肤紫癜、黑便、腹痛、关节痛等肾外表现。

由于 IgA 肾病主要表现为镜下血尿或肉眼血尿,因此需要与主要表现为血尿的其他疾病相鉴别,如 Alport 综合征、薄基底膜肾病、左肾静脉压迫综合征、恶性肿瘤、尿路感染等。链球菌感染后急性肾小球肾炎常表现为上呼吸道感染或急性扁桃体炎后出现血尿,但感染潜伏期长于 IgA 肾病(常为 1~2 周),可伴发水肿、高血压、蛋白尿或一过性氮质血症,血清 C_3 常下降,部分患者抗溶血性链球菌"O"阳性,多为自限性,经休息或对症支持治疗后好转,必要时可予抗生素控制感染。确诊仍需肾活检病理检查。

五、治疗

尽管对 IgA 肾病的发病机制有越来越多的了解,但目前尚无针对 IgA 的特异性治疗。治疗的一般原则包括:①防治感染;②避免劳累、脱水,避免使用肾毒性药物;③减少蛋白尿;④控制血压;⑤保护肾功能;⑥抗血小板聚集、抗凝及促纤溶药;⑦扁桃体摘除。

1.积极控制感染

对于扁桃体感染或其他感染后,反复出现肉眼血尿或尿检异常加重的患者,应积极控制感染。

2.降低尿蛋白

降低尿蛋白对于尿蛋白 <1g/d、肾功能正常的患者,ACEI 或 ARB 可作为首选治疗。对于尿蛋白 >1g/d 的患者,不管血压是否增高,首选 ACEI 和(或)ARB。同时要避免血压降得过低、影响脏器供血。

若经过 3~6 个月的对症支持治疗(包括 ACEI、ARB、降压药),尿蛋白定量仍 >1g/d、GFR >50mL/(min·1.73m²)者,KDIGO 指南建议加用鱼油和 6 个月疗程的激素治疗。可予泼尼松 0.6~1.0mg/(kg·d),4~8 周后酌情减量,总疗程 6~12 个月。如激素反应不佳或有禁忌证,可应用免疫抑制药治疗。KDIGO 指南建议对新月体比例 >50%、肾功能快速进展性恶化的患者,建议积极的免疫抑制药治疗(激素联合硫唑嘌呤或环磷酰胺)。

另外,激素和免疫抑制药的应用,除了考虑尿蛋白量以外,还要考虑肾活检病理改变。明显的炎细胞浸润、系膜细胞增生、细胞性新月体形成是应用激素和其他免疫抑制药的适应证。

对于临床表现为大量蛋白尿或病理表现为肾小球系膜细胞增生、球囊粘连、间质炎细胞明显浸润的 IgA 肾病患者,需要激素、免疫抑制药、ACEI、ARB 以及抗血小板聚集、抗凝、促纤溶的综合治疗。但需注意严格掌握激素及免疫抑制药的适应证,并注意防治其不良反应。对于临床表现为肾病综合征、病理表现为轻微病变或微小病变的 IgA 肾病患者,可按微小病变肾病综合征处理。

3.控制血压

2012 年 KDIGO 指南及美国国家肾脏基金会肾脏疾病预后质量倡议(nationalkidney foundation kidney disease outcomes quality initiative,NCF – KIDQI)均强调使用 ACE 或 ARB 控制血压和蛋白尿。尿蛋白定量 <1g/d,收缩压应控制在 <140mmHg;尿蛋白定量 >1g/d,收缩压 <130mmHg。排除肾动脉狭窄和严重肾衰竭后,首选 ACEI 和(或)ARB。如果降压效果不佳,可加用长效的钙离子拮抗药、利尿药和 α、β 受体阻滞药。

4.保护肾功能

对于 IgA 肾病合并肾功能急剧恶化的患者,首先明确肾功能不全的原因并对症处理,如对脱水、感染、肾毒性药物、恶性高血压所致的 AKI,给予补充血容量、抗感染、停用可疑药物及降压等对症处理。对于临床表现明显血尿、蛋白尿、血肌酐不超过 250μmol/L,病理表现为明显的肾小球系膜细胞增生、毛细血管襻坏死、细胞或纤维细胞新月体形成、弥散性间质炎细胞浸润等以活动性病变为主的 IgA 肾病患者,在没有禁忌证的情况下,应用激素联合细胞毒药物,能延缓 ESRD 的发生。而对于肾已缩小、绝大多数肾小球已出现球性硬化、血肌酐 >442μmol/L 的 IgA 肾病患者,给予慢性肾衰竭一体化治疗,如控制血压,补充铁剂、叶酸、维生素 B_{12} 和促红细胞生成素纠正贫血,适当补充碳酸氢钠治疗代谢性酸中毒,适当补充碳酸钙和活化的维生素 D_3。纠正钙磷代谢紊乱,防治继发性甲状旁腺功能亢进等,以尽可能延缓肾功能的恶化、防治并发症、提高患者生活质量,并做好肾替代治疗前的准备。

总之,IgA 肾病的临床表现和病理改变复杂多样,治疗方案应结合患者个体具体情况,并随病情的改变适当进行调整。

第四节　糖尿病肾病

随着人口老龄化进程的加速、人民生活水平的提高、生活方式的改变,我国糖尿病患病率显著增加,从 1980 年的 0.67% 增加到 2008 年的 9.7%,我国已成为世界上糖尿病患者数最多的国家。

其中 Ⅱ 型糖尿病占 90.0% 以上,胰岛素依赖型糖尿病约占 5.0%,城市妊娠糖尿病的患病率接近 5.0%,其他类型糖尿病仅占 0.7%。由于糖尿病的发病率随年龄增长而增加,60 岁以上老年人中糖尿病的患病率在 20% 以上,老年患者占糖尿病患者总人数的 1/3 左右,老年人中糖尿病肾病的患者数越来越多。

糖尿病肾病(diabetic nephropathy,DN)是糖尿病患者最主要的微血管并发症之一,我国 2001 年 Ⅱ 型糖尿病并发肾病的患病率为 34.7%。糖尿病肾病是造成 ESRD 的主要原因。在 DN 的早期阶段应通过严格控制血糖和血压,防止或延缓糖尿病肾病的发展。

一、病因

糖尿病肾病发病受多种因素影响,发病机制十分复杂。总的来说,其始于糖代谢障碍所致的血糖过高,在一定遗传背景以及相关获得性危险因子的参与下,通过启动许多细胞因子的网络,最终导致全身重要脏器的损害,其中肾脏损害即为糖尿病肾病。糖尿病肾病发病的主要影响因素如下。

(一)血流动力学异常

由于遗传因素的影响及糖代谢异常所产生的血管活性激素和细胞生长因子致肾小球内高压、高滤过及高灌注,并使肾小球肥大、形成蛋白尿,从而最终导致肾小球硬化。目前发现,凡肾小球滤过率(GFR)持续大于 150mL/min 的患者,最终出现微量清蛋白尿;此外,在 GFR 过高的病例中,病变进展的速度与严重程度也与 GFR 上升的程度相平行。

(二)持续高血糖造成的代谢异常

(1)形成晚期糖基化终末产物(advancedglycosylation end products, AGEs)。导致肾小球基底膜增厚、通透选择性和电荷选择性丧失,促进细胞外基质增加和动脉硬化。

(2)由多元醇通路激活所致。血糖持续升高可对肾小球系膜细胞、近端肾小管上皮细胞及内髓质集合管细胞醛糖还原酶(aldose reductase, AR)基因中的葡萄糖反应元件和渗透压反应元件形成刺激,进而激活该酶。AR 激活除影响肾脏血流动力学外,又使葡萄糖转变为山梨醇,而后在山梨醇脱氢酶作用下再转变为果糖。过多的山梨醇和果糖可造成细胞高渗、水肿,导致细胞破坏和组织损伤。

(3)蛋白激酶(protein kinase C,PKC)。信号传导通路激活,生成转化生长因子 β_1(transforminggrowth factor – β_1, TGFβ_1)、血管内皮生长因子和血管活性激素(内皮素、血管紧张素Ⅱ),造成细胞外基质形成及血管收缩,通透性增加,产生蛋白尿。

(三)高血糖

高血糖直接影响内皮细胞、系膜细胞的结构、合成能力及功能受损。

(四)遗传因素和环境因素

糖尿病的发生在一定程度上受遗传因素的影响。糖尿病肾病也并非在所有糖尿病患者中出现。不论 1 型还是 2 型糖尿病,男性发生糖尿病肾病的比例更高;同一种族中,在部分糖尿病患者中,某些家族更易患糖尿病肾病,均提示该病发病有遗传异质性。环境因素如胎儿母亲营养不良、肥胖和吸烟等也是致病的影响因素。

二、临床表现

典型糖尿病肾病的特点有 3 个:大量蛋白尿、GFR 下降和高血压。这 3 个特点也是 1 型糖尿病患者发病和过早死亡的主要原因。在病程超过 15 年的 1 型糖尿病患者中,30% ~40% 的患者会发生肾病。对 2 型糖尿病患者的类似估计不易获得,因有许多因素可使这些患者产生蛋白尿,包括原发性高血压、常见的非糖尿病肾病以及种族间的差异。据估计,在 2 型糖尿病患者中,有 25% 的患者发生肾病。糖尿病患者的肾脏病变要经过"五步曲",即 5 期。1 型糖尿病肾病的临床过程较典型;2 型糖尿病肾病因患者年龄多较大,高血压、高血脂等对肾脏的影响因素较复杂,因此其临床过程不典型。糖尿病肾病 5 期肾脏病变的表现如下。

(一)Ⅰ期

Ⅰ期以肾小球滤过率增高和肾体积增大为特征。新诊断的 1 型糖尿病患者就已有这种改变。GFR 增高(用同位素标记等方法检测),GFR 大于 120mL/min,甚至可达到 150mL/min。肾脏体积增大,B 超发现肾脏体积增大 25%。肾血流量和肾小球毛细血管灌注及内压均增高,其增高程度与血糖平行。血压不高。这些病变见于糖尿病的发病初期,在经严格控制血糖和接受胰岛素治疗几周至几个月后可以恢复,但不一定能完全恢复正常。肾活检未见异常,没有病理组织学的损害。

(二)Ⅱ期

正常清蛋白尿期。表现为休息时尿清蛋白排泄率(urinary albumin excre – tion,UAE)正常(小于20μg/min 或小于30mg/24h),运动后 UAE 增高(大于20μg/min),但休息后又可恢复正常。GFR 大于150mL/min 和 UAE 大于30μg/min 的患者以后更易发展为临床糖尿病肾病,意味着肾小球持续滤过过多是发生糖尿病肾病的高危状态。此期也可逆转,如果能良好地控制血糖,患者可以长期稳定地处于该期。该期患者血压不高,肾活检见基底膜增厚及系膜区基质增加。

(三)Ⅲ期

Ⅲ期也叫早期糖尿病肾病期(incipient DN),又称"持续微量清蛋白尿期"。此期发病率为16%,发生于病程超过5年的糖尿病患者,发病率随病程而上升。运动后由清蛋白尿转化为持续性的尿清蛋白升高,UAE 持续升高20～200μg/min(相当于30～300mg/24h 或尿清蛋白/肌酐30～300μg/mg)。当 UAE 升高20～70μg/min 时 GFR 开始下降到接近正常水平(130mL/min)。长期血糖控制不良及肾小球高滤过状态可能是患者持续微量清蛋白尿的原因。在病程后期,血压可能轻度升高。降低血压及使用 ACEI 或 ARB 类药物可部分减少尿微量清蛋白的排出,明显延缓肾病的进展。如不采取积极治疗措施,90%以上的患者会发展成典型的糖尿病肾病。此期的病理改变为肾小球基底膜增厚和系膜基质增加更明显,已有肾小球结节型和弥散型病变以及小动脉玻璃样变,并开始出现肾小球荒废。

(四)Ⅳ期

Ⅳ期也称显性糖尿病肾病(overt DN)或临床糖尿病肾病期。此期出现持续性蛋白尿,即尿常规可检测出尿蛋白,尿蛋白定量持续大于0.5g/24h,相当于尿清蛋白排泄率大于200μg/min,为非选择性蛋白尿。约30%患者可出现肾病综合征,肾小球滤过率明显下降,并伴高血压。进入此期病情往往呈进行性发展,如果不积极地控制,肾小球滤过率会以平均每月下降1～1.22mL/min的速度不断恶化,使患者在5～8年发展为终末期肾衰竭。但在此期,大多数患者血肌酐水平尚不升高。患者型肾损害患者的尿蛋白量与肾小球病理损害程度一致,严重者每日尿蛋白量大于2g,往往同时伴有轻度镜下血尿和少量管型;结节型患者尿蛋白量与其病理损害程度之间无相关性。临床上糖尿病肾病尿蛋白量不因肾小球滤过率下降而减少,这一点与其他肾脏疾病不同。随着大量尿蛋白丢失可出现低蛋白血症和水肿,水肿多较严重,对利尿剂反应差。肾活检显示肾小球基底膜明显增厚、系膜基质增宽、荒废的肾小球增加、残余肾小球代偿性肥大、部分肾小球硬化。此期即使经严格治疗也不可逆转。

(五)Ⅴ期

Ⅴ期为终末期糖尿病—肾病,血压明显增高,尿蛋白定量因肾小球硬化而减少,肾小球滤过率下降可达以下,尿素氮及肌酐升高,水肿及高血压进一步加重,大量蛋白尿导致低蛋白血症。此期肾小球基底膜广泛增厚,肾小球毛细血管腔进行性狭窄,更多的肾小球荒废。患者多有氮质血症引起的胃肠反应,食欲减退、恶心、呕吐和贫血,并可继发严重的高血钾、代谢性酸中毒和低钙搐搦,还可继发尿毒症性神经病变和心肌病变。值得注意的是,部分糖尿病肾病患者的胃肠道症状在血清肌酐水平较低时即可出现,并成为早期进入肾脏替代治疗的重要原因之一。另外,部分患者会由严重低蛋白血症所致无法控制的水肿及浆膜腔积液而进入替代治疗。这一点不同于其他肾脏疾病患者。此期多同时伴有糖尿病视网膜病变、糖尿病神经病变。

三、诊断与鉴别诊断

(一)诊断

糖尿病肾病没有特异的临床和实验室表现,可根据以下检查进行判断:早期精确的肾功能检查、X线及超声测量肾体积。对发现有GFR增高和肾体积增大的患者,因这种改变是可逆的,故不能据此诊断为糖尿病肾病。但早期有GFR增高的糖尿病患者比无上述检查改变者以后更容易发展为临床糖尿病肾病。与上述检查相比,放射免疫法测定运动后尿清蛋白常在常规方法测出尿蛋白之前,故可早期发现肾脏损害。尿清蛋白排泄率是诊断早期糖尿病肾病的重要指标,也是判断糖尿病肾病预后的重要指标。但即使是大量尿蛋白,其对糖尿病肾病也不具特异性,临床诊断糖尿病肾病必须仔细排除其他可能引起尿蛋白的原因。

临床糖尿病肾病的特点是尿蛋白的排出不因肾功能好转或恶化而减少。另外,糖尿病肾病通常没有严重的血尿,当有明显的血尿时,必须考虑排除其他肾脏疾病,如肾乳头坏死、肾肿瘤或免疫复合物介导的肾炎等。有以下情况时推荐必须行肾活检以确诊:①肾炎性尿沉渣(畸形红细胞、多形性细胞管型);②既往曾有非糖尿病的肾脏病史;③短期内蛋白尿明显增加;④24h蛋白尿大于5g;⑤有明显蛋白尿但无视网膜病变。

糖尿病肾病的诊断要点如下。

(1)糖尿病病程一般在5~10年。

(2)微量清蛋白尿是诊断早期糖尿病肾病的重要指标,至临床肾病期以后表现为不同程度蛋白尿或肾病综合征,但需排除其他肾小球疾病。

(3)多存在糖尿病视网膜病变。对没有糖尿病视网膜病变而糖尿病病程又少于10年的患者应考虑做肾活检以排除其他原因所导致的肾小球疾病。

(4)必要时肾活检可见特征性肾小球硬化病变。

(二)鉴别诊断

1.与非糖尿病性肾小球疾病相鉴别

若糖尿病患者出现与病程发展过程不符的蛋白尿或肾病综合征临床表现,且无糖尿病视网膜病变时;出现明显血尿或急性肾功能损伤时应考虑伴发其他肾小球疾病的可能,应做肾活检病理检查加以鉴别。糖尿病或糖尿病肾损害合并非糖尿病肾损害的临床提示包括以下几点:①糖尿病病程少于5年或与肾脏病同时起病;②大量蛋白尿或肾功能不全时血压正常;③急性肾衰竭;④未经显性肾病阶段而出现慢性肾功能不全;⑤血尿明显;⑥肾脏病与糖尿病其他并发症不平行(糖尿病视网膜病变、心血管病变及周围神经病变)。

2.与糖尿病引起的其他肾脏疾病相鉴别

糖尿病引起的其他肾脏疾病包括肾动脉硬化、肾盂肾炎及肾乳头坏死等,可出现蛋白尿及肾功能不全。这些疾病通常具有其糖尿病肾病特征,应加以鉴别。

3.与非糖尿病肾病肾衰竭相鉴别

糖尿病肾病如出现血肌酐上升,提示肾功能已严重减退,常为预后不良的指标。其具有的下列特点可与非糖尿病肾病肾衰竭进行鉴别:①蛋白尿仍相对较多;②肾小球滤过率检查相对较高;③肾体积缩小相对出现较晚;④贫血出现较早;⑤心血管并发症较严重。

四、治疗

1. 改变生活方式

合理控制体重,超重与肥胖患者 3 ~ 6 个月减轻 5% ~ 10% 的体重。消瘦患者应通过均衡的营养计划恢复并长期维持理想体重。膳食总热量的 20% ~ 30% 应来自脂肪,饱和脂肪酸的摄入量少于总热量的 10%,胆固醇摄入量 < 300mg/d。糖类所提供的热量应占总热量的 50% ~ 60%。戒烟,限制饮酒,适当运动。

2. 低蛋白饮食

临床糖尿病肾病期时应实施低蛋白饮食治疗,肾功能正常的患者饮食蛋白入量为 0.8g/(kg·d),在 GFR 下降后,饮食蛋白入量为 0.6 ~ 0.8g/(kg·d),蛋白质来源应以优质动物蛋白为主。如蛋白摄入量 ≤0.6g/(kg·d),应适当补充复方 α - 酮酸制剂。

3. 控制血糖

严格控制血糖能显著减少糖尿病肾病的发生,延缓其病程进展。肾功能不全的患者可以优先选择从肾排泄较少的降糖药。第 2 代降糖药中格列吡嗪和格列齐特没有活性代谢产物,且不增加肾功能不全患者低血糖风险,可在肾功能不全患者中使用。非磺脲类促泌药中那格列奈的活性代谢产物增加,但瑞格列奈和其他非磺脲类促泌剂则无此效应。二甲双胍经肾清除,血清肌酐清除率下降的患者不宜使用。严重肾功能不全患者应采用胰岛素治疗,宜选用短效胰岛素,以减少低血糖的发生。

4. 控制血压

大于 18 岁的非妊娠患者血压应控制在 130/80mmHg 以下。降压药首选 ACEI 或 ARB,血压控制不佳者可加用其他降压药物,包括噻嗪类利尿药、β 受体阻滞药和钙通道阻滞药等,这些药物均为 DN 患者一线抗高血压药。在用药过程中要注意观察患者肾功能、血钾及血容量变化。噻嗪类利尿药能有效地与 ACEI、ARB 和 β 受体阻滞药联合应用,但与钙通道阻滞药合用的效果较差。

5. 纠正血脂紊乱

改善生活方式,包括减少饱和脂肪酸和胆固醇的摄入、减轻体重、增加运动及戒烟、限酒、限盐等。使用他汀类药物降低 LDL - C,用贝特类药物降低三酰甘油。上述治疗无法达到降脂目标或对传统降脂药无法耐受时,考虑使用其他种类的调脂药物。

6. 控制蛋白尿

自肾病变早期阶段(微量清蛋白尿期),不论有无高血压,首选 ACEI、ARB 减少尿清蛋白。ACEI 和 ARB 不仅可控制高血压,改善肾小球血流动力学,还可保护足细胞、抑制细胞因子的产生,延缓肾间质纤维化进程。血管紧张素 Ⅱ 受体拮抗药氯沙坦钾片具有 24h 强效降压、长期平稳降压、改善血压昼夜节律及对心血管及肾保护作用,可保护足细胞,显著降低患者蛋白尿水平,延缓肾功能减退,降低 ESRD 风险。

7. 透析治疗和肾移植

对糖尿病肾病肾衰竭者需透析或肾移植治疗,并且糖尿病肾病透析要早。一般 GFR 降至 15ml/min 或 SCr 水平超过 5mg/dL 时应积极准备透析治疗,透析方式包括腹膜透析和血液透析。有条件的糖尿病患者可行肾移植或胰—肾联合移植。

第五节 慢性肾衰竭

慢性肾衰竭(CRF)是指各种原发和继发的慢性肾脏疾病,在病程中呈进行性加重,表现为肾单位数目进行性减少或功能进行性减退,发展为肾功能不全,最终至终末期肾衰竭。以肾功能进行性减退,代谢产物潴留,水、电解质和酸碱平衡失调及各系统受累为主要表现。

一、病因

(一)病因

慢性肾衰竭的病因很多,最常见的病因为慢性肾小球肾炎。其次为慢性肾盂肾炎、糖尿病肾病、高血压肾病、狼疮性肾炎、多囊肾等。有些患者由于起病隐匿,到肾衰竭晚期才来就诊,此时双侧肾已固缩,往往不能确定其病因。

(二)诱因

常见的诱因有:①感染;②血容量不足(脱水);③尿路梗阻,如结石、前列腺肥大或肿瘤输尿管压迫等;④肾毒性药物的应用,如氨基苷类抗生素、造影药、化疗药等;⑤其他,如高血压、心力衰竭等。

二、临床表现

慢性肾衰竭的病变较为复杂,可累及人体各脏器系统及代谢。主要表现有以下几种。

(一)水、电解质与酸碱平衡失调

以代谢性酸中毒和水钠平衡紊乱最为常见。

1. 酸中毒

当肾小球滤过率(GFR)下降至 10mL/min 时磷酸、硫酸、乙酰乙酸等酸性物质潴留,血中阴离子间隙增加,肾小管泌氢离子功能受损,钠、氢离子交换功能不全。肾小管泌氢降低,尿中氨离子结合成胺减少而不能酸化尿。血中二氧化碳结合($CPCO_2$) < 13.5mmol/L,患者出现深而长的呼吸、恶心、呕吐、中枢神经代谢紊乱、意识障碍、昏迷等症状。

2. 失水或水潴留

由于肾小管浓缩尿液功能减退,可出现多尿。患者厌食、恶心、呕吐及腹泻或利尿药应用均可导致失水,但更多的患者因肾脏排尿功能减退、饮水过多或补液不当而致水潴留,表现为水肿、血容量过多、高血压、心力衰竭、肺水肿、脑水肿等严重后果。

3. 钠平衡失调

某些患者为失钠性肾病或原发病为肾小管性间质性肾病均可造成失钠。钠过多,多数肾衰竭患者氯化钠排泄受阻,当体内钠过多时,细胞外液增加,可出现高血压、水肿、心力衰竭等。低钠血症的原因,既可因缺钠引起(真性低钠血症),也可因水过多或其他因素引起(假性低钠血症),而以后者更为多见,两者临床情况与处理完全不同,故应注意鉴别。

4. 高钾血症

当肾小球滤过率降低,肾衰竭进入后期出现少尿,尤其当钾摄入过多、酸中毒、感染、创伤、消化道出血等情况发生时,更易出现高钾血症。严重高钾血症(血清钾 > 6.5mmol/L)有一定危险,需及时抢救治疗。

5. 钙代谢失衡

由于肾组织不能生存 $1,25-(OH)_2D_3$（活性维生素 D_3），钙吸收减少，而发生低钙血症。尤其在静脉补充碱性药物过程中更易发生。

6. 高磷血症

根据"矫枉失衡"学说，PTH 升高可促进。肾脏排磷，但由于 GFR 减少，血磷仍继续升高，此时应予以限制含磷食物以及使用碳酸钙，有降低血磷、升高血钙的作用。

（二）各系统症状

1. 消化系统症状

食欲缺乏是本病最早和最常见的症状。还可有上腹饱胀、恶心、呕吐、腹泻、口腔黏膜溃疡、尿臭味，严重时消化道出血等。透析能使上述症状明显缓解。

2. 心血管系统症状

（1）高血压，大多数为水钠潴留所致容量依赖型高血压，占 80%～90%。这类患者应用降压药物不易控制，而清除体内潴留的水钠才能使血压恢复正常。而由肾素—血管紧张素醛固酮活性增高的肾素依赖型高血压占 5%～10%，需使用 ACEI 治疗有效。血管活性物质对高血压也有一定影响。

（2）心力衰竭是尿毒症患者最常见的死亡原因。其发生与患者体内水钠潴留、高血压、贫血、尿毒症性心肌病等多种因素有关。

患者可出现心脏增大、心动过速、心律失常、奔马律肺底湿性啰音、颈静脉怒张、肝大等心力衰竭症状。

（3）尿毒症性心包炎，系尿毒症毒素所引起。临床表现为左侧胸痛，随呼吸加重。心前区可闻及心包摩擦音，严重时可发生心脏压塞、血压下降、脉压变小、末梢循环不良、颈静脉压力增高和血性心包积液等症状。

（4）动脉粥样硬化，主要表现为高三酰甘油血症及血胆固醇增高。可能是由于三酰甘油清除减少，脂蛋白酶功能缺陷，致使极低密度脂蛋白及低密度脂蛋白代谢紊乱，因而易发生动脉硬化。

3. 血液系统症状

主要表现为肾性贫血和出血倾向。

（1）贫血：为尿毒症患者必有的临床表现。是由于红细胞生成素（Erythropoietin-EPO）减少，红细胞寿命缩短。铁、叶酸及蛋白质摄入减少等导致正色素、正红细胞型贫血。

（2）出凝血机制障碍：可表现为皮下出血、鼻出血、月经过多等出血倾向，可能与出血时间延长、血小板破坏增多、血小板功能异常有关。部分患者易出现血液凝固现象，系患者血中Ⅷ因子和纤维蛋白增高所致。

（3）白细胞异常：白细胞计数可正常，部分患者粒细胞及淋巴细胞减少，中性粒细胞趋化、吞噬和杀菌能力减弱。故尿毒症患者易发生感染。

4. 神经系统症状

由于尿毒症毒素，尤其是中分子物质的潴留，可引起中枢神经系统及周围神经病变。早期症状可有疲乏、失眠、注意力不集中等。其后会出现性格改变、抑郁、记忆力减退、判断力降低。甚至出现精神异常、谵妄、幻觉、昏迷。周围神经病变也很常见，感觉神经障碍更为显著，最常见的是肢端袜套样分布的感觉丧失。

5. 呼吸系统症状

体液过多、心力衰竭可引起肺水肿或胸腔积液。由尿毒症毒素诱发的肺泡毛细血管渗透性增加、肺充血可引起"尿毒症肺水肿"，此时肺部 X 线检查可出现"蝴蝶翼"征，及时利尿或透析可迅速改善上述症状。酸中毒时呼吸深而长，代谢产物及毒素潴留可发生尿毒症性支气管炎、肺炎、胸膜炎等症状。

6. 皮肤症状

由于尿毒症毒素、钙盐等在皮肤沉着，尿素随汗腺排出，患者常有皮肤瘙痒难忍，另又因患者贫血，尿素沉着于皮肤，面部肤色常较深而萎黄。

7. 代谢失调

(1)体温过低，主要由 $Na^+ - K^+ - ATP$ 酶活性降低，体温调节功能异常等因素所致。

(2)糖类代谢异常，由于毒素对胰岛素的作用，致使胰岛素功能异常，患者可出现类似糖尿病患者的糖耐量曲线。

(3)高尿酸血症，当 GFR 降低至 20mL/min 时，可出现尿酸排泄障碍，而发生血尿酸增高，部分患者出现痛风症状。

(4)蛋白质和氨基酸代谢异常，慢性肾衰竭时，蛋白合成速率/蛋白质分解速率 <1，严重时机体蛋白质不足，当用氨基酸治疗后，蛋白质分解速率明显下降、蛋白合成速率/蛋白分解速率的比值升高。

8. 内分泌失调

慢性肾衰竭时可出现肾上腺皮质功能不全。血中肾素升高，$1,25 - (OH)_2D_3$ 降低，红细胞生成素减少。由于肾脏降解功能减退，胰岛素、高血糖素、甲状旁腺素可以升高，男、女性激素可降低。

9. 肾性骨病

由于缺乏 $1,25 - (OH)_2D_3$、继发性甲状旁腺功能亢进、营养不良、铝中毒或铁负荷过重均可导致肾性骨病，包括纤维性骨炎、尿毒症性软骨病、骨质疏松、骨硬化症等。

三、辅助检查

(一)尿液检查

尿常规蛋白一般为(＋)~(＋＋)，晚期肾功能损害明显时尿蛋白反见减少。尿沉渣镜检有不同程度的血尿、管型尿，粗大宽阔的蜡状管型对慢性肾衰竭有诊断价值。尿比重降低至 1.018 以下，或固定在 1.010 左右，尿渗透压在 450mOsm/kg 以下。尿中 BUN、Scr 水平的测定、Ccr 测定、尿液浓缩－稀释功能测定有助诊断。

(二)血生化检查

因 CRF 时均有贫血，故血常规检查对 CRF 有重要提示作用。CRF 时血红蛋白降低，一般在80g/L 以下，重者 <50g/L，为正常形态正色素性贫血，白细胞正常或降低，感染或严重酸中毒时白细胞可升高，血小板正常或降低，红细胞沉降率增快。

其他检查包括血浆总蛋白、白蛋白、球蛋白及其比值测定；血电解质(HCO_3^-、K^+、Na^+、Ca^{2+}、Mg^{2+}、P^{3-} 等)水平测定。一般总蛋白 <60g/L；血钙常低于 2mmol/L，血磷 >1.6mmol/L，血钾、钠、氯、CO_2CP、阴离子间隙随病情而变化。另外，应根据病情常规做以下检查：三酰甘油，胆固醇，高密度脂蛋白，低密度脂蛋白，载脂蛋白 A，载脂蛋白 B，心肌酶谱，肌酸激酶，肌酸同工酶,胆碱酯酶,乳酸脱氢酶,血糖以及 pH 测定。测定血清总蛋白、血清白蛋白、血清转铁素白和低分子量蛋白。测定值下降为蛋白质—热量营养不良的指针。血浆白蛋白水平降低是营养不良的晚期指标。血清转铁蛋白水平常与铁的状况有关,血浆水平低下可见于营养不良,但并非衡量慢性肾衰竭患者营养状态的可靠指标。

低分子量蛋白如前白蛋白、视网膜结合蛋白、核糖核酸酶被认为是内脏蛋白合成的非常敏感的指标,特别对于肾功能正常者更为敏感。低血浆前白蛋白水平改变可见于血液透析营养不良的患者。极低水平的胆固醇也被认为是营养不良的指标。

(三)肾功能检查

血肌酐(Scr)、尿素氮(BUN)上升,尿液浓缩—稀释功能测定内生肌酐清除率(Ccr)下降。

(四)血清免疫学检查

血清免疫学检查包括血清 IgA、IgM、gG,补体 C_3,补体 C_4,T 淋巴细胞亚群,B 淋巴细胞群 CD4/CD8 比值等。

(五)影像学检查

1. B 超

B 超下肾皮质厚度 <1.5cm,判断 CRF 优于以肾脏大小为标准。如双肾萎缩,支持终末期诊断。

2. 其他

常规做心电图、胸部 X 线片、骨片及胃镜检查,以及某些特殊检查如 X 线造影、放射性核素肾扫描、CT 和磁共振等对确定肾脏的外形、大小及有无尿路梗阻、积水、结石、囊肿和肿瘤等有帮助。慢性肾衰竭晚期肾体积缩小(多囊肾、肾肿瘤除外)为其特征性改变。

四、诊断和鉴别诊断

(一)基础疾病诊断

主要根据病史,结合临床表现特点可获诊断。基础疾病的诊断意义在于有些原发病可能仍有治疗价值,如狼疮性肾炎、糖尿病性肾病、高血压性肾病等。

(二)寻找促使肾衰竭加重的因素

慢性肾衰竭处于代偿期出现急性肾功能恶化时,通常存在一定诱因,若能及时去除,可使肾功能恢复。

常见的因素有:①感染;②血容量不足;③尿路梗阻;④心力衰竭或严重心律失常;⑤肾毒药物的应用;⑥严重创伤或大手术等。

(三)慢性肾衰竭的分期

根据病史、临床表现,参照慢性肾衰竭分期标准,即可做出分期诊断。

(四)鉴别诊断

慢性肾衰竭与肾前性氮质血症的鉴别并不困难,在有效血容量补足 48~72h 后肾前性氮质血症患者肾功能即可恢复,而慢性肾衰竭则肾功能难以恢复。慢性肾衰竭与急性肾衰竭的鉴别,多数情况下并不困难,往往根据患者的病史即可做出鉴别诊断。在患者病史欠详时,可借助于影像学检查(如 B 超、CT 等)或肾图检查结果进行分析,如双肾明显缩小,或肾图提示慢性病变,则支持慢性肾衰竭的诊断。

五、治疗

（一）去除病因及诱因

有些引起慢性肾衰竭的基础疾病经积极治疗后,其肾功能可有不同程度的好转。如狼疮性肾炎的尿毒症。去除某些使肾衰竭恶化的可逆因素也可使肾功能得到改善。如控制感染、纠正低血容量、解除尿路梗阻、避免应用肾毒性药物等。

（二）慢性肾衰竭非透析疗法

1.饮食疗法

限制蛋白质,当 GFR 为 $10 \sim 20mL/min$ 者每天予以 $0.6g/kg$ 蛋白质可满足机体生理的基本需要。GFR 大于 $20mL/min$ 每天可加 $5g$。蛋白质应予以高生物价优质蛋白为主,如牛奶、鸡蛋、鱼、瘦肉等。植物蛋白因含非必需氨基酸多,应尽量少食。用糖类及脂肪提供足够的热量,保证机体的能量需要而不至于分解蛋白质提供能量,减少负氮平衡,减轻症状。

2.对症治疗

（1）钠的摄入,多数患者食盐每日以 $3g$ 左右,若患者有失钠表现,应予以增加,以维持钠正常水平为准。

（2）血清钾的控制,尿量 $>1000mL/d$,不限饮食中的钾。若出现高血钾时应积极处理,当血清钾 $>5.5mmol/L$ 可用降血钾树脂 $15 \sim 30g$,口服 $1 \sim 2$ 次/天,或 10% 葡萄糖酸钙静脉注射,胰岛素加入 5% $\sim$ 10% 葡萄糖液静脉滴注,胰岛素与葡萄糖之比为 1U：$(3 \sim 5)g$,血钾 $>6.5mmo/L$应立即行血液透析治疗。

（3）水分控制,少尿、水肿、心力衰竭者应严格限制水分,尿量每日超过 $1000mL$ 而无水肿者可不限制水的摄入。

（4）纠正酸中毒,多数慢性肾衰竭者应经常口服碳酸氢钠,一般 $3 \sim 10g/d$,分 3 次口服。严重酸中毒需静脉用药,5% 碳酸氢钠 $0.5m/kg$,可升高二氧化碳结合力 $1mmol/L$。一般纠正至 $17.1mmol/L$ 左右。如因纠正酸中毒而引起低钙,可予以 10% 葡萄糖酸钙 $10mL$ 缓慢静脉滴注。

（5）钙、磷的调整,当 GFR 小于 $40mL/min$,血钙开始降低,应予以补充钙剂 $1.5g/d$,当 GFR 小于 $10mL/min$,则应 $2g/d$。而高磷时补充钙剂可致钙磷乘积升高,致使软组织钙化,应将血磷控制在 $1.78mmo/L$ 以下。当血钙高于 $2.63mmol/L$ 应停止补充钙剂。目前钙剂以碳酸钙较为理想,$1,25-(OH)_2D_3$ 可升高钙水平。

（6）其他,贫血患者除补充铁剂及叶酸外,更重要的是予以 EPO,但需注意长期用铁剂会导致铁负荷过重引起含铁血黄素沉积症,而 EPO 也有一定不良反应如高血压、血黏稠度增加等。高血压患者应予以减少水钠潴留及合理配合降压药物治疗。心包炎患者应加强透析。当有心包积液超过 $100mL$ 可做心包穿刺或开窗引流。

（三）肾脏替代治疗

肾脏替代治疗包括透析及肾脏移植。透析疗法包括血液透析与腹膜透析。血液透析的适应证如 GFR 为 $10mL/min$ 左右即可开始慢性维持性血液透析,其他适应证有:①血尿素氮为 $28.6mmol/L$;②血肌酐$\geq 707mol/L$;③高钾血症;④代谢性酸中毒;⑤有尿毒症症状;⑥有水钠潴留(水肿、血压升高、高容量心力衰竭);⑦并发贫血、心包炎、高血压、消化道出血、骨病、周围神经及中枢神经系统症状。目前多主张有条件时应尽早透析。血透治疗一般每周做 3 次,每次 4～6h。

血透相对禁忌证：①休克或收缩压低于 10.7kPa（80mmHg）者；②大手术后 3 天有严重出血或出血倾向者；③严重贫血；④严重心律失常，心功能不全或冠心病；⑤严重高血压，收缩压 >26.7kPa（200mmHg）者；⑥严重感染如败血症；⑦肿瘤晚期；⑧极度衰弱；⑨精神病及不合作者，或家属不同意者。无条件进行血液透析者，可采用腹膜透析，以非卧床持续性腹膜透析最为常用。

肾移植是最理想的治疗方法。肾移植成功可恢复肾功能。组织配型、选好供肾者、术后长期使用免疫抑制药以防排异反应。

第六节　慢性肾盂肾炎

肾盂肾炎是一侧或两侧肾盂和肾实质非特异性细菌直接侵袭而引起的感染性疾病。最常见的病原菌是大肠埃希菌、副大肠埃希菌、葡萄球菌等。本病多见于女性，尤以妊娠期妇女及女婴更为常见。临床症状主要有发热、腰痛、排尿异常等。根据发病情况可以分急性和慢性两类。对急性病例如能积极彻底治疗，绝大多数可获痊愈，少数患者由于多种原因使感染持续，病程迁延，反复发作，也可发展为慢性，最后亦可出现肾功能衰退。

一、病因

几乎任何致病菌均可引起本病，其中以大肠埃希菌和副大肠埃希菌最为多见，占发病率的 50%～80%，葡萄球菌、产气杆菌，粪链球菌、绿脓杆菌、变形杆菌、产碱杆菌也较多见。细菌侵入肾实质的途径有以下几种。

（1）上行感染：起病的主要途径，细菌经下尿道、膀胱、输尿管逆行上升达肾脏而发病。

（2）血源性感染：人体任何部位有感染病灶或败血症时，细菌可自血源侵入肾脏。

（3）淋巴管性感染：在膀胱炎时，细菌可沿输尿管周围淋巴管到达肾脏。在结肠炎、阑尾炎时，细菌可沿升结肠或结肠右曲的淋巴管侵犯肾脏。

（4）直接感染：肾周围器官和组织的感染可直接蔓延至肾脏。肾、输尿管和膀胱对感染均有抵抗力。只有当各种原因引起的尿路梗阻，如肾及输尿管结石、肿瘤、妊娠时由于子宫压迫输尿管，肾盂及输尿管畸形以及肾下垂等，由于梗阻，尿液在肾盂肾盏潴留，使髓质处于持续的高渗状态，尿液浓缩，才易使细菌繁殖而生病。

生理因素使女性发病率显著高于男性，主要由于女性尿道短而宽，括约肌薄弱，而尿道口与有致病菌的阴道、肛门靠近，使细菌容易侵入膀胱。女婴的尿布粪便污染等均可促使患病。

二、临床表现

本病半数以上患者有"急性肾盂肾炎"既往史，实际上不是急性肾盂肾炎，而是慢性肾盂肾炎的首发症状，其后有乏力、间歇性低热、厌食、腰酸、腰痛、季肋部或腹部轻度不适等症状，并伴有尿频、尿急、尿痛等下尿路刺激症状，急性发作表现也时有出现，典型的慢性病变其过程则更为隐匿。

慢性肾盂肾炎临床症状和体征可分为二大类:一是直接与感染有关的表现,二是与肾脏受损伤程度和部位有关的表现。直接与感染有关的表现常不明显,比感染和炎症症状更为明显的是由于长期肾小管间质损害,导致的肾脏生理功能紊乱的表现,如高血压,储 Na^+ 功能的丧失(表现为失盐性肾病),尿浓缩功能减退,高钾血症及酸中毒倾向。尽管上述表现在所有肾脏疾病中均有不同程度的存在,但在慢性肾盂肾炎时,生理功能紊乱程度与肾衰竭(血肌酐升高)程度不平行。在其他类型肾脏疾病中,血肌酐水平为 $2 \sim 3mg/dL$ 时,其生理功能紊乱很小;而在慢性肾盂肾炎患者,当血肌酐在同样水平时,则已出现多尿、夜尿,高钾血症和酸中毒等表现。临床上此类其他患者由于尿浓缩稀释功能受损,特别容易发生脱水,老年患者尤其常见。当此类患者在发生呕吐、腹泻或进食减少时,常易发生血容量降低,休克、肾功能急剧下降(并发肾前性急性肾衰竭)。慢性肾盂肾炎多引起肾性高血压,一般认为与患者高肾素血症及一些缩血管多肽的释放和血管硬化、狭窄等病变有关,少数患者切除一侧病肾后,高血压可得以改善,至病程晚期,患者可出现肾小球功能损害、氮质血症直至尿毒症,在小管间质损害的基础上,可出现局灶节段性的肾小球硬化,表现为大量蛋白尿或肾病综合征,患者预后差,可进展为终末期肾病。慢性肾盂肾炎临床表现复杂,容易反复发作,其原因主要是有诱发因素的存在和肾盂肾盏黏膜和肾乳头因瘢痕形成而变形,有利于致病菌的潜伏。

另外,由于抗生素的长期应用,使细菌产生耐药性或进入细胞内,细菌在体液免疫或抗生素作用下,细菌胞膜不能形成,在髓质高渗环境下这种以原浆质形式存在的细菌仍有生命力,一旦遇到有利环境便重新生长胞膜并繁殖致病,此即原浆型菌株,所以,慢性肾盂肾炎被认为是较难根治和逐渐进展的疾病。

(一)急性期

急性期包括急性肾盂肾炎及慢性肾盂肾炎急性发作。一般起病急骤,突然畏寒或寒战,随即发热。体温在 $38.5 \sim 39.5℃$,可高达 $40℃$,以弛张型为多见,也可呈间歇热、稽留热等型,发热时伴有头痛、全身不适、恶心、呕吐等全身感染症状。上行性感染性患者在发热前先出现尿频、尿急、尿痛等膀胱刺激症状。腰痛较为常见,由于急性期肾脏发炎肿大,肾被膜绷紧而产生,多为钝痛或酸痛。肾区有叩击痛,腰肋点压痛明显,可伴有上、中输尿管压痛点阳性。尿改变以脓尿为主。当肾盂黏膜发生溃疡、脓肿时,脓尿出现为持续性,间质中脓肿破裂后入肾小管,可出现间歇性脓尿;蛋白尿较少见,可见管型,是由于肾小管的损害比肾小球明显。部分病例可伴有血尿,是由肾盂黏膜溃疡出血所致。

(二)慢性期

多数由急性期未积极治疗或诱发因素(如泌尿道梗阻等)未去除转变而来。病程超过6个月者为慢性。亦有无明显的急性起病阶段,伴有低热、腰痛、乏力等症状,当抵抗力减弱或细菌重复感染时出现急性症状而被发现。慢性期的症状轻微而且复杂,有时仅有疲乏感,不规则低热、腰酸、腰痛等,若不积极治疗,则病情可持续数年至数十年,最后可逐渐发生肾衰竭。按临床表现可分为以下三型。

(1)隐匿型:患者长期无自觉症状,但可有菌尿,或尿常规检查轻微异常。

(2)尿道黏膜感染型:感染以肾盂、肾盏、输尿管和下尿路为主。脓尿或膀胱刺激症状为其临床特征。可以出现慢性感染状态或缓解和急性发作交替出现。

(3)肾实质损害型:主要表现为间质性的炎症。肾功能损害,而膀胱刺激症状不明显,尿异常发现不多。

三、辅助检查

(一)尿常规

尿蛋白一般为微量或少量。若 24 小时尿蛋白 >3.0g,则提示非本病的可能。尿沉渣有少量红细胞及白细胞。若发现白细胞管型有助于诊断,但非本病所特有。尿培养同急性肾盂肾炎,但阳性率较低,有时需反复检查方可获得阳性结果,阴性尿细菌培养患者中约20%可找到原浆型菌株,此系致病菌在抗菌药物、抗体等作用下,为了适应不良环境而求得生存的一种变异能力。胞膜虽破裂,但原浆质仍在,一旦环境有利即可重新繁殖,做高渗培养,可获阳性结果。膀胱灭菌后尿培养及尿液抗体包裹细菌检查阳性时,有助诊断,据此可与膀胱炎相鉴别。

(二)肾功能检查

通常有肾小管功能减退(尿浓缩功能减退、酚红排泄率降低),可有尿钠、尿钾排出增多,代谢性酸中毒;尿少时血钾增高,晚期有肾小球功能障碍,血尿素及肌酐增高,并导致尿毒症。

(三)X 线

X 线造影可见肾盂肾盏变形,肾影不规则甚至缩小。

四、诊断与鉴别诊断

(一)诊断标准

(1)尿路感染病史在 1 年以上,而且持续有细菌尿或频繁复发者。

(2)经治疗症状消失后,仍有肾小管功能减退者(如尿比重低、酚红排泄率下降等)。

(3)X 线造影证实有肾盂肾盏变形,肾影不规则甚至缩小。若缺乏这些明显的证据,要确诊则比较困难。

(二)鉴别诊断

1. 肾、泌尿道结核

肾、泌尿道结核是结核杆菌引起的肾脏和泌尿道感染。症状、体征、尿改变都可与慢性肾盂肾炎相似,其区别点是肾、泌尿道结核时尿路刺激症状明显,尿沉渣涂片可找到抗酸杆菌(要除外尿垢杆菌污染),尿普通细菌培养阴性而结核杆菌培养阳性,尿亚硝酸还原试验阴性。X 线检查有时可见肾区有结核病灶钙化影或有虫蚀样组织缺损区(干酪坏死灶)。部分肾结核患者可找到肺、肠及腹腔、骨、前列腺、副睾或盆腔结核病灶。

2. 尿道综合征

尿道综合征是女性常见的下尿路疾病,有明显的尿频、尿急、排尿困难等尿路刺激症状,但多无全身表现,无腰痛,无上输尿管点、肋腰点压痛,无肾区叩痛,中段尿检查白细胞数不增多或稍增多(一般 <10 个/HP),多次尿细菌培养菌落数 $<10 \times 10^7/L(10^5/ml)$,症状 2 ~ 3 天后逐渐消失,但却容易复发,该综合征有一部分可能为病原体感染,另一部分可能为非感染性疾病。

3. 慢性肾小球肾炎

慢性肾小球肾炎无明显尿路刺激症状,尿沉渣中白细胞数增多不明显,无白细胞管型,尿细菌检查阴性,而尿蛋白含量较多,易引起低蛋白血症,肾小球功能损害较明显。肾盂肾炎的尿蛋白量较小,一般在 1 ~ 2g/24h 以下,而肾小管功能损害较明显。根据这些特点,两者鉴别不难。但晚期病例两者皆可以尿毒症为主要表现,鉴别有困难时,特别当慢性肾小球肾炎并发尿路感染时,更是如此。这时需详询病史和过去表现。结合两病各自的临床特点,加以分析才能判定。若是慢性肾小球肾炎并发感染,经过治疗将感染控制后,肾小球肾炎的特点可明显地表现出来。

4.其他

在急性肾盂肾炎或慢性肾盂肾炎急性发作而以血尿为突出表现者,当血块通过输尿管时,可引起肾绞痛,这时须与泌尿道结石相鉴别。通过询问病史,尿细菌学检查,必要时做腹部X线片或静脉肾盂造影,可鉴别。

五、治疗

抗菌疗法应达到彻底控制菌尿和反复发作的目的,用药时间相对较长,至少2~3周,还需要继续长期应用小剂量口服抗生素来抑制细菌生长,有时需维持用药几个月以上。抗生素的选择,应根据尿液细菌培养和抗生素敏感试验结果,选用最有效和毒性小的抗生素。治疗期间须反复检查尿液中的白细胞和细菌培养。现将治疗尿路感染常用的抗生素介绍如下。

(一)青霉素类

1.青霉素G

青霉素G属天然青霉素,对革兰阳性菌属有较强的抗菌作用,而对革兰阴性菌属除淋病奈瑟菌外,作用较小。敏感菌一般对青霉素不易产生抗药性,但对金黄色葡萄球菌却属例外。青霉素与磺胺化合物联合使用,对粪肠球菌和厌氧链球菌感染可增加疗效。用法:肌内注射40~80万U,2~4次/日。重症尿路感染伴菌血症,需用大剂量静脉滴注,用量可达600~1000万U/d。大剂量时宜用青霉素钠盐。用药前必须做青霉素皮试,皮试阳性者忌用。

2.邻氯青霉素

邻氯青霉素属半合成青霉素中的耐青霉素酶青霉素,主要用于抗药性金黄色葡萄球菌的严重感染。口服、肌内注射或静脉滴注,0.5~0.75g/次,2~4次/日。对青霉类药物过敏者忌用。

3.氨苄青霉素

氨苄青霉素属半合成青霉素中的广谱青霉素,对大肠埃希菌、变形杆菌和肠球菌等作用较强,对绿脓杆菌和产气杆菌无效,能耐酸但不耐酶。口服,0.25~1.0g/次,一日4次;肌内注射0.5~1g/次,4次/日;静脉注射,2~6g/d。对青霉素过敏者忌用。

4.羟氨苄青霉素

羟氨苄青霉素属广谱青霉素,作用比氨苄青霉素强。口服0.25~0.5g/次,3~4次/日。对青霉素过敏者忌用。

5.氧哌嗪青霉素

氧哌嗪青霉素属广谱青霉素,作用比氨苄青霉素、羧苄青霉素和磺苄青霉素强,而毒性比氨基糖苷类低。主要用于绿脓杆菌感染。肌内注射或静脉滴注4~12g/d。对青霉素过敏者忌用。

(二)头孢菌素类

1.头孢立新(先锋霉素Ⅳ)

头孢立新属第一代头孢菌素,广谱抗生素,主要用于耐青霉素的金黄色葡萄球菌感染及一些革兰阴性杆菌引起的感染。口服,0.25~0.5g/次,4次/日。肾功能损害者慎用,对头孢菌素过敏者忌用。

2.头孢环己烯胺（先锋霉素Ⅵ）

头孢环己烯胺属第一代头孢菌素,对革兰阴性菌作用较弱,对耐药金黄色葡萄球菌和耐其他广谱抗生素的肺炎杆菌有杀菌作用,主要用于泌尿道感染。口服,2～4g/d,分4次;肌内注射或静脉滴注,2～4g/d。对青霉素和头孢菌素过敏者忌用。

3.头孢甲氧噻吩

头孢甲氧噻吩属第二代头孢菌素,高度抗β内酰胺酶,对厌氧菌作用良好,用于尿路感染和败血症。肌内注射或静脉滴注,1～2g/次,3～4次/日。对青霉素及头孢菌素过敏者忌用。

4.头孢呋肟

头孢呋肟属第二代头孢菌素,对β内酰胺酶稳定,广谱,尤其适用于尿路感染。肌内注射,成人0.75g/次,3次/日。妊娠早期慎用,肾功能不全者减量,青霉素过敏者忌用。

5.头孢氨噻肟

第三代头孢菌素,作用比其他头孢菌素强。肌内注射或静脉滴注,2～6g/d。肾功能损害者应减量,对头孢菌素过敏者忌用。

6.头孢哌羟苯唑

头孢哌羟苯唑属第三代头孢菌素,本品是肾衰竭时唯一不需调整剂量的头孢菌素。有抗绿脓杆菌作用。肌内注射或静脉滴注,2～4g/d,分2次。对6个月以内婴儿不用,孕妇及哺乳期最好不用,过敏者忌用。

7.氨噻三嗪头孢菌素

氨噻三嗪头孢菌素属第三代头孢菌素,广谱长效,半衰期8～12.5小时,对β内酰胺酶稳定,为治疗淋病的首选药。肌内注射或静脉滴注,1～2g/d。对本品过敏者忌用。

8.氧杂头霉素（羟羧氧酰胺菌素）

氧杂头霉素属第三代头孢菌素,对多数产生β内酰胺酶的革兰阴性杆菌,包括耐氨基苷及耐头孢类的均有抗菌作用。本品主要以原型由肾排出,尤宜用于尿路感染。静脉滴注,1～2g/d。对本品过敏者忌用。

9.头孢噻甲羧肟

头孢噻甲羧肟属第三代头孢菌素,对多种β内酰胺酶有抵抗力,对革兰阴性和阳性菌有效,用于急性肾盂肾炎等尿路感染。本品为第三代头孢菌素中最强有力的抗绿脓杆菌药物。肌内注射或静脉滴注,1～2g/d,分2～3次。对头孢菌素过敏者忌用。

（三）氨基糖苷类

1.硫酸链霉素

硫酸链霉素主要用于多种革兰阴性杆菌及某些革兰阳性菌感染。肌内注射,0.75～1g/d,分1～2次。

2.卡那霉素

卡那霉素对多种革兰阴性菌（除绿脓杆菌外）和金黄色葡萄球菌有很强的抗菌作用。肌内注射,0.25～0.5g/次,2～3次/日。

3.庆大霉素

庆大霉素广谱,特别对绿脓杆菌及耐药的金黄色葡萄球菌有效。肌内注射,8万U/次,每8h1次;静脉滴注,12～24万U/d。

4.丁胺卡那霉素

丁胺卡那霉素对卡那霉素和庆大霉素耐药的菌株仍有效。肌内注射或静脉滴注，0.5g/次，2 次/日。

5.西梭霉素

西梭霉素作用比庆大霉素强 2 倍。肌内注射，每日 3mg/kg，分 3 次。

（四）大环内酯类和其他抗生素

1.红霉素

红霉素抗菌谱与青霉素相似，主要用于青霉素耐药和过敏的病例。口服，0.25～0.5g/次，4 次/日，静脉滴注，1～2g/d。

2.林可霉素（洁霉素）

林可霉素对革兰阳性菌作用较强，对厌氧菌作用尤强。口服，1.5～2g/d，分3～4 次；肌肉注射，0.6～1.8g/d，分 1～3 次；静脉滴注，0.6g/d，分 1～3 次。

（五）喹诺酮类

1.氟哌酸

氟哌酸对革兰阴性菌和阳性菌有效，用于治疗敏感细菌所致尿道炎、膀胱炎、肾盂肾炎和前列腺炎，对淋病奈瑟菌感染也有效。口服，0.1～0.2g/次，3～4 次/日。引起软骨病变，不宜于孕妇及儿童。

2.氟嗪酸

氟嗪酸比氟哌酸抗菌作用更强，且对厌氧菌也有效，口服后迅速在各组织中达到最高浓度，无蓄积作用，以原形在尿中排出，故对尿路感染有良好的效果，对衣原体有效。口服，0.1～0.2g/次，2～3 次/日。不宜用于孕妇及儿童。

3.环丙氟哌酸

环丙氟哌酸在喹诺酮类药物中作用最强，具有很广的抗菌谱，对大部分肠道杆菌、葡萄球菌及粪链球菌均有效，对绿脓杆菌高度敏感，对耐青霉素、第三代头孢菌素、氨基糖苷和亚胺硫霉素菌株仍有效。对厌氧菌作用差。本药具有后发抗菌效应，可抑制细菌再生，临床和细菌学有效率相当于头孢噻甲羧肟。静脉滴注 200mg，每日 2 次；口服 250～500mg，每日 2 次。孕妇与儿童禁用，有中枢神经系统疾病者慎用。

（六）其他

（1）呋喃坦啶（呋喃妥因）具有碘胺类的一些优点，是尿路感染常用的抗菌药，对革兰阳性菌和阴性菌都有作用，口服后 40%～50% 以原形从肾脏排出，故尿中药物浓度高。口服，0.1g/次，4 次/日。长期服用可引起外周神经炎和过敏反应。

（2）吡哌酸对大肠埃希菌、痢疾杆菌和变形杆菌等革兰阴性杆菌作用较好，与庆大霉素、青霉素及羧苄青霉素有协同作用，用于急性尿路感染。口服，0.25～0.5g/次，3～4 次/日。

（3）乌洛托品口服后遇酸尿分解产生甲醛而起杀菌作用，尿 pH 为 5.5 时本品抗菌作用最佳，革兰阴性杆菌和革兰阳性菌对甲醛都敏感。本品主要用于尿路感染，口服，1g/次，4 次/日；应加服氯化铵，1g/次，使尿液呈酸性。

第五章　血液内科疾病

第一节　缺铁性贫血

铁缺乏症（iron deficiency，ID）是体内长期铁负平衡的结果，最初引起体内贮存铁耗尽，继之红系细胞内发生缺铁，称为缺铁性红细胞生成（iron deficient erythropoiesis，IDE），最后才发生缺铁性贫血（iron deficiency anemia，IDA）。IDA 是体内贮存铁缺乏影响血红素合成所引起的贫血，其特点是骨髓、肝、脾等器官组织中贮存铁减少，血清铁、运铁蛋白饱和度和血清铁蛋白含量降低，呈典型的小细胞低色素性贫血。它是一种综合征，并非一种疾病。

一、病因

（一）营养因素

饮食中缺乏足够量的铁或食物结构不合理，导致铁的吸收和利用率降低。我国膳食中供铁量并不少，但铁来源的食物构成不合理，仅 20% 的铁源于动物食品。当生理性铁需要量增加时，就容易发生营养性 IDA。妇女一次月经平均失血量为 40~60mL，相当于 20~30mg 铁，因此需铁量比男性多，为 2mg/d；妊娠期为供应胎儿所需及分娩时失血所丢失的铁，估计一次正常妊娠要额外增加 960mg 铁，妊娠中期、后期需铁量为 4~6mg/d，单纯从饮食中难以获得。

（二）慢性失血

慢性失血是 IDA 常见的病因之一。如按每毫升血含铁 0.5mg 计算，慢性长期失血，即使每天失血量为 3~4mL，也足以引起缺铁。IDA 常是胃肠道肿瘤的首发表现，即使粪隐血试验呈阴性，也不能排除消化道出血。成年男性发生 IDA，一定要进行胃镜和肠镜检查。妇女缺铁的常见原因是月经量过多。在农村，钩虫感染是慢性消化道失血的原因。血尿、咯血、反复鼻出血、血红蛋白尿（如阵发性睡眠性血红蛋白尿）也是慢性失血的原因。

（三）吸收障碍

吸收障碍常见于胃全切除和胃次全切除后数年发生缺铁的情况。有消化性溃疡，长期服用 H_2 受体拮抗剂或质子泵抑制剂不致引起 IDA，但萎缩性胃炎可影响铁的吸收。慢性腹泻、累及十二指肠和近端空肠的小肠疾病引起铁吸收不良，并且随着大量肠上皮细胞脱落而失铁。幽门螺杆菌感染，幽门螺杆菌可能与宿主竞争可利用铁，减少铁的吸收；口服铁制剂常失效，根治该病后，口服铁剂疗效恢复。

（四）遗传性

遗传性 IDA 甚为罕见，近年有一种常染色体隐性遗传的铁难治性 IDA 被认识。由于 TM-PRSS6（一种 II 型跨膜丝氨酸蛋白酶，可抑制激活铁调素的信号通路）突变，导致铁调素高表达，阻断肠道铁吸收和铁再循环障碍，引起铁剂治疗无效的 IDA。

二、临床表现

IDA 的临床表现除了有贫血引起组织器官缺氧导致贫血的一般性表现外，还有组织缺铁导致的各种临床表现。因为许多影响细胞氧化还原过程的酶含有铁或为铁依赖酶,酶活力降低可产生多种临床表现:①可引起患儿的精神发育和行为改变,这可能和单胺氧化酶的活力降低、儿茶酚胺代谢紊乱有关;②劳动耐力降低,可能和细胞色素 C 及线粒体中 α-甘油磷酸氧化酶活力降低、肌红蛋白量减少、影响骨骼肌氧代谢有关;③细胞的免疫功能减弱,中性粒细胞的杀菌能力降低;④抗寒能力降低,三碘甲腺原氨酸(T_3)水平降低。严重 IDA 可导致黏膜组织变化和外胚叶营养障碍,出现口炎、舌炎、萎缩性胃炎和胃酸缺乏,皮肤干燥,毛发干枯、脱落,指甲扁平、脆薄易裂和出现反甲,甚至出现吞咽困难及异食癖。缺铁和感染的关系有待研究,缺铁患儿易发生感染,但过量补铁后感染反而增多。

三、辅助检查

(一)血常规

铁缺乏症早期无贫血。IDA 阶段贫血轻时呈正常红细胞性,严重时呈典型的低色素小细胞性贫血。成熟红细胞的大小不一,中心淡染区扩大。红细胞体积分布宽度(RDW)>0.14。网织红细胞计数大多正常,亦可降低或轻度升高。白细胞计数正常,如近期内有大量出血,中性粒细胞和血小板数可增多。

(二)骨髓象

幼红细胞轻度或中度增生,中幼红细胞比例增多。贫血严重的患者的幼红细胞体积偏小,核染色质致密,胞质减少,染色偏蓝,边缘不整齐,有血红蛋白形成不良的表现。骨髓铁染色显示骨髓小粒可染铁消失,铁粒幼红细胞低于 15%。富含骨髓小粒的涂片铁染色缺乏可染铁,是诊断缺铁的"金标准"。

(三)血清铁和总铁结合力测定

在 IDA 时,血清铁含量 <8.95μmol/L(50μg/dL),总铁结合力(TIBC)>64.44μmol/L(360μg/dL),转铁蛋白饱和度(TS)<0.15。血清铁含量并非缺铁的灵敏指标,且有昼夜变化,早晨高而夜间低,炎症性疾病、结缔组织病和恶性肿瘤都可使血清铁含量降低,肝细胞坏死可使血清铁含量升高。TIBC 的测定值较稳定。转铁蛋白饱和度 <0.15 是 IDE 的指标。

(四)血清和红细胞内碱性铁蛋白的测定

常用放射免疫双抗体法测定红细胞铁蛋白,要先分离纯化红细胞,制备悬液。血清铁蛋白(serum ferritin,SF)和体内贮铁的相关性极好,1μg/L 的 SF 相当于 8~21mg 贮铁,可作为贮铁缺乏的指标。诊断单纯性缺铁,一般含量 <20μg/L 表示贮铁减少,SF 含量 <12μg/L 为贮铁耗尽;把红细胞碱性铁蛋白含量 <6.5μg/细胞作为缺铁指标。SF 含量是反映缺铁较敏感的指标,可用于早期诊断和人群的筛检,诊断 IDA 的敏感度为 92%,特异度为 83%。但 SF 含量易受感染、炎症、结缔组织病、肿瘤和肝病的影响而升高,而红细胞碱性铁蛋白则较少受上述因素的影响,更能正确地反映贮铁状态。

(五)红细胞游离原卟啉和血液锌原卟啉的测定

缺铁时锌原卟啉(ZPP)和红细胞游离原卟啉(FEP)均可升高。FEP 和 ZPP 含量升高尚见于铅中毒、慢性感染、炎症、恶性肿瘤和铁粒幼细胞性贫血等。

(六)血清运铁蛋白受体(sTfR)测定

血清运铁蛋白受体是迄今反映 IDE 的最佳指标。sTfR 水平不受炎症、肝病和妊娠等因素的影响,可以较正确地反映缺铁,因此可用于妊娠期缺铁和慢性病贫血合并缺铁的诊断,其灵敏度和特异度均优于 SF。一般 sTfR 浓度 >26.5nmol/L(2.25μg/mL),可诊断缺铁。sTfR 的水平也可反映贫血患者骨髓幼红细胞的生成情况。有研究者认为可以采用复合参数,如 sTfR/SF 和 sTfR/logSF,后者更有助于慢性病贫血伴缺铁的诊断。

(七)网织红细胞血红蛋白量(reticulocyte hemoglobin content,CHr)的测定

诊断缺铁的标准为 CHr 低于 28pg。

四、诊断与鉴别诊断

(一)诊断

临床上将缺铁及缺铁性贫血分为缺铁、缺铁性红细胞生成及缺铁性贫血 3 个阶段,其诊断标准分别如下。

1.缺铁或称潜在缺铁

此时仅有体内贮存铁的消耗。符合第一条,再加上第二条或第三条中任何一条即可诊断。

(1)有明确的缺铁病因及临床表现。

(2)血清铁蛋白(SF)<14μg/L。

(3)骨髓铁染色显示铁粒幼细胞 <10% 或消失,细胞外铁缺如。

2.缺铁性红细胞生成

缺铁性红细胞生成指红细胞摄入铁较正常时减少,但细胞内血红蛋白的减少尚不明显。符合缺铁的诊断标准,同时有以下任何一条者即可诊断。

(1)转铁蛋白饱和度 <0.15。

(2)红细胞游离原卟啉(FEB)>0.9μmo/L(50μg/dl)。

3.缺铁性贫血

红细胞内血红蛋白减少明显,呈现小细胞低色素性贫血。诊断依据如下所示。

(1)符合缺铁及缺铁性红细胞生成的诊断。

(2)小细胞低色素性贫血。

(3)铁剂治疗有效。

(二)鉴别诊断

低色素性贫血可见于珠蛋白生成障碍性贫血、血红蛋白病和铁粒幼细胞性贫血等。功能性缺铁指患者体内总铁量并不少,但铁被锁定在巨噬细胞,不能释放供幼红细胞合成血红蛋白,常见于慢性病贫血和肾衰长期血液透析患者,也可有小细胞低色素性贫血。珠蛋白生成障碍性贫血和血红蛋白病患者的血清铁、TS、SF 和骨髓可染铁均增多。铁粒幼细胞性贫血血清铁含量升高而 TIBC 降低,骨髓涂片铁染色可见典型的环形铁粒幼细胞。慢性病贫血患者的血清铁含量降低,TIBC 正常或降低,SF 正常或增多,骨髓小粒可染铁增多,铁粒幼细胞减少。

五、治疗

(一)病因治疗

病因治疗相当重要,因为 IDA 是一种综合征,不能只顾补铁治疗而忽略其基础疾病的治疗,如果延误了胃肠道肿瘤的诊断和治疗,其后果不堪设想。

(二)口服铁剂

口服铁剂是治疗 IDA 的首选方法。口服铁剂的种类很多,可分三类:无机铁、有机铁及血

红素铁。硫酸亚铁是口服铁剂中的标准制剂,但它是无机铁剂,故胃肠反应大,主要和含有的游离铁离子有关。有机铁剂的胃肠反应小,以多糖铁复合物的胃肠反应最小;琥珀酸亚铁不仅含铁量高且吸收好,生物利用度高,不良反应又小,较常用。成人治疗剂量以每天150~200mg元素铁为宜,预防剂量为每天10~20mg元素铁。为减少硫酸亚铁的胃部刺激反应,宜在餐后服用。较大剂量维生素 C(每30mg铁剂至少口服200mg)或琥珀酸可增加铁剂的吸收,忌同时服用铁剂与茶,钙盐及镁盐亦可抑制铁的吸收,应避免同时服用。

口服铁剂有效者的网织红细胞在治疗后3~4d即开始增多,第10d达高峰,随后血红蛋白含量上升,一般需要治疗2个月左右,血红蛋白含量恢复正常。贫血纠正后至少需要继续治疗3个月或使 SF 恢复到50μg/L 以补足贮存铁,总疗程一般需要3~6个月,否则易复发。口服铁剂的不良反应有恶心、上腹痛、便秘和腹泻。如治疗3周无反应,应检查诊断是否准确,患者是否按医嘱服药、有无活动性出血、有无铁吸收障碍、有否干扰铁吸收和利用的因素。

(三)注射铁剂

注射铁剂常用低分子右旋糖酐氢氧化铁复合物注射液、蔗糖铁注射液及葡萄糖酸铁钠注射液。注射铁剂推荐静脉注射。静脉注射过快(>100mg/min)可致局部静脉疼痛、发红及有金属味,但时间很短,只要缓慢注射症状即可消失。全身反应包括即刻及延迟反应;即刻反应有低血压、头痛、恶心、荨麻疹,罕有过敏反应,但严重的可致命;延迟反应包括淋巴结肿大、肌痛、关节痛、发热等。严重过敏反应甚为少见,主要见于右旋糖酐铁,发生率约0.7%,使用葡萄糖酸铁钠后严重过敏反应的发生率为0.04%,使用蔗糖铁后严重过敏反应的发生率则更低。长期过量应用会增加氧化应激和感染的风险。

注射铁剂应严格掌握指征:①不能耐受口服铁剂或口服无效者,如做过胃大部切除、小肠旁路手术的患者,乳糜泻、萎缩性胃炎、炎症性肠病等消化道疾病患者;②需要尽快补铁的患者;③长期血透,不能维持铁平衡或有功能性缺铁,同时应用红细胞生成素治疗者。

静脉补铁后,4~5d网织红细胞数上升,1周后血红蛋白含量上升,6周可达正常水平。如治疗目标为 SF 含量 >50μg/L,常需4~6个月。注射铁剂的具体用法如下:低分子右旋糖酐氢氧化铁复合物注射液(100mg/支),可以肌内注射、静脉推注和静脉滴注。采用静脉滴注,首次使用前先做过敏试验,把25mg该药溶于50mL生理盐水中,静脉滴注5min以上,如60min后无不良反应,即可静脉滴注。右旋糖酐铁100mg(2mL)用0.9%的氯化钠注射液稀释至100mL,30min内滴注完毕,开始要慢。1周2~3次,可根据补铁总量决定。如采用一次性滴注的给药方法,应把右旋糖酐铁500mg(10mL)稀释至500mL,静脉滴注1~2h。也可不经稀释肌内注射,每次100mg。对于蔗糖铁注射液(100mg/支),可以静脉推注和静脉滴注,不建议肌内注射。静脉滴注时只能用生理盐水稀释,将100mg(5mL)稀释于100mL生理盐水中,静脉滴注。如为首次使用,可以做过敏试验(也可以不做,由医师决定),即将上述溶液的25mL缓慢滴注,如无反应,即可将剩余剂量在30min内输完。也可以不经稀释直接静脉推注,100mg(5mL)至少推注5min,每次最大推注剂量为200mg(10mL)。将125mg(10mL)葡萄糖酸铁钠(62.5mg/支)用0.9%的生理盐水稀释,静脉滴注1h。

第二节　再生障碍性贫血

再生障碍性贫血(简称再障)是由多种原因引起骨髓造血功能衰竭,出现以全血细胞减少为主要临床表现的疾病。临床常见贫血、出血、感染等症状。其中单纯红细胞再生障碍性贫血(纯红再障)是再生障碍性贫血的一种特殊类型。根据起病缓急、病情轻重、骨髓病理损害程度和预后转归等,国内分为急性再障和慢性再障,国外分为轻型再障和重型再障。

一、病因

病因分为先天性和后天获得性两种。先天性再障(Fanconi贫血)占2.5%,多在10岁以内发病,多数有家族史,可能与胎儿时期某些因素影响有关。后天获得性再障,原因不明者,称为原发性再障,占70.3%;能查明原因者称为继发性再障,占16.9%。致病因素有以下几点。

(一)化学药物及物品

常见引起此病的药物有氯霉素,解热镇痛剂如安乃近、保泰松、复方氨基比林(已淘汰)等,磺胺类药,抗肿瘤药,甲巯咪唑(他巴唑)、甲基硫氧嘧啶,异烟肼,以及苯、无机砷、农药、杀虫剂等。

(二)电离辐射

X线、γ射线、中子射线以及放射性核素物质等。

(三)病毒感染

乙肝相关者常见,甲肝偶见。在部分小儿再障患者中可检出微小病毒B19,其他的有EB病毒、巨细胞病毒、登革热病毒、人类免疫缺陷病毒等。

(四)其他因素

妊娠可并发再障,但机制不详。阵发性睡眠性血红蛋白尿患者约25%的病例在病情的某一阶段并发再障。

二、临床表现

(一)病史

多数患者有用可引起骨髓抑制的药物史或化学物质接触史,部分患者有病毒感染史。

(二)症状

常表现为贫血、出血和感染,根据病情进展的快慢,严重程度不同,临床表现各异。我国将再障分为急性型和慢性型两类。

(1)急性型多见于儿童和青壮年,起病急剧,常以贫血进行性加重、出血明显和感染发热为主要特征,出血不仅为皮肤黏膜出血,还常见内脏出血,如呕血、便血、尿血、子宫出血、眼底出血和颅内出血,后者常为死亡原因。

(2)慢性型:成人多见于儿童,起病缓慢,常以贫血发病,出血程度较轻,多有紫癜、鼻衄和牙龈出血,很少有内脏出血,感染较轻。

(三)体征

贫血面容,睑黏膜及甲床苍白,皮肤可见出血点及紫癜,一般无肝脾大。

三、辅助检查

1. 血常规

血常规检查可见全血细胞减少,贫血呈正细胞、正色素性;白细胞和中性粒细胞计数减少;淋巴细胞比例相对增高;血小板显著减少;网织红细胞减少。

2. 骨髓穿刺检查

急性再障,多部位穿刺显示增生明显减低,粒细胞、红细胞减少,淋巴细胞及其他非造血细胞(浆细胞、组织嗜碱性细胞和网状细胞)增多,巨核细胞未见或极少。慢性再障,大多增生减低,但亦可增生活跃,增生活跃的部位,红细胞系增多,晚幼红细胞比例增多,但巨核细胞明显减少,骨髓液中有较多脂肪滴。

3. 骨髓活检检查

骨髓病理特点是红骨髓显著减少,被脂肪组织代替,并可见非造血细胞分布在间质中。

4. 其他检查

核素^{99m}Tc 或^{111}In 全身骨髓扫描或 γ 射线闪烁照相可估计残余造血活性的多少,有助于了解造血组织减少的程度。

四、诊断与鉴别诊断

(一)诊断

1. 国际分类法

将再障分为重型和轻型。

(1)重型再障Ⅰ型(SAA – Ⅰ):亦即急性再障,发病急,贫血进行性加重,常伴严重感染,内脏出血,血常规除血红蛋白急剧下降外,还具备网织红细胞小于 1%,白细胞减少,中性粒细胞绝对值小于 0.5×10^9/L,血小板计数小于 20×10^9/L。骨髓象示增生明显减低,三系造血细胞明显减少,非造血细胞增多。

(2)重型再障Ⅱ型(SAA – Ⅱ):慢性型再障病情加重者,骨髓细胞少于正常骨髓细胞的 25%,外周血细胞减少至少有下列之 2 项:①中性粒细胞绝对值小于 0.5×10^9/L;②血小板计数小于 20×10^9/L;③贫血且网织红细胞小于 1%。

(3)轻型再障:慢性再障普通型,发病缓慢,以贫血为主,出血和感染较轻,骨髓大多增生减低,但亦可增生活跃,增生活跃的部位,红系增多,晚幼红比例增多,但巨核细胞明显减少,骨髓液中有较多脂肪滴。

(4)纯红再障:只累及红细胞而不影响粒系和血小板生成的贫血,约占再障总数的 3%。血常规血红蛋白多在 50g/L 以下,网织红细胞多为 0,白细胞和血小板大多正常。骨髓红系细胞显著减少,粒细胞系和巨核细胞正常。

2. 国内分类法

将再障分为急性再障和慢性再障。

(二)鉴别诊断

1. 阵发性睡眠性血红蛋白尿(PNH)

有慢性持续性血管内溶血的临床表现和铁缺乏的表现;蔗糖水试验、Ham's 试验、尿含铁血黄素和蛇毒因子溶血试验阳性。CD55 和 CD59 表达降低。

2.骨髓增生异常综合征的难治性贫血型(MDS – RA)

骨髓增生呈活跃或明显活跃,以红系增生为主,三系造血细胞均有病态造血特征,可见小巨核细胞,部分患者有克隆性染色体核型异常。

3.低增生性急性白血病

多见于老年人,虽表现全血细胞减少,外周血可能找不到原始细胞,且无肝、脾和淋巴结肿大,但骨髓涂片检查原始细胞百分比已达白血病诊断标准。

4.急性造血功能停滞

起病急、有明确诱因,病因去除后可自行缓解。

五、治疗

(一)药物治疗

1.雄性激素

作用机制为促进造血干细胞增生和分化,增加促红细胞生成素的产生,不良反应主要为雄性化和肝功能损害。常用药物有以下几种。

(1)丙酸睾酮(丙酸睾丸酮):每次100mg,每天肌内注射1次。

(2)司坦唑醇(康力龙):每次2~4mg口服,每天3次。

(3)去氢甲睾酮(大力补):每次5~10mg口服,每天3次。

(4)达那唑:每天0.4~0.8g,分次口服。

(5)长效十一酸睾酮:每次250mg肌内注射,每周1次。

(6)十一酸睾酮(安雄):每次40mg口服,每天3次。

2.免疫抑制剂

(1)抗淋巴细胞球蛋白(ALG)或抗胸腺细胞球蛋白(ATG):ALG/ATG是一种对免疫活性细胞及造血细胞具有多种作用的多克隆抗淋巴细胞血清,能去除活化的抑制性T细胞对骨髓造血的抑制,能增加造血生长因子合成和释放,尚能作用于造血干细胞表面受体,刺激干细胞生长或提高其对生长因子的敏感性。主要用于重型再障,用前先做皮试,阴性者方可使用。按每天兔ALG(ATG)5~10mg/kg,猪ALG(ATG)15~20mg/kg,马ALG(ATG)15~40mg/kg,加氢化可的松100~200mg,加入生理盐水静脉滴注,每天1次,连用5天为1个疗程。间隔2~3个月可重复使用。

(2)环孢素(环孢菌素A):抑制T淋巴细胞生成白细胞介素2(IL – 2)和γ干扰素等造血负调控因子,以及阻止IL – 2受体的表达从而发挥作用。

开始以每天5~10mg/kg口服或静脉滴注,然后以每天3~5mg/kg分次口服,连用3~6个月再缓慢减量。

(3)大剂量甲泼尼龙(甲基强的松龙):可用甲泼尼龙每天20~30mg/kg,连用3天后逐渐减量,或每天200mg/m²,连用14天。

(4)大剂量丙种球蛋白:重型再障患者合并严重感染或肝肾功能损害者可用。剂量为每天0.4g/kg静脉滴注,连用5天。

(5)抗T淋巴细胞单克隆抗体:有报道用WU338(OKT3)、WU448(OKT8)各5mg加入100mL生理盐水静脉滴注,每天1次,连续7天为1个疗程。治疗再障11例,多在3个月内症状减轻,血常规回升。

3. 造血生长因子

（1）红细胞生成素（促红细胞生成素）：用红细胞生成素 100μg/kg，每周 2 次，皮下注射，疗程为 2 ~ 3 个月。加大剂量可能会提高疗效。

（2）粒细胞集落刺激因子或粒—巨噬细胞集落刺激因子：用量均为每天 200μg/m²，皮下注射，连续 4 周。

（3）白细胞介素 3（IL - 3）：用量为每天 250 ~ 500μg/m²，皮下注射，15 天为 1 个疗程。

4. 免疫调节剂

（1）左旋咪唑：每次 50mg，每天 3 次，服药 3 天，间隔 4 天，疗程 3 个月以上。

（2）胸腺素（胸腺肽）：每次 20mg 肌内注射，每天 1 次，疗程 3 个月以上。

（二）胎肝细胞输注或脐带血输注

这两种疗法效果显著，因为胎肝和脐血均含有大量造血干细胞和丰富的造血生长因子。

（三）骨髓移植

本法治疗再障的治愈率为 70%。

第三节　巨幼细胞性贫血

一、病因

叶酸和维生素 B_{12} 缺乏的原因概括如下。

1. 叶酸缺乏

叶酸缺乏包括以下几方面。①摄入量不足：食物供给不足是叶酸缺乏最主要的原因。叶酸广泛存在于多种食物中，但多种因素可使其破坏，如腌制及久储，尤对热敏感，过度烹饪将造成大量损失。乙醇影响叶酸的代谢，酗酒特别是伴有肝硬化者易发生叶酸缺乏。婴幼儿叶酸缺乏多因喂养不当；②吸收不良：病因包括小肠炎症、肿瘤、肠切除术后、热带口炎性腹泻及麦胶性肠病等；③需求量增加：见于生长快速的婴幼儿、妊娠、慢性炎症及感染、恶性肿瘤、慢性溶血性疾病、甲状腺功能亢进和白血病等情况；④药物影响：多种药物可引起巨幼细胞贫血。

叶酸的机体储备有限，且主要依靠外源性摄入，故叶酸缺乏可在较短时间内导致贫血。正常成人给予叶酸缺乏食谱 3 周后，血清叶酸水平即见降低；继续缺乏叶酸则相继出现中性粒细胞分叶过多，大椭圆红细胞增多，骨髓细胞呈巨幼改变，4 ~ 5 个月后出现贫血。

2. 维生素 B_{12} 缺乏

体内维生素 B_{12} 的储备较多，故其缺乏多需数年才会导致贫血。

因肉蛋类动物性食品富含维生素 B_{12}，平衡饮食者少有营养性摄入不足。严格的素食者或长期拒绝动物性食品的偏食者是维生素 B_{12} 缺乏的特殊群体。维生素 B_{12} 缺乏的主要原因有以下几方面。①内因子缺乏：全胃切除后所有分泌内因子的细胞均丢失，如不加干预，患者最终将不可避免地发生维生素 B_{12} 缺乏所致的巨幼细胞贫血。发病时间平均在术后 5 年（2 ~ 10 年）。少数胃大部切除者亦可发生维生素 B_{12} 缺乏，但潜伏期更长。恶性贫血患者出现抗壁细胞抗体和抗内因子抗体,造成维生素 B_{12} 吸收障碍。②小肠疾患:小肠细菌过度增生综合征(病因有盲襻综合征、肠道憩室、瘘管、狭窄等)、回肠切除或回肠旁路术后。其他肠病如麦胶性肠病和热带口炎性腹泻等。③药物诱发:某些药物可影响维生素 B_{12} 代谢,引起可逆性维生素 B_{12} 缺乏。④其他原因:慢性胰腺疾病和长期血液透析等。先天性代谢异常所致者如转钴蛋白 II 缺乏症少见。

二、临床表现

(一)血液系统表现

患者发病缓慢,特别是维生素 B_{12} 缺乏所致者,早期可无明显症状,就诊时多已有中至重度贫血,并伴以相应的一般表现,如苍白、头晕、乏力、活动后心悸气促等。部分患者出现轻度黄疸,皮肤可呈柠檬黄色。少数患者可有轻度脾大。

(二)非血液系统表现

非血液系统表现包括以下几方面。

①消化系统:常见症状有食欲减退、腹胀、腹泻或便秘,既可为贫血本身表现,也可为基础病如萎缩性胃炎所致。部分患者可发生舌炎,表现为舌质绛红(牛肉舌)和舌痛,可伴有舌乳头萎缩,多见于恶性贫血。②神经系统:主要见于维生素 B_{12} 缺乏,特别是恶性贫血,有时神经系统表现是主要就诊原因。病变主要累及脊髓后侧束的白质和脑皮质,周围神经亦可受累,出现外周神经病和亚急性脊髓联合变性的表现,如四肢远端麻木、深感觉障碍、共济失调和锥体束征阳性。轻度脑功能障碍以抑郁和记忆障碍为常见,严重者偶可出现精神异常症状。③其他表现:部分患者可有体重降低和低热。

三、辅助检查

(一)血常规

血常规呈大细胞性(MCV > 100fL)贫血。血片中红细胞大小不均,出现数量不等的大椭圆细胞是其特征。偶见有核红细胞。中性粒细胞分叶过多(5 叶者 >5% 或有 6 叶者)。网织红细胞减少或正常,也可轻度增多。血小板计数减少常见,严重者可呈全血细胞减少。

(二)骨髓象

增生活跃,以红系细胞增生为主。各系髓细胞均呈巨幼变特征,以红系最为明显,胞体增大,细胞核发育落后于细胞质。可见明显的发育异常或病态造血,如双核或多核巨幼红细胞。红细胞内可见 Howel – Jolly 小体和 Cabot 环。巨晚幼粒细胞和巨杆状核粒细胞在发病早期即可出现。巨核细胞体巨大,分叶过多,胞浆内颗粒稀少。

(三)生化检查

生化检查包括以下几方面。①叶酸和维生素 B_{12} 测定:血清叶酸 <6.81nmol/L 可诊断为叶酸缺乏,血清维生素 B_{12} <75pmol/L 可诊断为维生素 B_{12} 缺乏,因检测影响因素较多,可做为筛查项目。红细胞叶酸测定判断叶酸缺乏更为准确(<227nmol/L)。血液标本应在治疗开始前采集。②钴胺吸收试验:亦称 Schilling 试验,有助于判断维生素 B_{12} 缺乏的原因。③血同型半胱氨酸和甲基丙二酸测定:用于鉴别病因,维生素 B_{12} 缺乏两者均升高,而叶酸缺乏只有同型半胱氨酸升高。④脱氧尿核苷抑制试验:用于疑难病例诊断。⑤其他:因无效造血,红细胞在骨髓内破坏,间接胆红素可轻度升高;大多数患者血清乳酸脱氢酶及其他红细胞酶类的活性升

高,治疗后活性降低,是判断疗效的良好指标;如不伴有缺铁,多数患者血清铁升高,骨髓内外铁正常或轻度增多;恶性贫血患者胃液分析呈真性胃酸缺乏,营养性叶酸和维生素 B_{12} 缺乏在有效治疗后,胃酸可恢复正常;约半数恶性贫血患者可检出内因子抗体。

四、诊断与鉴别诊断

(一)诊断

详细的病史采集有助于判断诱因或基础疾病,包括饮食习惯或饮食史、手术史、用药史以及既往疾病史等。饮食摄入不足是叶酸和维生素 B_{12} 缺乏的常见原因。贫血的表现以其程度而定,出现神经系统表现提示维生素 B_{12} 缺乏。

有基础疾病者表现为相应的症状和体征,实验室检查符合大细胞性贫血,中性粒细胞核分叶过多,骨髓三系造血细胞呈典型的巨幼变,一般可明确诊断。必要时可选用有关实验室检查,进一步确定维生素缺乏的原因和种类。试验性治疗给予叶酸和维生素 B_{12},如 4 ~ 6 天后网织红细胞上升,有助于确立诊断。

(二)鉴别诊断

需与其他原因引起的大细胞性贫血鉴别,多数非叶酸或维生素 B_{12} 缺乏所致的大细胞性贫血没有典型的外周血和骨髓髓细胞巨幼变。外周血全血细胞减少需与再生障碍性贫血等相鉴别。红白血病及骨髓增生异常综合征患者的骨髓中可出现类似巨幼细胞贫血的变化,称为巨幼细胞样变,应与之鉴别。

五、治疗

有诱因或基础疾病者应去除病因或治疗基础病。

(一)叶酸治疗

一般选用口服制剂,叶酸 5 ~ 10mg,每天 3 次。吸收障碍者可改用注射制剂四氢叶酸钙,3 ~ 6mg 肌内注射,每天 1 次,直至血常规完全恢复。

(二)维生素 B_{12} 治疗

初治给予维生素 B_{12} 100μg 肌内注射,每天 1 次,2 周后可改为每周注射 1 次,直至血常规完全恢复。有神经系统受累者宜给予较大剂量(每天 500 ~ 1000μg)。对非吸收障碍者,后期的治疗可给予等剂量口服药物。患有出血疾病者(如血友病)可采用口服制剂。全胃切除或恶性贫血患者因维生素 B_{12} 吸收障碍为不可逆性,需终生维持治疗,维生素 B_{12} 100μg 肌内注射,每月 1 次。

如不能确定是何种维生素缺乏,不允许单用叶酸,因虽可缓解贫血,但会加重神经系统症状。此种情况宜应同时合用叶酸和维生素 B_{12}。叶酸和维生素 B_{12} 治疗开始后,患者的网织红细胞在 4 ~ 6 天内即见上升,10 天左右达高峰,骨髓细胞巨幼变亦迅速改善,伴以血红蛋白的上升。大多数患者血常规在 1 ~ 2 个月内恢复正常。如病情恢复不满意,应注意查找原因并加以纠正(如伴有缺铁,应补充铁剂)。

第四节 自身免疫性溶血性贫血

一、病因

自身免疫性溶血性贫血(autoimmune hemolytic anemia, AIHA)根据有无病因分为原发性和继发性两种。根据抗体作用于红细胞的最佳温度分为温抗体型和冷抗体型自身免疫性溶血性贫血两类,前者约占70%。偶见同时兼有温抗体和冷抗体的混合型患者。

(一)温抗体型自身免疫性溶血性贫血

自身抗体在37℃时呈现最大活性,大多数为IgG,有或无补体结合能力,极少数是非凝集素IgM。

结合抗体的致敏红细胞在单核—巨噬细胞系统(主要在脾脏)内被破坏。原发性者病因不明(约占50%),继发性者常见病因有结缔组织病如系统性红斑狼疮和类风湿关节炎、淋巴增生性疾病和淋巴瘤,以及感染性疾病和其他免疫性疾病等。

(二)冷抗体型自身免疫性溶血性贫血

此型较温抗体型少见,绝大多数为继发性,包括冷凝集素综合征和阵发性冷性血红蛋白尿症。原发性冷凝集素综合征多见于老年人,女性为多;继发性冷凝集素综合征常继发于恶性B淋巴细胞增生性疾病,如原发性巨球蛋白血症、淋巴瘤、多发性骨髓瘤,以及某些感染如支原体肺炎和传染性单核细胞增多症等。冷凝集素绝大多数为IgM抗体,可结合补体,在28~31℃即可与红细胞反应,0~5℃表现为最大反应活性。冷凝集素综合征多呈慢性溶血经过,在寒冷季节病情加重。雷诺现象常见,表现为遇冷时的指端发绀和疼痛。继发者尚有原发病的相应表现,病毒感染所致者病程为自限性。某些患者可有急性血管内溶血发作。阵发性冷性血红蛋白尿症的抗体是IgG型双相溶血素(又称为D-L抗体)。D-L抗体在0~4℃与红细胞结合,并能结合补体。此病罕见,以局部或全身受寒后出现急性血管内溶血和血红蛋白尿为特征,可继发于梅毒或某些病毒感染。

二、临床表现

温抗体型自身免疫性溶血性贫血(WA-AIHA)病情程度变化颇大,自无明显溶血至严重致命性溶血。多数患者起病隐袭,表现为乏力、虚弱、头晕、体力活动后气短等贫血症状以及不明原因发热等。心脏储备功能不良的老年患者可发生心绞痛。体格检查可见苍白,约1/3患者有显性黄疸和肝大,半数以上有轻中度脾大,巨脾者应疑及其他原因。继发性患者有原发病的临床表现。病毒感染常致病情加重,尤其在儿童患者可诱发危及生命的溶血,呈急性发病,有寒战、高热、呕吐、腹痛和腰背痛,甚至休克和肾衰竭。

WA-AIHA患者血栓栓塞性疾病的发病率升高,尤以抗磷脂抗体阳性者为甚,如发生血栓应注意筛查该抗体。

WA-AIHA如伴发免疫性血小板计数减少称为Evans综合征,其发病机制仍未明确。除存在自身抗红细胞和抗血小板抗体外,越来越多的证据表明本病与患者的T细胞功能紊乱有关。本综合征见于各年龄组,分为原发性和继发性,后者常见病因亦为淋巴增生性疾病和风湿性疾病。国内报道成人患者以女性为多;儿童患者常呈急性发病,与感染有关。本综合征的血小板计数减少可先于溶血或同时或继后出现,但多数先出现血小板计数减少,随后发生免疫性溶血,两者同时发病较少见。少数患者表现为全血细胞减少。

三、辅助检查

(一)血常规

贫血轻重不一,多呈正常细胞正常色素性,但也可为大细胞性。外周血涂片可见数量不等球形红细胞增多和有核红细胞,网织红细胞增多(再障危象时除外),白细胞正常或轻度升高,偶可减少,血小板正常,如降低则提示 Evans 综合征。

(二)骨髓象

红系造血明显活跃,偶见轻度巨幼样变。发生再障危象时骨髓呈增生低下象,外周血全血细胞及网织红细胞减少。

(三)抗人球蛋白试验

抗人球蛋白试验又称 Coombs 试验,分为直接抗人球蛋白试验(DAT)和间接抗人球蛋白试验(IAT),前者检查与红细胞膜结合的抗体,后者检查血清中抗体。DAT 是诊断 WA - AIHA 的经典实验室检查,90% 以上的患者 DAT 阳性。抗体主要是抗 IgG 和抗 C3 型,偶见抗 IgA 型,罕见 IgM 型。IAT 可为阳性或阴性。

(四)其他

血清胆红素轻或中度升高,以间接胆红素为主;尿胆原增多;血清乳酸脱氢酶升高;急性溶血时结合珠蛋白降低并可出现血红蛋白血症、血红蛋白尿或含铁血黄素尿。

四、诊断与鉴别诊断

有溶血性贫血的临床和一般实验室证据,DAT 阳性,冷凝集素效价在正常范围,近 4 个月内无输血和特殊药物(如奎尼丁、甲基多巴、青霉素等)应用史,可诊断本病。

少数抗人球蛋白试验阴性患者需与其他溶血性贫血鉴别,包括先天性溶血性疾病、非免疫性因素所致的溶血性贫血及阵发性睡眠性血红蛋白尿症。因致敏红细胞在通过单核—巨噬细胞系统时部分细胞膜被吞噬,故本病可出现数量不等的球形红细胞,如遇 DAT 阴性者需与 HS 相鉴别。

五、治疗

(一)病因治疗

有病因可寻的继发性患者应治疗原发病。感染所致者常表现为病情急但呈自限性的特点,有效控制感染后溶血即可缓解甚至治愈。继发于恶性肿瘤者应采取有效治疗措施,如实体瘤的手术切除和恶性 B 细胞增生性疾病的化学治疗。疑药物诱发者应停用可疑药物。

(二)糖皮质激素

糖皮质激素是治疗本病的首选和主要药物。常选用泼尼松,开始剂量 $1 \sim 1.5 \text{mg}/(\text{kg} \cdot \text{d})$。治疗有效者 1 周左右血红蛋白上升,每周可升高 $20 \sim 30 \text{g/L}$。血红蛋白恢复正常后维持原剂量 1 个月,然后逐渐减量。减量速度酌情而定,一般每周 $5 \sim 10 \text{mg}$,待减至每天 15mg 以下时,需低剂量维持 $3 \sim 6$ 个月。80% 以上的患者糖皮质激素治疗有效,激素抵抗见于约 10% 的患者。糖皮质激素足剂量治疗 3 周病情无改善者应考虑诊断是否有误或激素抵抗,激素治疗

无效或维持量每天 >15mg 者应考虑更换其他疗法。停药后复发者并非少见。

长期应用糖皮质激素不良反应包括激素面容、感染倾向、高血压、溃疡病、糖尿病、体液潴留和骨质疏松等。

糖皮质激素作用机制可能为以下几种：①减少抗体产生；②降低抗体和红细胞膜上抗原之间的亲和力；③减少巨噬细胞膜的 Fc 和 C3 受体数量。

（三）脾切除

作为二线治疗，脾切除的适应证是：①糖皮质激素治疗无效；②激素维持量每天 >10mg；③不能耐受激素治疗或有激素应用禁忌证。目前尚无术前预测手术效果的可靠方法。脾切除的总有效率为 60% ~75%，切脾禁忌者可行脾区放射治疗。

脾切除治疗本病机制包括：①去除破坏致敏红细胞的主要器官；②脾脏是产生抗体的主要器官，切除后可减少抗体生成。

（四）免疫抑制剂

主要用于糖皮质激素和切脾无效的难治性患者。细胞毒类药物中以环磷酰胺和硫唑嘌呤最为常用。环磷酰胺 50 ~150mg/d，硫唑嘌呤 50 ~200mg/d，开始 3 个月与糖皮质激素合用，然后停用激素，单纯用免疫抑制剂 6 个月，再逐渐减量停药，有效率报道不一（40% ~60%）。治疗期间需密切观察其不良反应，尤其是骨髓抑制。亦可试用其他非细胞毒免疫抑制剂，如环孢素、麦考酚吗乙酯、利妥昔单抗和阿伦单抗等。

（五）输血

本病输血应严格掌握适应证。因多数患者治疗收效较快，故输血仅限于再障危象或极度贫血危及生命者。输血速度应缓慢，并对全过程密切监视，以避免输血反应。少数患者因自身抗体所致的自发性红细胞凝集，可能造成血型鉴定及交叉配血试验结果判读困难甚至误判，应予以注意。

（六）难治性患者的治疗

近年来，对激素、切脾和免疫抑制剂无效的难治性 WA - AIHA 治疗又积累了一些新的经验。大剂量丙种球蛋白静脉注射对约 40% 的患者有效，儿童患者反应尤佳。达那唑联用泼尼松对部分患者有效。采用利妥昔单抗治疗难治患者的报告日渐增多，综合认为该药是难治性患者有效而安全的治疗选择。麦考酚酸酯对继发于自身免疫性疾病和淋巴增生性疾病的患者显示出不错的疗效。其他治疗如血浆置换、长春碱类药物负载血小板输注、胸腺切除等均有治疗本病的报道，因资料有限，其确切价值有待继续探讨。

第五节　急性白血病

急性白血病中急性非淋巴细胞白血病多于急性淋巴细胞白血病，成人急性非淋巴细胞白血病多见，儿童急性淋巴细胞白血病多见。起病急缓不一，急者大多数因为高热、严重出血来就诊，缓者以贫血或轻微出血为就诊原因。

一、病因

1. 遗传因素

遗传因素导致的家族性白血病约占白血病的 0.7% 。先天性再生障碍性贫血(Fanconi 贫血)、唐氏综合征以及先天性免疫球蛋白缺乏症等患者的白血病发病率均较高,表明白血病与遗传因素有关。

2. 环境因素

环境因素包括病毒感染、电离辐射、化学物质等,其中病毒感染通过内源性病毒整合并潜伏在宿主细胞内,在某些理化因素作用下,可能激活表达从而诱发白血病,或通过传播感染直接致病,例如人类 T 淋巴细胞病毒 I 型(HTLV - I)可导致成人 T 细胞白血病/淋巴瘤。电离辐射包括 X 射线、γ 射线等,大面积和大剂量的电离辐射照射可抑制骨髓和使机体免疫力下降,同时导致 DNA 突变、断裂和重组,从而诱发白血病发生。研究表明,长期接触苯及含有苯的有机溶剂也与白血病发生有关。另外,某些血液病最终可能发展为白血病,包括骨髓增生异常综合征、淋巴瘤、多发性骨髓瘤和阵发性睡眠性血红蛋白尿等。白血病的发生目前"二次打击"学说认为至少有两类分子事件共同参与发病。其一,各种原因所致的造血细胞内一些基因(如 ras、myc 等)发生决定性突变,激活某种信号通路,导致细胞获得增殖和(或)生存优势、凋亡受阻,最终克隆性异常造血细胞生成;其二,一些遗传学改变(如形成 PML - RARα 等融合基因)可能涉及某些转录因子,导致造血细胞分化阻滞或分化紊乱。

二、临床表现

(一)骨髓造血功能受损

1. 贫血

由于白血病细胞的增生,正常造血受到抑制,患者出现进行性贫血。

2. 出血

主要因血小板减少,早期出血的患者近半数,可以发生在全身各部位,轻者表现为皮肤紫癜、淤斑、鼻出血、牙龈出血及月经过多,重者可有呕血、血便、血尿、咯血,甚至颅内出血,常为致死原因。早幼粒细胞白血病易合并弥散性血管内凝血(DIC),导致全身广泛性出血。

3. 发热

半数患者以发热起病,白血病本身因高代谢,可引起低热,高热多由感染所致。感染的发生与中性粒细胞减少、免疫功能缺陷、医院感染等有关。病原体可见细菌、病毒、支原体及真菌等。感染可发生在全身各系统,严重时致败血症,是致死的另一原因。

(二)组织器官受浸润

(1)淋巴结和肝脾肿大:主要见于急性淋巴细胞白血病,纵隔淋巴结肿大常见于 T 淋巴细胞白血病。

(2)骨和关节:儿童多见四肢骨和关节疼痛,成人则出现胸骨和肋骨疼痛。胸骨下端压痛,具有诊断意义。骨膜上出现无痛性肿块,称为绿色瘤,多见于粒细胞性白血病,可发生在颅骨、胸骨及肋骨等处,若发生在眼眶周围,可引起眼球突出、复视及失明。

(3)皮肤和口腔:常见于急性粒—单或单核细胞白血病,皮肤受累可出现斑丘疹、肿块及结节。口腔浸润可出现牙龈肿胀及口腔溃疡。

(4)中枢神经系统白血病(CNS－L)：常见于急性淋巴细胞白血病，其发生与化疗药物难以透过血—脑脊液屏障，使得隐藏在中枢神经系统的白血病细胞不能被杀灭有关。可发生于病程的各个阶段，缓解期更多见，成为复发的根源，表现为头疼、头晕、颈项强直，甚至抽搐、昏迷，称为脑膜白血病，周围神经也可受累，出现相应症状。

(5)睾丸与CNS－L发生的机制、时期相同，可表现为一侧睾丸的无痛性肿胀。

三、辅助检查

1.血常规

红细胞和血红蛋白减低，多为正细胞性贫血；血小板减少；白细胞数可高、可低、可正常，>$100×10^9$/L时称为高白细胞性白血病。白细胞过高或过低者，治疗效果不佳。血片白细胞分类，白细胞增高者可见白血病细胞(原始和幼稚细胞)，但白细胞不增高者，外周血常找不到原始和幼稚细胞，易误诊。

2.骨髓象

骨髓象是白血病确诊的主要依据。骨髓增生极度活跃或明显活跃，白血病性原始细胞占非红系细胞30%以上。因正常造血细胞受抑制，幼红细胞及巨核细胞少见。根据骨髓受累细胞形态，配合细胞化学染色进行FAB分类。

3.免疫学检查

根据白血病细胞表面免疫学标记，区分出两类急性白血病，并将急性淋巴细胞白血病分为T细胞系与B细胞系，还可进一步将T细胞和B细胞淋巴细胞白血病分为若干个亚型。

4.染色体检查

多数患者有染色体异常，约60%以上白血病有特异性染色体异常，对白血病的分型，提供了细胞遗传学依据，对于指导治疗，推测预后具有重要价值。

5.骨髓细胞培养

急性非淋巴细胞白血病骨髓粒—单核系祖细胞(CFU－GN)集落形成受抑制，缓解后集落恢复生长，复发前集落又减少，对估计疗效、预测复发有意义。

6.脑脊液检查

中枢神经系统白血病时，脑脊液压力升高，白细胞数增多，蛋白增多，糖减少，涂片中可找到白血病细胞。

四、诊断与鉴别诊断

(一)诊断

(1)临床上表现为贫血、出血、感染、肝脾淋巴结肿大、骨痛等。

(2)外周血表现为血红蛋白、红细胞、血小板减少，白细胞不定。

(3)骨髓表现为白血病性原始细胞占非红系细胞30%以上。诊断明确后，为了选择恰当的治疗方案和判断预后，还要进行准确地分类分型。

(二)鉴别诊断

1.骨髓增生异常综合征

MDS患者的RAEB型除病态造血外，外周血和骨髓中有原始和幼稚细胞，全血细胞减少和染色体异常，因此容易与白血病混淆，但骨髓中原始细胞应小于20%。

2. 某些感染引起的白细胞异常

特殊病原体引起的感染可继发白细胞异常。例如传染性单核细胞增多症，外周血中可见异形淋巴细胞，其形态需与原始细胞仔细鉴别。传染性单核细胞增多症患者血清中嗜异性抗体效价逐步上升，病程短，可自愈。

百日咳、传染性淋巴细胞增多症、风疹等病毒感染时，血象中可出现淋巴细胞增多，但淋巴细胞形态正常，病程良性，骨髓原始幼稚细胞不增多可鉴别。

3. 巨幼细胞性贫血

巨幼细胞性贫血易与红白血病混淆，但骨髓中原始细胞不增多，幼红细胞 PAS 反应常为阴性，可鉴别，并且予叶酸、维生素 B_{12} 治疗有效。

4. 急性粒细胞缺乏症

恢复期在继发性粒细胞缺乏症(如药物或某些感染引起)恢复期时，骨髓中原始幼稚粒细胞增多，但该病有明确病因，血小板计数正常，原始幼稚细胞中无 Auer 小体或染色体异常，并且短期内骨髓粒细胞可成熟恢复正常。

五、治疗

近年来，急性白血病的治疗仍以化疗为主，配合支持治疗，疗效有了明显提高，急性非淋巴细胞白血病完全缓解率为 60% ~ 85%，5 年无病生存率为 30% ~ 40%。急性淋巴细胞白血病完全缓解率为 72% ~ 77%，5 年无病生存率达 50%。造血干细胞移植可使疗效进一步改善。化疗的成功与正确的选择方案，合理的应用方案，良好的支持治疗有关。故一经确诊，应说服患者去有血液专科的医院住院治疗。

(一)一般治疗

注意环境与个人卫生，宜住单人病房，避免交叉感染。一旦发生感染，应取合适的标本做培养，及早进行抗菌治疗，化疗后的粒细胞缺乏，可加用粒细胞集落刺激因子(G - CSF)或粒—单核细胞集落刺激因子(GM - CSF)静脉或皮下注射。贫血严重，可输浓缩红细胞；出血者，给予酚磺乙胺等止血药；严重者，可输浓缩血小板。化疗后白血病细胞大量破坏，使血尿酸增加，易在肾小管形成结石，导致尿酸性肾病，甚至发生肝衰竭；嘱患者多饮水，碱化尿液，口服别嘌醇 0.1 ~ 0.2g，每日 3 次。

(二)化学治疗

急性白血病诊断明确后，体内的白血病细胞为 10^8 ~ 10^9 个，短时间内积极用药，使病情得到完全缓解，所以必须经过巩固强化和维持治疗，才能最大限度地杀灭白血病细胞，延长无病生存期，争取治愈，因此白血病化疗总过程持续 3 ~ 5 年。

1. 急性淋巴细胞白血病的化疗

(1)诱导缓解治疗：常用长春新碱(VCR)、门冬酰胺酶(L - ASP)、柔红霉素(DNR)、泼尼松(P)方案(VLDP)，VCR 2mg，每周第 1 天静脉注射 1 次，共 4 周；L - ASP 10 000 单位静脉点滴，每日 1 次，第 19 天始连用 10 天；DNR 30mg/m^2 静脉点滴，每日 1 次，每 2 周第 1 ~ 3 天用药，共 4 周；P 1mg/kg 每日分次口服，连续使用 4 周。不能耐受者可减去 L - ASP 或 DNR，完全缓解率可为 72% ~ 77%。

(2)巩固强化治疗：用 VLDP 巩固治疗，用大剂量甲氨蝶呤、EA(依托泊苷、阿糖胞苷)强化治疗。此期间，鞘内注射甲氨蝶呤或甲氨蝶呤加阿糖胞苷。

（3）维持治疗：用上述方案，交替序贯应用，逐步延长间歇期，治疗 3~5 年。

2.急性非淋巴细胞白血病的化疗

（1）诱导缓解治疗：常用柔红霉素（D）、阿糖胞苷（AraC）方案（即 DA），DNR 45mg/（m² · d），静脉注射，第 1~3 天；Ara - C 100mg/（m² · d），静脉滴注，第 1~7 天。早幼粒细胞白血病用全反式维甲酸（ATRA）25~45ng/（m² · d）口服治疗直至缓解，完全缓解率均可达 85%。

（2）巩固强化治疗：可选用 DA、EA、HA（高三尖杉酯碱、阿糖胞苷）、MA（米托蒽醌、阿糖胞苷）及中剂量阿糖胞苷等方案交替巩固治疗。不需长期维持治疗。

（三）造血干细胞移植

根据干细胞来源不同可分为：①骨髓移植：异基因骨髓移植、同基因骨髓移植和自身骨髓移植；②外周血干细胞移植；③脐带血细胞移植；④胎肝干细胞移植。选择的时机均在第一次缓解后。

第六节　慢性白血病

慢性白血病中，国内最多见为慢性粒细胞白血病（慢粒），多发于中年，男性略多于女性，临床以脾大、白细胞异常增多和出现 Ph 染色体为特征。

一、病因

慢性白血病的病因亦不完全明确，其发病由多因素导致，如遗传因素和环境因素。与急性白血病相似，影响其发病的环境因素包括病毒感染、电离辐射、化学物质等。而其中证实与 CML 发病具有相关性的是 Ph 染色体以及由 9 号染色体长臂上 C - ABL 基因易位至 22 号染色体长臂的断裂点簇集区（BCR）形成的 BCR - ABL 融合基因，该融合基因编码具有酪氨酸激酶活性的蛋白，如最常见的 P210，导致 CML 发生，而出现 + Ph、+8i（17q）、+19、+21 等额外染色体及基因异常可能构成了疾病进展的分子机制。

二、临床表现

（1）慢性期：起病缓慢，早期可无症状，逐渐出现乏力、低热、多汗等代谢亢进的表现。脾大为最明显的特征，常可平脐甚至达盆腔，与白细胞数成正比。多数患者有胸骨压痛。半数患者有轻度肝大。慢性期一般 1~4 天，逐渐发展为加速期。

（2）加速期：可出现发热、骨痛、贫血、出血及脾迅速增大，此期可持续数月到数年。

（3）急变期是慢粒的终末期，表现同急性白血病，治疗效果差，往往数月死亡。

三、辅助检查

1.血常规

白细胞总数显著增多。以中幼、晚幼和杆状核粒细胞居多，伴有嗜酸、嗜碱性粒细胞增多。红细胞、血红蛋白和血小板在慢性期正常，加速期渐减少。急变期明显减少。

2. 骨髓象

骨髓增生极度活跃，以粒细胞为主，分类与外周血相似。加速期后红细胞系及巨核细胞减少。

3. 其他

90% 以上患者出现特征性的 Ph 染色体，血清维生素 B_{12} 浓度及其结合力显著增高。血及尿中尿酸、血清乳酸脱氢酶、溶菌酶增高。

四、诊断与鉴别诊断

根据巨脾、外周血白细胞总数升高，可见中、晚幼粒细胞，骨髓增生极度活跃及 Ph 染色体阳性等特点，可做出诊断。需与肝硬化、晚期血吸虫病等原因所致的脾大相鉴别，需与严重感染和恶性肿瘤引起的类白血病反应相鉴别，以上疾病除原发病的特点外，骨髓象可鉴别。骨髓增生性疾病如原发性骨髓纤维化和原发性血小板增多症，临床上与慢粒更相似，骨髓活检及染色体检查为鉴别诊断提供重要依据。

五、治疗

（一）化学治疗

化疗可以迅速控制血常规，改善症状，但对患者存活期无明显改善。首选羟基脲 1.5g，每日 2 次，白细胞降至 $20 \times 10^9/L$ 时，剂量减半，降至 $10 \times 10^9/L$ 时，改为 0.5 ~ 1g/d 维持，主要的不良反应是骨髓抑制。用羟基脲同时可加服别嘌醇 0.1g，每日 3 次，并补充水分和利尿剂防治尿酸性肾病。上述治疗效果不好时还可选白消安（马利兰）及联合化疗。

（二）干扰素 α

300 万 ~ 900 万 U/d，肌内或皮下注射，每周 2 ~ 3 次，连用数月至 2 年，与小剂量阿糖胞苷或羟基脲同用疗效更好。

（三）骨髓移植

同种异基因骨髓移植应在慢性期缓解后尽早施行，以 45 岁以下者为宜。其 3 ~ 5 年无病存活率为 60% 。

（四）慢粒急变的治疗

可根据急变类型按相应的急性白血病化疗方案治疗，但缓解率低且缓解期短，中数缓解期约 4 个月。

第七节　多发性骨髓瘤

多发性骨髓瘤（MM）是浆细胞恶性增生性疾病。其特征为骨髓中克隆性浆细胞异常增生，绝大部分病例存在单克隆免疫球蛋白或其片段（M 蛋白）的分泌，导致相关器官或组织损伤。常见临床表现为骨痛、贫血、肾功能损害、血钙增高和感染等。随着我国老龄人口的逐年增加，其发病率也逐年升高，现已达到 2/10 万，低于西方国家（约 5/10 万）。此病多发于中老年人,男性多于女性,目前,仍无法治愈。

一、病因

病因不明。遗传、电离辐射、化学物质、病毒感染、抗原刺激等均可能与骨髓瘤的发病有关。尽管发病机制尚不清楚,但对 MM 分子机制的研究显示,MM 是一种由复杂的基因组改变和表观遗传学异常所驱动的恶性肿瘤。遗传学的不稳定性是其主要特征,表现为明显多变的染色体异常核型,同时,骨髓瘤细胞与骨髓微环境的相互作用进一步促进了骨髓瘤细胞增生和耐药的发生。

二、临床表现

1. 骨骼损害

骨痛为主要症状,以腰骶部最为多见,其次为胸部和下肢。活动或扭伤后剧痛者有病理性骨折的可能。MM 骨病的发生主要是由破骨细胞和成骨细胞活性失衡所致。

2. 贫血

贫血为本病的另一常见表现。因贫血发生缓慢,贫血症状多不明显,多为轻、中度贫血。贫血的发生主要为红细胞生成减少所致,与骨髓瘤细胞浸润抑制造血、肾功能不全等有关。

3. 肾功能损害

蛋白尿、血尿、管型尿和急、慢性肾衰竭。急性肾衰竭多因脱水、感染、静脉肾盂造影等引起。慢性肾衰竭的原因是多方面的:①游离轻链(本周蛋白)被近曲小管吸收后沉积在上皮细胞胞质内,使肾小管细胞变性,功能受损,如蛋白管型阻塞,则导致肾小管扩张;②高血钙引起肾小管和集合管损害;③尿酸过多,沉积在肾小管,导致尿酸性肾病;④肾脏淀粉样变性,高黏滞综合征和骨髓瘤细胞浸润等。

4. 高钙血症

食欲缺乏呕吐、乏力、意识模糊、多尿或便秘等,主要由广泛的溶骨性改变和肾功能不全所致。

5. 感染

正常多克隆免疫球蛋白及中性粒细胞减少,免疫力下降,容易发生各种感染,如细菌性肺炎和尿路感染,甚至败血症。病毒感染以带状疱疹为多见。

6. 高黏滞综合征

头晕、眩晕眼花耳鸣、手指麻木、视力障碍、充血性心力衰竭、意识障碍甚至昏迷。血清中 M 蛋白增多,可使血液黏滞性过高,引起血流缓慢、组织淤血和缺氧。部分患者的 M 蛋白成分为冷球蛋白,可引起微循环障碍,出现雷诺现象。

7. 出血倾向

鼻出血、牙龈出血和皮肤紫癜多见。出血的机制:①血小板减少,且 M 蛋白包裹在血小板表面,影响血小板的功能;②凝血障碍:M 蛋白与纤维蛋白单体结合,影响纤维蛋白多聚化,M 蛋白尚可直接影响凝血因子的活性;③血管壁因素:高免疫球蛋白血症和淀粉样变性损伤血管壁。

8. 淀粉样变性

少数患者可发生淀粉样变性,常见舌体、腮腺肿大,心肌肥厚,心脏扩大,腹泻或便秘,皮肤苔藓样变,外周神经病变及肝、肾功能损害等。心肌淀粉样变性严重时可猝死。

9. 神经系统损害

肌肉无力、肢体麻木和痛觉迟钝等。脊髓压迫是较为严重的神经受损表现。MM 的神经损害的病因包括骨髓瘤细胞浸润、肿块压迫、高钙血症、高黏滞综合征、淀粉样变性、单克隆轻链和(或)其片段的沉积等。

10. 髓外浸润

以肝、脾、淋巴结和肾脏为多见,由骨髓瘤细胞的局部浸润和淀粉样变性所致。肝脾大一般为轻度。淋巴结肿大者较为少见。其他组织,如甲状腺、肾上腺、卵巢、睾丸、肺、皮肤、胸膜、心包消化道和中枢神经系统也可受累。瘤细胞也可以侵犯口腔及呼吸道等软组织。MM 患者可以在诊断时即合并髓外浆细胞瘤,也可以在 MM 的治疗过程中,随着疾病的进展而出现。

三、辅助检查

(一)血常规

多为正常细胞正色素性贫血。血片中红细胞呈缗钱状排列。白细胞总数正常或减少。晚期可见大量浆细胞。血小板计数多数正常,有时可减少。

(二)骨髓

骨髓中浆细胞异常增生,并伴有质的改变。骨髓瘤细胞大小形态不一,成堆出现,核内可见核仁 1~4 个,并可见双核或多核浆细胞。

(三)血 M 蛋白鉴定

血清中出现 M 蛋白是本病的突出特点。血清蛋白电泳可见一染色浓而密集、单峰突起的 M 蛋白,正常免疫球蛋白减少。进行 M 蛋白免疫分型时常常做以下检测:①血清蛋白电泳;②免疫球蛋白定量;③血清总蛋白、清蛋白定量检测;④轻链定量,轻链 κ/λ 比值;⑤血清免疫固定电泳;⑥血清游离轻链定量及受累与非受累游离轻链的比值。

(四)尿液检查

尿常规可出现蛋白尿、血尿和管型尿。24 小时尿轻链、尿免疫固定电泳的检测。约半数患者尿中出现本周蛋白。本周蛋白即从患者的肾脏排出的轻链,或为 K 链,或为入链,分子量小,可在尿中大量排出。

(五)血液学检查

1. 血钙、磷、碱性磷酸酶测定

因骨质破坏,出现高钙血症。晚期肾功能不全时血磷可升高。本病主要为溶骨性改变,血清碱性磷酸酶正常或轻度增高。

2. 血清 β2 - 微球蛋白

β2 - 微球蛋白与全身骨髓瘤细胞总数有显著相关性。在肾功能不全时会使患者 β2 - 微球蛋白增高得更加显著。

3. 血清总蛋白、清蛋白

约95% 患者血清总蛋白超过正常,球蛋白增多,清蛋白减少与预后密切相关。

4. C 反应蛋白(CRP)和血清乳酸脱氢酶(LDH)

CRP 可反映疾病的严重程度。LDH 与肿瘤细胞活动有关,反映肿瘤负荷。

5. 肌酐(Cr)和尿素氮(BUN)

伴肾功能减退时可以升高。

(六)细胞遗传学

荧光原位杂交(FISH)可发现90%以上MM患者存在细胞遗传学异常。目前,已明确一些与预后有关的染色体改变,如del(13)、亚二倍体、t(4;14)、del(17p)、t(14;16)、t(14;20)等提示预后差。

(七)影像学检查

骨病变X线表现:①典型为圆形、边缘清楚如凿孔样的多个大小不等的溶骨性损害,常见于颅骨、盆骨、脊柱、股骨、肱骨等处;②病理性骨折;③骨质疏松,多在脊柱、肋骨和盆骨。为避免急性肾衰竭,应禁止静脉肾盂造影。有骨痛但X线上未见异常的患者,可做CT、MRI或PET/CT检查。

四、诊断与鉴别诊断

(一)诊断标准

目前,国内常用的诊断标准参照《中国多发性骨髓瘤诊治指南》(2008版),诊断标准如下。

1. 主要标准

(1)组织活检证明有浆细胞瘤或骨髓涂片检查示浆细胞 >0.30,常伴有形态改变。

(2)单克隆免疫球蛋白(M蛋白):IgG >35g/L,IgA >20g/L,IgM >15g/L,IgD >2g/L,IgE >2g/L,尿中单克隆 κ 或 λ 轻链 >1g/24h,并排除淀粉样变。

2. 次要标准

(1)骨髓检查:浆细胞 0.10 ~ 0.30。

(2)单克隆免疫球蛋白或其片段的存在,但低于上述标准。

(3)X线检查有溶骨性损害和(或)广泛骨质疏松。

(4)正常免疫球蛋白量降低:IgM <0.5g/L,IgA <1.0g/L,IgG <6.0g/L。

凡满足下列任一条件者可诊断为MM:主要标准(1) + (2);或主要标准(1) + 次要标准(2)、(3)、(4)中之一;或主要标准(2) + 次要标准(1)、(3)、(4)中之一;或次要标准(1)、(2) + 次要标准(3)、(4)中之一。

3. 最低诊断标准(同时符合下列3项)

(1)骨髓恶性浆细胞≥0.10或虽 <0.10,但证实为克隆性和(或)活检为浆细胞瘤。

(2)血清和(或)尿出现单克隆免疫球蛋白。

(3)骨髓瘤相关的器官功能损害(至少1项),如血钙水平升高、肾功能损害、贫血、骨质破坏、高黏滞血症、淀粉样变、反复细菌感染等,需证实这些脏器的损害与骨髓瘤相关。

根据上述诊断标准,该患者符合两条主要诊断标准,因此,诊断多发性骨髓瘤明确。

(二)鉴别诊断

1. 反应性浆细胞增多症

可由慢性炎症、伤寒、系统性红斑狼疮、肝硬化、转移癌等引起。浆细胞一般不超过15%且无形态异常,免疫表型为 CD_{38}^-、CD_{56}^- 且不伴有 M 蛋白,IgH基因重排阴性。

2. 意义未明的单克隆免疫球蛋白病(MGUS)

血清和(或)尿液中出现 M 蛋白,骨髓中单克隆浆细胞增多但未达到 MM 诊断标准,且无组织、器官损伤的证据。

3. 华氏巨球蛋白血症(WM)

血清和(或)尿液中出现单克隆 IgM,骨髓或其他组织中有淋巴样浆细胞浸润。FISH 常无 t(11;14)等 IgH 易位,分子生物学检测常常有 MYD88、L265P 突变。

4. AL 型淀粉样变性

AL 型淀粉样变性又称原发性系统性轻链型淀粉样变性,是单克隆轻链变性、沉积造成的组织和器官的损伤。活检组织刚果红染色阳性。

5. 引起骨痛和骨质破坏的疾病

如骨转移癌、老年性骨质疏松症、肾小管酸中毒及甲状腺功能亢进症等,因成骨过程活跃,常伴血清碱性磷酸酶升高。如查到原发病变或骨髓涂片找到成堆的癌细胞将有助于鉴别。

五、治疗

(一)治疗原则

(1)对有症状的 MM 应采用系统治疗,包括诱导、巩固治疗(含干细胞移植)及维持治疗。无症状骨髓瘤暂不推荐治疗。

(2)对适合自体移植的患者,诱导治疗中避免使用干细胞毒性药物,避免使用烷化剂以及亚硝脲类药物。

(二)治疗

1. 诱导治疗

患者的年龄(原则上≤65 岁)、体能及共存疾病状况决定其 HSCT 条件的适合性。移植候选患者诱导治疗不宜长于 4~6 个疗程,以免损伤造血干细胞并影响其动员采集。初始治疗可选下述方案。

(1)硼替佐米/地塞米松(VD)。

(2)来那度胺/地塞米松(RD)。

(3)来那度胺/硼替佐米/地塞米松(VRD)。

(4)硼替佐米/多柔比星/地塞米松(PAD)。

(5)硼替佐米/环磷酰胺/地塞米松(VCD)。

(6)硼替佐米/沙利度胺/地塞米松(VTD)。

(7)沙利度胺/多柔比星/地塞米松(TAD)。

(8)沙利度胺/地塞米松(TD)。

(9)沙利度胺/环磷酰胺/地塞米松(TCD)。

(10)长春新碱/多柔比星/地塞米松(VAD)。

不适合移植患者的初始诱导方案,除以上方案外尚可选用以下方案。

(1)美法仑/泼尼松/硼替佐米(VMP)。

(2)美法仑/泼尼松/沙利度胺(MPT)。

(3)美法仑/泼尼松/来那度胺(MPR)。

(4)来那度胺/低剂量地塞米松(Rd)。

(5)美法仑/泼尼松(MP)。

2. 自体造血干细胞移植(auto - HSCT)

肾功能不全及老年并非移植禁忌证。相比于晚期移植,早期移植者无事件生存期更长。

3. 巩固治疗

为进一步提高疗效及反应深度,以强化疾病控制,对于诱导治疗或 auto - HSCT 后获最大疗效的患者,可采用原诱导方案短期巩固治疗 2 ~ 4 个疗程。

4. 维持治疗

可选用硼替佐米、来那度胺、沙利度胺单药或联合糖皮质激素。

5. 异基因造血干细胞移植

年轻、高危、复发难治患者可考虑 allo - HISCT。

6. 支持治疗

(1)骨病的治疗:口服或静脉使用二膦酸盐,包括氯屈膦酸、帕米膦酸二钠和唑来膦酸。二膦酸盐适用于所有有症状的 MM 患者。有长骨病理性骨折、脊柱骨折压迫脊髓或脊柱不稳者可行外科手术治疗。低剂量放疗(10 ~ 30Gy)可以作为姑息治疗,用于不能控制的疼痛、即将发生的病理性骨折或即将发生的脊髓压迫。

(2)高钙血症:水化碱化、利尿,如患者尿量正常,则日补液 2000 ~ 3000mL,保持尿量 > 1500mL/d。使用二膦酸盐、糖皮质激素和(或)降钙素。

(3)肾功能不全:水化利尿,以避免肾功能不全;减少尿酸形成和促进尿酸排泄;有肾衰竭者,应积极透析;避免使用非甾体抗炎药和静脉造影剂;长期使用二膦酸盐需监测肾功能。

(4)贫血:可考虑使用 EPO 治疗。

(5)感染:如反复发生感染或出现威胁生命的感染,可考虑静脉使用免疫球蛋白;若使用大剂量地塞米松方案,应预防卡氏肺孢子虫病和真菌感染。

(6)凝血/血栓:对接受以沙利度胺或来那度胺为基础的方案的患者,建议预防性抗凝治疗。

(7)高黏滞血症:有症状者可行血浆置换。

第八节　霍奇金淋巴瘤

霍奇金淋巴瘤(HL)是一种累及淋巴结及淋巴组织的恶性肿瘤。1832 年 Thomas Hodgkin 报道了 7 例原发淋巴组织的肿瘤样病变,1865 年 Wilks 又报道了 11 例,以 Hodgkin 病(HD)命名,HD 现称为霍奇金淋巴瘤。WHO 分类将霍奇金淋巴瘤分为两种主要类型:结节性淋巴细胞为主型霍奇金淋巴瘤(NLPHL)和经典型霍奇金淋巴瘤(CHL)。经典型霍奇金淋巴瘤又分为 4 种亚型:富于淋巴细胞型(LRCHL)、结节硬化型(NSCHL)、混合细胞型(MCCHL)、淋巴细胞消减型(LDCHL)。

一、病因

虽然 HL 病因尚不完全明确,但病毒学说颇受重视。

1. 感染因素

(1)EB 病毒:既往研究发现,采用荧光免疫法检测 HL 患者血清,可发现部分患者有高价抗 EB 病毒抗体,HL 患者淋巴结在电镜下可见 EB 病毒颗粒,在 20% HL 的 RS 细胞中也能找到 EB 病毒,因此,EB 病毒与 HL 密切相关。

（2）人类免疫缺陷病毒（HIV）:感染人类免疫缺陷病毒可增加 HL 发病风险。

（3）HHV-6:人疱疹病毒是一种 T 淋巴细胞双链 DNA 病毒,HL 患者的 HHV-6 阳性率及抗体滴度均较非 HL 者高,且随着 HL 疾病进展,HHV-6 的抗体滴度也逐渐升高。

（4）麻疹病毒:有报道在 HL 患者组织中可检测到麻疹病毒抗原和 RNA。

2. 遗传因素

HL 在家庭成员中群集发生的现象已经得到证实,有 HL 家族史患 HL 风险较其他正常人高。携带 HLA-DPB1 位点 DPB1*0301 等位基因可增加患 HL 的风险,携带 DPB1*0201 等位基因则危险性降低。

二、临床表现

（1）无痛性进行性淋巴结肿大,尤以颈部淋巴结肿大常见。

（2）肿大的淋巴结,尤其深部淋巴结可引起相邻器官的压迫症状,如纵隔淋巴结肿大可引起咳嗽、胸闷、气促、肺不张及上腔静脉压迫症状等,腹膜后淋巴结肿大可压迫输尿管,引起肾盂积水,硬膜外肿块导致脊髓压迫症等。

（3）随病程进展,病变侵犯结外组织,包括肝、脾、骨、骨髓等可引起相应症状,如肝大、黄疸、脾大、骨痛等,要引起注意的是,HL 与 NHL 相比,HL 结外病变相对少见,独立的结外表现而无淋巴结受累的情况基本不存在,若存在常提示 NHL。

（4）可伴有发热、盗汗、消瘦、皮肤瘙痒等全身症状。需注意 HL 可出现周期性发热,数天内体温逐步上升至 38~40℃,持续数天后逐步降至正常,经过数天至数周间歇期,体温再次上升,如此周期反复;部分患者全身瘙痒可为 HL 唯一一全身症状。

（5）HL 特殊症状为饮酒痛,即饮酒后引起肿瘤部位疼痛,发生饮酒痛患者多有纵隔侵犯。

三、辅助检查

1. 必要检查

（1）血常规。

（2）ESR、LDH、肝功能、肾功能。

（3）育龄期女性妊娠检查。

（4）诊断性胸部、腹部、盆腔 CT。

（5）PET-CT。

（6）ⅠB、ⅡB 和Ⅲ、Ⅳ期行骨髓活检。

（7）采用含阿霉素方案患者需行射血分数检查。

2. 注释

（1）超声检查和放射性核素显像均可用于浅表淋巴结的检查,其敏感性高于触诊,以利于发现触诊时未发现的肿大淋巴结。

（2）近 70% 霍奇金淋巴瘤在初治时伴有胸腔内病变,纵隔淋巴结肿大常见,胸部 CT 可确定纵隔及肺门淋巴结肿大,特别是结节硬化型的女性患者,其他包括肺间质累及、胸腔积液、心包积液、胸壁肿块等,均可在胸部 CT 中体现;胸片检查常常造成纵隔病变及肺部病变的遗漏,诊断时及疗效判断时需行敏感度高的 CT 检查。

（3）肝脾检查：CT、B超、放射性核素显像及MRI只能查出单发或多发结节，对弥散性浸润或粟粒样小病灶难以发现，一般认为有两种以上影像诊断同时显示实质性占位病变时才能确定肝脾受累。

（4）血沉加快提示疾病活动；乳酸脱氢酶升高提示预后不良；血清碱性磷酸酶或血钙增加提示骨骼受累；β_2微球蛋白升高与肿瘤负荷相关。

（5）骨髓涂片发现RS细胞提示骨髓浸润，但骨髓穿刺涂片阳性率仅3%，而骨髓活检可提高至9%~22%。

（6）PET检查已成为HL患者初始分期、疗效评估、随访的重要手段。PET检查在淋巴瘤患者的分期和再分期中具有很高的敏感性和特异性，伴早期病变以及晚期病变患者在治疗末PET阳性被证明是一个重要的不良危险因素。NCCN PET/CT专责小组和NCCN指南推荐把PET检查用于初始分期和治疗末对残留肿物的评估。建议行联合PET检查加诊断性CT检查。

四、诊断与鉴别诊断

（一）诊断

诊断主要依靠淋巴结肿大的临床表现和组织活检结果。霍奇金淋巴瘤的诊断应包括病理诊断和临床分期诊断。临床分期如前所述。

1. NLPHL病理诊断要点

（1）满足HL的基本标准，即散在大细胞+反应性细胞背景。

（2）至少有1个典型的大结节。

（3）必须见到L&H细胞。

（4）背景中的细胞是小淋巴细胞和组织细胞，没有嗜中性和嗜酸性粒细胞。

（5）L&H细胞总是呈LCA^+、CD_{20}^+、CD_{15}^-、CD_{30}^-，L&H细胞周围有大量CD_3^+和CD_{57}^+细胞围绕。

2. CHL病理诊断要点

（1）散在大细胞+反应性细胞背景。

（2）大细胞（HRS细胞）主要为典型RS细胞、单核型和多核型RS细胞。

（3）混合性反应性背景。嗜中性粒细胞、嗜酸性粒细胞、组织细胞和浆细胞等。

（4）弥散为主，可有结节样结构，但无硬化纤维带包绕和包膜增厚。

（5）HRS细胞总是CD_{30}^+，多数呈CD_{15}^+，少数呈CD_{20}^+，极少出现EMA^+。

（6）绝大多数有EBV感染，即$EBER^+$和$LMP1^+$。病理形态学见到肿瘤性细胞及蛋白水平检测特异性标志物表达是诊断的依据。

（二）鉴别诊断

本病需与淋巴结核、病毒感染如传染性单核细胞增多症等病以及非霍奇金淋巴瘤等相鉴别，并应注意与转移癌相鉴别。颈部淋巴结肿大应排除鼻咽癌、甲状腺癌等，纵隔肿块需除外肺癌、胸腺瘤。腋下淋巴结肿大应与乳腺癌相鉴别。以上疾病的鉴别主要依靠病理组织学检查，病理组织学诊断是霍奇金淋巴瘤确诊的必要依据。病理学诊断通常要具有典型的RS细胞，并需结合淋巴细胞、浆细胞、嗜酸性粒细胞等多种反应性细胞成分背景的总体组织表现，结合CD15、CD30等免疫标志做出诊断。

五、治疗

HL 是一种相对少见但治愈率较高的恶性肿瘤,一般从原发部位向邻近淋巴结依次转移,是第一种用化疗能治愈的恶性肿瘤。治疗上主要采用化疗加放疗的综合治疗。较早时期 MOPP 方案化疗完全缓解率为 80%,5 年生存率 75%,长期无病生存率 50%。但有相当比例的患者出现第二肿瘤和不孕。

ABVD 方案的缓解率和 5 年无病生存率均优于 MOPP 方案,目前 ABVD 已成为 HL 的首选化疗方案。

（1）MOPP 方案

（M）氮芥:4mg/（m^2·d）静脉注射,第 1 天及第 8 天。

（O）长春新碱:1～2mg 静脉注射,第 1 天及第 8 天。

（P）丙卡巴肼:70mg/（m^2·d）口服,第 1～14 天。

（P）泼尼松:40mg/d 口服,第 1～14 天。如氮芥改为环磷酰胺 600mg/m^2 静脉注射,即为 COPP 方案。

（2）ABVD 方案

（A）阿霉素:25mg/（m^2·d）,第 1 天、第 15 天,静脉注射。

（B）博来霉素:10mg/（m^2·d）,第 1 天、第 15 天,静脉注射。

（V）长春花碱:6mg/（m^2·d）,第 1 天、第 15 天,静脉注射。

（D）甲氮咪胺:375mg/（m^2·d）,第 1 天、第 15 天,静脉注射。注:疗程间休息 2 周。

1. 结节性淋巴细胞为主型

此型淋巴瘤多为ⅠA 期,预后多良好。ⅠA 期可单纯淋巴结切除等待观察或累及野照射 20～30Gy,Ⅱ期以上同早期 HL 治疗。

2. 早期（Ⅰ、Ⅱ期）HL 的治疗

给予适量全身化疗,而放疗趋向于降低放疗的总剂量,缩小照射野的范围。化疗采用 ABVD 方案。预后良好组 2～4 疗程 ABVD + 受累野放疗 30～40Gy;预后差组 4～6 疗程 ABVD + 受累野放疗 30～40Gy。

3. 晚期（Ⅲ、Ⅳ期）HL 的治疗

6～8 个周期化疗,化疗前有大肿块或化疗后肿瘤残存做放疗。ABVD 仍是首选治疗方案。化疗中进展或早期复发,应考虑挽救性高剂量化疗及 HSCT。

4. 复发难治性 HL 的治疗

首程放疗后复发可采取常规化疗;化疗抵抗或不能耐受化疗,再分期为临床Ⅰ、Ⅱ期行放射治疗;常规化疗缓解后复发可行二线化疗或高剂量化疗及自体造血干细胞移植（auto-HSCT）。免疫疗法 PD-1 可用于治疗复发性或难治性（R/R）经典型 HL。

第六章　内分泌科疾病

第一节　糖尿病

糖尿病是一种与遗传因素和多种环境因素相关联的以慢性血葡萄糖(简称血糖)水平增高为特征的代谢紊乱综合征,是由体内胰岛素分泌缺陷和(或)胰岛素作用的缺陷引起的。糖尿病是临床的常见病、多发病,其患病率日益增高。据世界卫生组织(WHO)估计,全球目前有约1.75亿糖尿病患者。中国糖尿病患病率亦在急剧增加,估计现有糖尿病患者超过4千万。2型糖尿病的发病正趋向低龄化,儿童及青少年的发患者数在不断增加。糖尿病已成为严重威胁人类健康的世界性公共卫生问题。

一、病因

1.1型糖尿病

1型糖尿病胰岛 β 细胞破坏超过80%,造成胰岛 β 细胞大量破坏的原因可能是遗传与环境因素相互作用引发特异性自身免疫反应选择性破坏胰岛 β 细胞。各国的调查均表明,1型糖尿病的亲属发生糖尿病的机会显著高于一般人群,1型糖尿病具有一定的遗传性。1型糖尿病是自身免疫性疾病,从人类染色体研究中发现第6号染色体短臂人类白细胞抗原(HLA)的异常表达与1型糖尿病的易感性及胰岛 β 细胞损伤有密切关系。大量研究认为,HLA – DR(3、4)抗原与1型糖尿病相关性最高。最近的研究又发现DQ β – 57非天门冬氨酸可增强1型糖尿病的易感性。与1型糖尿病发病有关的环境因素主要是病毒感染及化学物质的摄入。如腮腺炎病毒、风疹病毒、巨细胞病毒、脑心肌炎病毒及四氧嘧啶、链脲佐菌素、灭鼠剂Vacor等化学物质的摄入。

2.2型糖尿病的病因与发病机制

2型糖尿病患者胰岛 B 细胞仍能分泌一定量的胰岛素,但分泌的胰岛素量不足以维持正常的代谢需要或者是胰岛素作用的靶细胞上胰岛素受体及受体后的缺陷产生胰岛素抵抗,胰岛素在靶细胞不能发挥正常的生理作用。2型糖尿病患者常常两方面缺陷均存在,只是有的以胰岛素抵抗为主,有的以胰岛素分泌不足为主。2型糖尿病的发生与发展是多基因与多种环境因素相互作用的结果。

(1)遗传因素和环境因素:遗传因素及环境因素是2型糖尿病重要的发病因素。2型糖尿病有明显的家族聚集现象。2型糖尿病的单卵双胞长期随访是遗传研究最有说服力的资料,双胞发病一致率可达90%;但是单卵双胞研究不能阐明2型糖尿病的致病基因及其遗传方式。环境因素主要包括现代生活方式改变、人口老龄化、营养过剩、运动不足、化学毒物等。其中,摄食过高热量,体力活动减少,体重增加以至肥胖,是发生2型糖尿病的主要危险因素。

(2)胰岛素抵抗及受体功能缺陷:胰岛素抵抗(IR)指胰岛素分泌量在正常水平时,刺激靶细胞摄取和利用葡萄糖的生理效应显著减弱;或靶细胞摄取和利用葡萄糖的生理效应正常进行,需要超常量的胰岛素。在肥胖的 2 型糖尿病中可发现脂肪细胞上胰岛素受体的数量及亲和力降低。β 亚单位酪氨酸激酶的缺陷及葡萄糖转运蛋白(GLUT)－4 基因突变是造成胰岛素抵抗的主要原因。胰岛素抵抗在 2 型糖尿病的发病机制中占显要地位。

(3)淀粉样变:2 型糖尿病胰腺病理检验时,可发现胰岛的内分泌细胞与微血管之间有淀粉样变。这种淀粉样沉积侵入胰岛 β 细胞的浆膜,从而影响 β 细胞合成与分泌胰岛素。

二、临床表现

(一)1 型糖尿病

1 型糖尿病主要发生在儿童及青少年,成年人发病率较低。通常有典型的多尿多饮、多食和体重减轻的症状,简称"三多一少"症状。部分患儿消瘦伴疲乏、精神萎靡。如果有多尿、多饮又出现恶心、呕吐、厌食或腹痛、腹泻等症状则可能并发糖尿病酮症酸中毒。酮症酸中毒时可有呼吸困难,表现呼吸深长、呼气有酮味、伴脱水及水电解质紊乱,有高钾或低钾血症时可有心律不齐。晚期患者可出现白内障、视网膜病变,甚至双目失明。还可以有蛋白尿、高血压等糖尿病肾病的表现,甚至导致肾衰竭。

(二)2 型糖尿病

2 型糖尿病是一种慢性进行性疾患,病程漫长。本病可以发生在任何年龄,但多见于中老年。早期轻症 2 型糖尿病患者常无明显自觉症状,到症状出现或临床确诊时已是发病较长时间,甚至可达数年至几十年。

也有一部分患者始终无症状,而在常规体格检查或因糖尿病慢性并发症就诊时被发现。根据 2 型糖尿病的自然病程,可将其分为以下几点。

1.高血糖前期

2 型糖尿病高血糖前期的患者多为中年以上,可有糖尿病家族史,多数体态肥胖,特别是中心性肥胖,自我感觉无异,往往因体格检查或因其他疾病就诊发现餐后尿糖阳性,饭后 2h 血糖高峰可超过正常,但空腹尿糖阴性,空腹血糖正常或稍高,糖耐量曲线往往呈现糖耐量减低。

2.高血糖期

此期患者在早期时,大多数患者并无症状。随后糖尿病的"三多一少"症状轻重不等,且常伴有某些并发症和伴随症。中年病者可先有尿路感染、外阴瘙痒、肺结核、皮肤疖痈或某些外科情况如胆囊炎、胰腺炎等症状出现,也可因劳累、饮食不当(包括禁食、过食、饮酒等)和应激导致酮症酸中毒为首发症状。总之此期症状可分为两部分:无并发症者可有单纯典型糖尿病症状,有并发症者则两者兼有或以并发症的症状为主。一般有下列典型症状。

(1)口渴、多饮、多尿:2 型糖尿病患者口渴、多饮、多尿症状多较轻,其中以喝水增多作为主诉较为多见,但增多程度不大,有相当部分患者此类症状不明显。

(2)多食:为补充损失的体内糖分以维持机体活动,常出现易饥多食。

(3)体重改变和疲乏:由于胰岛素分泌的绝对减少或组织对胰岛素的敏感性降低,机体对葡萄糖的利用下降,脂肪和蛋白质分解代偿性增加,以弥补能量的不足,使体内脂肪等组织日见消耗,蛋白质合成不足,负氮平衡,机体遂逐渐消瘦。

(4)皮肤瘙痒:多见于女性阴部,由尿糖刺激局部所致。有时并发白念珠菌等真菌性阴道炎,瘙痒更严重,常伴以白带分泌增加。失水后皮肤干燥亦可发生全身瘙痒,但较少见。

(5)低血糖:2 型糖尿病患者可在早期的较长一段时期内以反复低血糖为主要表现,是由于胰岛素分泌时相的异常,分泌高峰延迟,在餐后 4~5h 可因为不适当的胰岛素分泌过多而出现低血糖症状。

(6)其他症状:有四肢酸痛、麻木、腰痛、性欲减退、阳痿不育、月经失调、便秘、视力障碍等。糖尿病还有下述不典型症状:经常感到疲乏、劳累;视力下降、视物不清;皮肤瘙痒;手、足经常感到麻木或者刺痛;伤口愈合非常缓慢;反复发生感染。

3.慢性并发症期

2 型糖尿病患者慢性并发症的发生与遗传、高血糖、高血压、高血脂、高胰岛素血症等因素有关,多在 5~10 年后发生,但因为 2 型糖尿病的发病时间难以确定,有相当部分患者在诊断时就有糖尿病肾脏病变、神经病变、视网膜病变的相关表现。

(1)大血管病变:糖尿病可导致大、中动脉粥样硬化,主要侵犯主动脉、冠状动脉、脑动脉、肾动脉和肢体外周动脉,引起冠心病、缺血性或出血性脑血管病、肾动脉硬化、肢体动脉硬化等。

(2)微血管病变:微循环障碍、微血管瘤形成和微血管基底膜增厚是糖尿病微血管病变的典型改变,主要表现在视网膜、肾、神经、心肌组织,其中主要是糖尿病肾病和视网膜病。

(3)神经病变:病变部位以周围神经为主,通常为对称性,下肢较上肢严重,病情进展缓慢,临床上先出现肢端感觉异常,如袜子或手套状,伴麻木、针刺、灼热或如踏棉垫感。随后有肢痛,夜间及寒冷季节加重,后期可有运动神经受累,出现肌张力减弱,肌力减弱以至肌萎缩和瘫痪。

(4)眼的病变:主要病变是糖尿病视网膜病变,此外,糖尿病还可引起黄斑病、白内障、青光眼、屈光改变、虹膜睫状体病变等。

(5)糖尿病足:糖尿病患者因末梢神经病变,下肢动脉供血不足,以及细菌感染等多种因素,引起足部疼痛、皮肤深溃疡、肢端坏疽等病变,统称为糖尿病足。

(6)糖尿病胃轻瘫:小部分患者存在早饱、恶心、呕吐、腹胀等,症状严重程度因人而异。严重者会出现反流性食管炎,另外,还可引起小肠和结肠排空异常,引起腹痛、便秘、腹泻等症状。

三、辅助检查

1.尿糖测定

尿糖阳性是诊断糖尿病的重要线索,而非诊断依据。尿糖阳性只是提示血糖超过了肾糖阈,肾糖阈降低时,血糖虽正常,尿糖可呈阳性。并发肾脏病变时,肾糖阈升高,虽血糖升高,但尿糖阴性。

2.血清(血浆)

葡萄糖测定血糖升高是诊断糖尿病的主要依据,是判断糖尿病病情和控制情况的主要指标。常用葡萄糖氧化酶法测定。诊断糖尿病时必须用静脉血浆测定血糖。当血糖高于正常范围却又未达到诊断糖尿病的标准时,应进一步做葡萄糖耐量试验(OGTT)。

3.口服葡萄糖耐量试验(OGTT)

空腹血糖,尤其是餐后血糖升高时,糖尿病临床诊断并不困难。遇有下列可疑患者应进一步做 OGTT 检查,以确定诊断:①尿糖阳性,而空腹血糖正常;②餐后 2h 血糖≥7.8mmol/L,但低于 11.1mmol/L;③有糖尿病的家族史,包括糖尿病孪生子;④女性患者妊娠过期,胎儿过大或有死产病史者;⑤有自发性低血糖反应者。OGTT 是检查人体血糖调节功能的一种方法。正常人一次摄入大量葡萄糖后(国际标准剂量为75g,儿童剂量 1.75g/kg 体重,最大 75g)在摄入前和摄入后 2h 分别检测血糖水平。

4.糖化血红蛋白测定

糖化血红蛋白是血红蛋白生成后与糖类经非酶促反应结合而形成的产物,它的合成过程很缓慢,而且是相当不可逆的,持续 3 个月以上(接近红细胞生命期)。糖化血红蛋白所占比率能反映出测定前 1~3 个月平均血糖水平,用于了解糖尿病患者的血糖水平;还可作为用药的监测指标之一。

5.血浆胰岛素及 C 肽测定胰岛素测定

主要用于糖尿病的诊断与分型。正常人空腹血浆胰岛素浓度为 5~20Mu/L,口服 75g 无水葡萄糖后,血浆胰岛素在 30~60min 达到最高值,峰值是基础值的 5~10 倍,3~4h 恢复到基础水平。

1 型糖尿病呈无峰值的低平曲线,2 型可呈高、正常及低的变化。C 肽也反映基础和葡萄糖介导的胰岛素释放功能,且不受外源性胰岛素及其抗体的影响。高峰时间同上,峰值为基础值 5~6 倍。

6.自身抗体测定

IAA、GAD65、ICA 等抗体的检测,1 型糖尿病患者发现血糖升高时,其中一种或多种抗体阳性。

7.并发症检查

糖尿病患者根据病情需要应进行血脂、肝功、肾功等检查。急性代谢紊乱时应进行酮体、电解质、酸碱平衡、血气分析等检测。心、肝、肾、眼及神经系统等各项的辅助检查。

四、治疗

(一)基础治疗

1.健康教育

糖尿病健康教育使患者对糖尿病有充分的认识,提高患者的自我保健能力和自我护理,让其树立正确的抗病态度和信心。积极检测血糖。

2.饮食治疗

严格控制饮食,控制每天摄入的总热量、合理搭配营养成分,定量定时进餐,以控制血糖、血脂和体重。

3.运动治疗

糖尿病患者应进行有规律的合适运动。

(二)口服药治疗

1.磺脲类(SU)

(1)第一代磺脲类:甲苯磺丁脲、氯磺丙脲目前临床很少使用。

(2)第二代磺脲类:格列本脲(优降糖):每片 2.5mg,每次 2.5~5mg,每日 1~2 次,饭前 0.5h 服用,日剂量超过 10mg 时应分 2~3 次服用,最高剂量 15mg/d,格列齐特(甲磺吡脲,达美康):每片 80mg,40~120mg/次,餐前 0.5h 服用,最高剂量 240mg/d。

格列吡嗪(吡磺环己脲,美吡达):每片 5mg,2.5~10mg/次,餐前 1.5h 服用,每日 1~3

次,最大剂量30mg/d。现在有一种格列吡嗪缓释片(瑞易宁),5mg/片,每日仅服5~10mg,一次即可。

格列喹酮(喹磺环已脲,糖适平):每片30mg,每次30~60mg,每日2~3次,饭前服用,最大剂量180mg/d。

格列波脲(甲磺二冰脲,克糖利):每片25mg,每次12.5~50mg,每日1~2次,饭前服用。

(3)第三代磺脲类:格列美脲(万苏平,亚莫利):日服吸收快速,每日一次,常用剂量为1~6mg,它的特点是剂量小、起效快,与受体结合速度快,解离速度也快,不易出现低血糖,又不增加体重,相反可使体重减轻,已被FDA认可作为能与胰岛素合用的最佳磺脲类药,并可作为2型糖尿病患者的一线选择用药。

2. 双胍类

苯乙双胍(降糖灵,DBI):每片25mg,每次25~50mg,每日3次,最大剂量150mg/d,餐中或餐后服用。

二甲双胍(降糖片,美迪康):每片250mg,每次250~500mg,每日3次,最大剂量1500mg/d,餐中或餐后服。多数研究提示二甲双胍可降低脂肪毒性对胰岛细胞的损害,从而改善胰岛素抵抗和增加胰岛素敏感性。

3. 糖苷酶抑制剂

阿卡波糖(拜糖平、拜糖苹):每片50mg,每次50~100mg,每日3次,与第1d饭同服并咬碎服下,最大剂量600mg/天。

伏格列波糖(倍欣):每片0.2mg,每次0.2mg,每日3次,饭前服。

4. 噻唑烷二酮类(TZDs)

罗格列酮:口服达峰时间为1.3h,半衰期为3~4h。每片4mg,每次4mg,每日1次。

吡格列酮:每片15mg,每次15~30mg,每日1次。口服达峰时间为2h,食物对本品吸收有延迟作用。

(三)胰岛及胰岛素类似物治疗

1. 超速效(短效)型胰岛素

目前具代表性和进入临床应用的主要有两种,均为胰岛素类似物,即美国礼来公司生产的赖氨酸脯氨酸胰岛素(简称Lyspro)和诺和诺德公司生产的Aspart。产品均为pH呈中性的澄清溶液。

天门冬氨酸胰岛素(名为诺和锐)。皮下注射较易吸收,5~15min即可吸收,0.5h可达最大血浓度,1h左右达最大降血糖作用,持续作用时间3~6h,且作用持续时间与注射剂量无关。该胰岛素较适用于以下患者:①依从性差的患者,因可减少餐前等待的时间,可提高其依从性;②对餐后高血糖者,因其达峰时间快,更接近于人的生理,可有效降低餐后血糖高峰;③对易在餐间或餐前出现低血糖的患者,因其持续时间短,可有效降低下一餐前低血糖的发生率;④胰岛素泵持续皮下输注和餐前大剂量追加。

2. 短效胰岛素

正规胰岛素(RI)皮下注射0.5~1h起效,高峰2~4h,持续6~8h,可皮下、静脉、肌内输注及腹腔输注等。中性短效可溶性胰岛素(诺和灵R或优泌林),皮下注射起效0.5h,最大作用时间1~3h,持续时间8h,可通过皮下、肌内、静脉或腹腔内给药或通过胰岛素泵持续皮下输注。

3. 中效胰岛素

低精蛋白锌人胰岛素(NPH),白色混悬液,皮下注射起效时间1.5h,最大作用时间4~12h,持续时间24h,可皮下、肌内注射,可与正规胰岛素混合。

4. 长效胰岛素

鱼精蛋白锌胰岛素(PZI),皮下注射4~6h起效,高峰时间14~24h,持续36h。仅皮下或肌内注射。可与正规胰岛素混合。

甘精胰岛素(来得时)可模拟生理性基础胰岛素分泌,每天只需注射一次,作用持续时间长达24h,无明显峰值出现。

5. 胰岛素类似物

胰岛素类似物泛指既可模拟正常胰岛素的分泌,同时在结构上与胰岛素也相似的物质。20世纪90年代末,人类在对胰岛素结构和成分的深入研究中发现,对肽链进行修饰均有可能改变胰岛素的理化和生物学特征,从而能研制出较传统人胰岛素更适合人体生理需要的胰岛素类似物,亦被称为速效胰岛素或餐时胰岛素。

目前已用于临床的有门冬胰岛素、地特胰岛素等。其中前者为短效胰岛素类似物,后者为长效胰岛素类似物。尤其需要注意的是,首个预混胰岛素类似物诺和锐30的上市更是掀起糖尿病治疗领域的变革。地特胰岛素与口服降糖药联合治疗时,推荐地特胰岛素的初始治疗方案为每日一次给药,起始剂量为10U或0.1~0.2U/kg。门冬胰岛素,短效胰岛素类似物起效更快,持续作用时间更短,由于快速起效,所以一般须紧邻餐前注射。如有必要,可于餐后立即给药。

第二节　甲状腺功能亢进症

甲状腺是人体最大的内分泌腺体,其分泌的甲状腺激素(TH)促进机体物质代谢、能量代谢以及机体的生长、发育。甲状腺功能亢进症(简称甲亢)是指由于多种因素导致甲状腺功能亢进、TH分泌过多,造成以神经、循环、消化等系统兴奋性增高和代谢亢进为主要临床表现的疾病总称。甲状腺功能亢进以弥漫性毒性甲状腺肿最为常见,又称Graves病,大约占所有甲亢患者的85%。Graves病女性患者较男性多见,男女之比为1:(4~6),多发于20~40岁。该病是一种器官特异性自身免疫性疾病,其发病机制尚未完全阐明。一般认为其发病机制是以遗传易感性为背景,在精神创伤、感染等诱发因素的作用下,引起体内免疫系统功能紊乱,产生异质性免疫球蛋白(自身抗体)而致病。

一、病因

甲状腺功能亢进症的发病机制:目前公认本病的发生与自身免疫有关,属于器官特异性自身免疫疾病。它与自身甲状腺炎等,同属于自身免疫性甲状腺病。

1. 遗传

本病有显著的遗传倾向,目前发现它与组织兼容性复合体(MHC)基因相关:白种人与

HLA - B8、HLA - DR3、DQA1 * 501 相关;非洲人种与 HLA - DQ3 相关;亚洲人种与 HLA - Bw46 相关。

2. 自身免疫

GD 患者的血清中存在针对甲状腺细胞 TSH 受体的特异性自身抗体,称为 TSH 受体抗体,也称为 TSH 结合抑制性免疫球蛋白。TRAb 有两种类型,即 TSH 受体刺激性抗体和 TSH 受体刺激阻断性抗体。TRAb 与 TSH 受体结合,激活腺苷环化酶信号系统,导致甲状腺细胞增生和甲状腺激素合成、分泌增加。所以,TSAb 是 GD 致病性抗体。95% 未经治疗的 GD 患者 TSAb 阳性,母体的 TSAb 也可以通过胎盘,导致胎儿或新生儿发生甲亢。TSBAb 与 TSHR 结合占据了 TSH 的位置,使 TSH 无法与 TSHR 结合,所以产生抑制效应,甲状腺细胞萎缩,甲状腺激素产生减少。

TSBAb 是自身免疫甲状腺炎导致甲减的原因之一。因为 GD 和 AIT 同属于 AITD,所以 50% ~ 90% 的 GD 患者也存在针对甲状腺炎的其他自身抗体。Graves 眼病是本病的表现之一,其病理基础是在眶后组织浸润的淋巴细胞分泌细胞因子(干扰素 - γ 等)刺激成纤维细胞分泌黏多糖,堆积在眼外肌和眶后组织,导致突眼和眼外肌纤维化。

3. 环境因素

可能参与了 GD 的发生,如细菌感染、性激素、应激等都对本病的发生和发展有影响。

4. 精神因素是甲亢发病的重要诱因

许多研究表明甲亢是一种心身疾病,其发病及病情变化与情绪反应密切相关,而情绪反应的强弱又与患者的心理状况及社会影响因素等有关系。

5. 应激性生活事件对甲亢的影响

有研究表明,Graves 病患者在发病前 90% 以上可查到明显的生活事件应激,大大高于健康人群的生活事件发生率,提示 Graves 病的起病与精神刺激的作用密切相关。

二、临床表现

本症临床表现与患者年龄、病程和 TH 分泌过多的程度有关。Graves 病典型临床表现主要为甲状腺激素分泌过多综合征、甲状腺肿、眼征。老年人和儿童的临床表现常不典型。

(一)甲状腺激素分泌过多综合征

1. 高代谢综合征表现

T_3、T_4 分泌过多及交感神经兴奋性增高,能量、糖、脂肪、蛋白质代谢增加,体重降低,糖耐量异常。

2. 心血管系统表现

心动过速、心律失常、第一心音亢进、心脏扩大、收缩期高血压,其中心率静息或睡眠时仍快。

3. 神经系统表现

易激动、焦虑烦躁、失眠紧张等,伸舌和双手平举向前时有细震颤,腱反射活跃。

4. 消化系统表现

食欲亢进,多食消瘦,大便频繁,肝功能异常。

5. 血液和造血系统表现

白细胞总数降低,淋巴细胞比例增高,血小板寿命缩短,偶可引起贫血。

6.肌肉骨骼系统表现

肌肉软弱无力,可有甲亢性肌病。

7.内分泌系统表现

可影响性腺和肾上腺皮质功能,早期甲亢患者促肾上腺皮质激素(ACTH)分泌增加,重症患者肾上腺皮质功能可能相对减退或不全。

8.生殖系统表现

女性患者常有月经稀发、闭经,男性患者常有阳痿,偶见乳腺发育。

9.皮肤及肢端表现

部分患者有典型小腿胫前对称性黏液性水肿,常与浸润性突眼同时或在之后发生。少数患者存在指端粗厚。

(二)甲状腺肿

甲状腺肿主要表现为弥漫性、对称性甲状腺肿大,质软(病史久或食用含碘食物较多者质地可坚韧)、无压痛,吞咽时上下移动,也有甲状腺肿大不对称或肿大不明显者。肿大的甲状腺上、下叶外侧可扪及震颤(腺体上部较明显),可听到连续性或以收缩期为主的吹风样杂音的血管杂音,以上为 Graves 病的重要诊断特征。

(三)眼征

Graves 病患者有 25% ~50% 伴有不同程度的眼病,其中突眼为重要而又较特异的体征之一。

(四)特殊临床表现及类型

儿童期甲亢临床表现与成人相似,一般后期均伴有发育障碍。18 周岁前一般采用抗甲状腺药物(ATD)治疗,但治疗效果不如成人。淡漠型甲亢多见于老人,发病较隐匿;症状不典型,常以某一系统的表现突出;眼病和高代谢综合征表现较少,甲状腺常不肿大,但结节发生率较高;血清 TT_4 测定可在正常范围内;全身症状较重。

妊娠期甲亢主要有妊娠合并甲亢和人绒毛膜促性腺激素(HCG)相关性甲亢两种。妊娠合并甲亢者,时有类似甲亢的临床表现,如有体重不随妊娠时间相应增加、四肢近端肌肉消瘦、静息时心率在 100 次/分以上表现之一者,应疑及甲亢。HCG 相关性甲亢者,可因大量 HCG 刺激 TSH 受体而出现甲亢,甲亢症状轻重不一,血清 FT_3、FT_4 升高,TSH 降低或不可测出,血 HCG 显著升高,属一过性。

亚临床型甲亢血 T_3、T_4 正常,而 TSH 显著降低,低于正常值下限,不伴有或伴有轻微的甲亢症状。亚临床型甲亢可发生于 Graves 病早期、手术或放射碘治疗后、各种甲状腺炎恢复期的暂时性临床症状,也可持续存在,成为甲亢的一种特殊临床类型,少数可进展为临床型甲亢。T_3 型甲亢的临床表现与寻常型相同,一般较轻,但血清 TT_3 与 FT_3 均增高,TT_4、FT_4 正常甚至偏低。

三、辅助检查

1. TSH 测定

TSH 由脑垂体分泌,是调节甲状腺功能的重要激素。甲状腺功能改变时,TSH 的波动较 T_3、T_4 更迅速、显著,是反映下丘脑—垂体—甲状腺轴功能的敏感指标,对亚临床型甲亢和亚临床型甲减的诊断有着重要意义。大部分甲亢者 TSH 低于正常值,但垂体性甲亢患者 TSH

不降低或升高。

2.血清甲状腺激素水平测定

血清甲状腺激素水平测定主要包括血清 TT_4 与 TT_3、血清 FT_4 与 FT_3、血清 $rT_3(rT_3)$。

3.甲状腺自身抗体测定

甲状腺自身抗体测定主要包括 TRAb(TSH 受体抗体)、甲状腺过氧化物酶抗体(TPOAb)和甲状腺球蛋白抗体(TgAb)。

4.甲状腺摄 ^{131}I 率

^{131}I 摄取率诊断甲亢的符合率可达 90%。摄 ^{131}I 率升高/减低表示甲状腺的摄碘功能亢进/减退,可鉴别甲亢的病因,不能反映病情严重程度与治疗中的病情变化。摄取率降低,提示亚急性甲状腺炎、安静型甲状腺炎、产后甲状腺炎;摄取率升高,提示缺碘性甲状腺肿;若摄取率升高且伴随高峰前移,提示 Graves 病、多结节性甲状腺肿伴甲亢。随着 TH 和 TSH 检测普遍开展及监测敏感度的不断提高,^{131}I 摄取率已不作为甲亢诊断的常规指标。孕妇及哺乳期妇女禁止做本测定。

5.促甲状腺激素释放激素(TRH)

兴奋试验 TRH 能促进 TSH 的合成与释放,甲亢患者 T_3、T_4 增高,反馈抑制 TSH 的分泌,因此 TSH 不受 TRH 兴奋。甲亢患者一般 TSH 水平无明显增高;TSH 有升高反应可排除 Graves 病;TSH 无反应还可见于垂体疾病伴 TSH 分泌不足、甲状腺功能"正常"的 Graves 眼病等。

6.影像学检查

甲状腺超声检查可测定甲状腺的体积,组织的回声,是否存在甲状腺结节,尤其是临床不易触摸到的小结节,并可确定结节的数量、大小和分布,鉴别甲状腺结节的性状。核素扫描检查时,甲亢患者颈部、静脉可提前到 $6\sim8s$ 显像(正常颈静脉 $12\sim14s$ 显像,颈动脉 $8\sim12s$ 显像),甲状腺在 8s 时显像,其放射性逐渐增加,显著高于颈动、静脉显像。甲状腺 CT 可清晰地显示甲状腺和甲状腺与周围组织器官的关系,可发现微小病灶,测定甲状腺的体积和密度,了解甲状腺与周围器官的横向关系,有助于结节性甲状腺肿的诊断。眼部 CT 能清楚地显示眼眶内的结构,评估眼外肌受累及眼球后浸润情况,对眼眶的多种疾病的鉴别诊断有较高价值,尤其是眼球突出的病因诊断。MRI 多用于确定甲状腺以外病变的范围,对确定肿块与其周围血管的关系价值大于 CT 或其他影像学检查。眼部 MRI 较 CT 能更清晰显示眶内多种软组织的结构和病变范围。但体内有金属物且不能取出时禁作 MRI 检查。

四、诊断与鉴别诊断

(一)功能诊断

甲亢病例诊断一般根据病史和临床表现,配合实验室检查来确诊。临床有高代谢及神经、循环、消化等系统兴奋性增高和代谢亢进的病例,尤其是有甲状腺肿大或突眼者应考虑存在本病可能,小儿、老年或伴有其他疾病的轻型甲亢或亚临床型甲亢临床表现不典型,需要辅以相应的实验室检查。

血 FT_3、FT_4(或 TT_3、TT_4)增高、敏感 TSH(sTSH) $>0.1mU/L$ 者考虑甲亢;仅 FT_3 或 TT_3 增高,FT_4、TT_4 正常可考虑为 T_3 型甲亢;血 TSH 降低,而 FT_3、FT_4 正常,符合亚临床型甲亢。必要时可进一步作敏感 TSH(sTSH)/超敏感 TSH(uTSH)测定和(或)TRH 兴奋试验。

（二）鉴别诊断

较多亚急性甲状腺炎患者有发热等全身症状,且甲状腺肿大疼痛,伴有甲亢症状,T_3、T_4 升高、TSH 及 ^{131}I 摄取率降低。安静型甲状腺炎患者的甲状腺呈无痛性肿大,病程呈甲亢—甲减—正常过程。在甲亢阶段时 T_3、T_4 升高,^{131}I 摄取率降低;甲减阶段 T_3、T_4 降低,^{131}I 摄取率升高。兼有桥本甲状腺炎和 Graves 病的患者有典型的甲亢临床表现和实验室检查结果,血清 TgAb 和 TPOAb 高滴度,甲亢症状很少自然缓解。少数患桥本假性甲亢(桥本一过性甲亢)患者由于疾病致滤泡破坏,甲状腺激素漏出引起一过性的甲亢,T_3、T_4 升高,^{131}I 摄取率降低,症状常在短期内消失。

五、治疗

目前治疗甲亢一般采用药物治疗、放射性 ^{131}I 治疗、手术治疗,治疗时应根据患者具体情况和个人意愿等选择治疗方法。一般情况下年龄较小、病情轻、甲状腺轻中度肿大患者多选择药物治疗;而病情较重、病程长、甲状腺中重度肿大患者多采用 ^{131}I 或手术等根治性治疗方法。儿童患者应先考虑用药物治疗,尽可能避免使用 ^{131}I 治疗。

（一）甲亢的一般治疗

舒缓精神,避免情绪波动,适当休息并给予对症、支持治疗,补充足够热量和营养(糖、蛋白质和 B 族维生素等),忌碘饮食。

（二）甲亢的药物治疗

甲亢治疗药物有抗甲状腺药物、碘及碘化物及 β 受体阻滞剂。

1. 抗甲状腺药物

抗甲状腺药物的临床疗效较肯定,治愈率 40% ~ 60%;方便、经济、使用较安全,一般不会导致永久性甲减。但该类药物在临床应用具有局限性,主要是因为:治疗用药疗程长 1 ~ 2 年至数年,停药后复发率高,可达 50% ~ 60%,少数患者伴发肝损害或粒细胞减少症等。

（1）药物分类:抗甲状腺药物分为硫脲类和咪唑类,前者的代表药物是硫氧嘧啶、丙硫氧嘧啶,后者为甲巯咪唑(他巴唑)、卡比马唑(甲亢平)。

（2）药物疗程:治疗疗程有长程疗法、短程疗法及阻断—替代疗法等。短疗程法的服药时间小于 6 个月,治愈率 40%;长疗程法的服药时间在 1.5 年以上,治愈率 60%。长程疗法分为初治期、减量期、维持期,药物剂量一般根据病情选择。长程疗法因其治疗效果好而常用,治疗一旦开始一般不宜中断,治疗中如出现症状缓解但甲状腺肿或突眼恶化的情况时,抗甲状腺药物应酌情减量并可加用 L – 甲状腺素钠(L – T_4)25 ~ 100μg/d 或甲状腺片 20 ~ 60mg/d。

（3）停药指征:长程疗法的停药指征一般为:甲亢症状完全缓解;甲状腺肿缩小、血管杂音消失;抗甲状腺药物维持量小;血 T_3、T_4、TSH 正常;T_3 抑制试验及 TRH 兴奋试验正常;TSAb 明显下降或转阴;足疗程。

停药时甲状腺明显缩小并且 TSAb 阴性,停药后复发率低;停药时甲状腺肿大或 TSAb 阳性,停药后复发率高,此类患者应延长治疗时间。

（4）注意事项:应用抗甲状腺药物应注意其不良反应,需经常检测肝肾功能和血常规。

2. 碘及碘化物

一般用于术前准备和甲亢危象。术前准备时先用 ATD 控制症状,术前 2 ~ 3 周应用大剂量碘,使甲状腺减轻充血,质地变韧,便于手术,减少出血。

3. β 受体阻滞剂

β 受体阻滞剂用于甲亢初治期的辅助治疗,也可用于术前准备或甲状腺危象。改善患者心悸等交感神经兴奋状态,并抑制 T_4 向 T_3 的转化。

(三)手术治疗

甲状腺次全切手术主要是用手术方法切除部分甲状腺组织以减少甲状腺激素的产生,达到治疗甲亢的目的。治愈率超过 70%,治疗后复发率较药物治疗低,但可引起多种并发症。

(四)放射性碘治疗

甲状腺有高度摄取和浓集碘的能力,[131]I 释放出 β 射线可破坏甲状腺滤泡上皮而减少 TH 分泌,还能抑制甲状腺内淋巴细胞的抗体生成,增强了疗效。[131]I 治疗具有迅速、简便、安全、疗效明显等优点,且疗程短、治愈率高、复发率低。接受 [131]I 治疗时应注意:服 [131]I 治疗前 2 ~ 4 周避免应用碘剂及含碘的药物;服 [131]I 前应空腹,服药 2h 后方可进食;服药后患者应与家人隔离,尤其是与儿童和妊娠妇女,餐具和水杯与家人分开使用;非妊娠期妇女在接受 [131]I 治疗后半年内不宜妊娠;定期复查及随访。

(五)Graves 眼病的治疗

Graves 眼病以男性多见,43% 的患者甲亢与 Graves 眼病同时发生,44% 甲亢先于 Graves 眼病发生,还有 5% 的患者仅有明显突眼而无甲亢症状,称其为甲状腺功能正常的 Graves 眼病(EGO)。

非浸润性突眼无须特别处理,突眼会随甲状腺功能恢复正常而消失。治疗 Graves 眼病时,对于有临床型甲亢或亚临床型甲亢证据的患者应采取有效的抗甲亢治疗,甲状腺功能恢复正常可使眼睑挛缩、凝视、眶周水肿等症状减轻,可更准确地评价眶内受累程度,选择适当的治疗方案。严重突眼不宜行甲状腺次全切除术,慎用 [131]I 治疗。

1. Graves 眼病的局部治疗

高枕卧位;限制钠盐及使用利尿剂减轻水肿;戴有色眼镜保护眼睛,防止强光及灰尘刺激;睡眠时使用抗生素眼膏;睡眠时可用眼罩或盐水纱布敷眼。

2. Graves 眼病的全身治疗

抗甲状腺药物:主要用于甲亢伴明显突眼者,可稳定甲状腺功能,有利于突眼恢复。在治疗过程中应避免发生甲低及 TSH 升高,必要时可用 $L - T_4$(100 ~ 200μg/d)或干甲状腺片(60 ~ 120mg/d)与 ATD 联用。免疫抑制剂及非特异性抗炎药物:泼尼松 10 ~ 20mg/次,每日 3 次,早期疗效较好,症状好转后减量。一般 1 个月后再减至维持量(10 ~ 20mg/d),也可隔日给予最小维持量而逐渐停药。对糖皮质激素不敏感或有禁忌证的 Graves 眼病患者,可考虑试用奥曲肽,据报道该药物对于抑制球后组织增生有一定的效果。也可试用免疫抑制剂,但需注意白细胞减少等副反应。多数研究证实,糖皮质激素和环孢素 A 合用临床效果优于单独使用糖皮质激素。球后放疗:一般大剂量皮质激素治疗无效或有禁忌证无法使用时考虑应用。眼眶减压手术对改善突眼和眼部充血症状效果较好。

第三节　甲状腺功能减退症

甲状腺功能减退症(简称甲减)是指各种原因引起的甲状腺激素(thyroid hormone ,TH)合成、分泌或生物效应不足所导致的一组疾病。甲减女性较男性多见,男女之比为1∶(5～10),且随年龄增加患病率逐渐上升。新生儿甲减发生概率为1∶4000,青春期甲减发病率降低,成年后再次上升。甲减病因较复杂,按起病时间可分为呆小病(克汀病)、幼年型甲减、成年型甲减。

一、病因

呆小病甲状腺功能减退始于胎儿或新生儿,病因有两种:地方性呆小病,即因母体缺碘,供应胎儿的碘不足,胎儿TH合成不足或甲状腺发育不全而造成神经系统不可逆的损害;散发性呆小病,胎儿甲状腺发育不全或TH合成发生障碍。幼年型甲状腺功能减退起病于青春期发育前儿童,病因与成人患者相同。成年型甲状腺功能减退起病于成年者,主要有甲状腺激素(TH)缺乏、促甲状腺激素(TSH)缺乏及周围组织对TH不敏感三种类型。

(一)TH缺乏

原发性TH缺乏,病因不明。

继发性TH缺乏,常见于甲状腺破坏,如手术切除,放射性碘或放射线治疗后;抗甲状腺药物(ATD)治疗过量,摄入碘化物过多,使用过氯酸钾、碳酸锂等;其他因素:甲状腺炎、慢性淋巴细胞性甲状腺炎、伴甲状腺肿或结节的甲状腺功能减退、晚期甲状腺癌和转移性肿瘤。

(二)血清TSH缺乏

TSH缺乏分为垂体性和下丘脑性。前者常见于肿瘤、手术、放疗和产后垂体坏死;后者常见于下丘脑肿瘤、肉芽肿、慢性疾病或放疗。

(三)TH不敏感综合征

TH受体基因突变、TH受体减少或受体后缺陷所致,有家族发病倾向。

二、临床表现

TH减少可引起机体各系统功能代谢减慢、功能降低。甲减的临床表现一般取决于起病年龄和病情的严重程度,重者可引起黏液性水肿,甚至黏液性水肿昏迷。亚临床型甲减无明显甲减症状与体征,但存在发展为临床型甲减的可能性,也可造成动脉粥样硬化和心血管疾病,妊娠期亚临床甲减可能影响后代的神经智力发育。

(一)呆小病

如甲减发生于胎儿和婴幼儿时期,一般起病较急,可阻碍大脑和骨骼生长发育,导致智力低下和身材矮小,且多不可逆。呆小病患儿起病越早病情越严重。患儿表现为体格及智力发育缓慢、反应迟钝、颜面苍白、眼距增宽、鼻根宽且扁平,鼻梁下陷、口唇厚、舌大外伸、四肢粗短、出牙换牙延迟、骨龄延迟、行走晚且呈鸭步,心率慢、脐疝多见,性器官发育延迟,成年后矮小。

(二)幼年型甲减

幼年型甲减的临床表现介于成人与呆小病之间。幼儿发病者与呆小病相似,只是发育迟缓和面容改变不如呆小病显著;较大儿童及青春期发病者,类似成人型甲减,但伴有不同程度的生长阻滞。

(三)成年型甲减

成年型甲减多见于中年女性,男女比例为 1 : (5~10),发病缓慢、隐匿,有时长达 10 余年才表现出典型症状,主要表现为:代谢率减低和交感神经兴奋性下降,及时治疗多可逆;临床主要表现为怕冷、少言乏力,表情淡漠、唇厚舌大,皮肤干燥发凉,眉毛稀疏外 1/3 脱落;记忆力减退,智力低下;窦性心动过缓;厌食、腹胀、便秘;性欲减退,男性患者可出现阳痿,女性患者可出现溢乳。

三、辅助检查

(一)生化检查

1. 血红蛋白和红细胞

本病可致轻、中度正常细胞正色素性贫血,小细胞低色素性或大细胞型贫血。

2. 血脂

甲状腺性甲减胆固醇常升高,继发性甲减胆固醇正常或降低。

3. 血氨基酸

同型半胱氨酸(Hcy)增高。

4. 其他

血胡萝卜素升高,尿 17 - 酮类固醇、17 - 羟皮质类固醇降低,糖耐量试验呈扁平曲线,胰岛素反应延迟。

(二)心功能检查

心电图示低电压、窦性心动过缓、T 波低平或倒置,偶有 PR 间期延长(AV 传导阻滞)及 QRS 波时限增加,心肌酶谱升高。

(三)影像学检查

成骨中心出现和生长迟缓(骨龄延迟),成骨中心骨化不均匀呈斑点状(多发性骨化灶),骨骺与骨干的愈合延迟。X 线片上心影常为弥漫性双侧增大。甲状腺核素扫描检查可发现和诊断异位甲状腺。

(四)甲状腺激素测定

甲状腺激素测定主要包括血清总 T_4(TT_4)和血清总 T_3(TT_3)、血清游离 T_4(FT_4)和游离 T_3(FT_3)、血清 TSH 测定、TPOAb 和 TgAb 测定。

(五)动态兴奋试验

TRH 兴奋试验:原发性甲减 TSH 基础值升高,TRH 刺激后升高增强;垂体性甲减 TRH 刺激后多无反应;下丘脑性甲减受刺激后 TSH 升高并多呈延迟反应。

四、诊断与鉴别诊断

甲减病例诊断一般根据病史、临床表现和体格检查,再配合实验室检查来确诊。原则是以 TSH 为一线指标,如血 TSH >5.0mU/L 应考虑可能存在原发性甲减。

单次 TSH 测定不能诊断为甲减,必要时可加测 FT_4、FT_3 等,对于处在 TSH 临界值者要注意复查。

（一）甲减诊断思路

甲减临床表现缺乏特异性，轻型甲减易漏诊，如有以下表现之一，可考虑存在甲减的可能：乏力、虚弱、易于疲劳但无法解释；反应迟钝，记忆力明显下降；不明原因的虚浮、体重增加；怕冷；甲状腺肿，无甲亢表现；血脂异常，尤其是总胆固醇、低密度脂蛋白增高；心脏扩大，有心衰样表现但心率不快。血清 TSH 和 FT_4 正常可排除甲减。

（二）呆小病的早期诊断

呆小病的早期诊断极为重要。早日确诊可尽可能避免或减轻永久性智力发育缺陷。婴儿期诊断本病较困难，应仔细观察其面貌、生长、发育、皮肤、饮食、大便、睡眠等各方面情况，必要时作有关实验室检查。应注意呆小病症的特殊面容与先天性愚型（伸舌样痴呆称唐氏综合征）相鉴别。

（三）特殊类型甲减的诊断

TSH 不敏感综合征的临床表现不均一。对于无临床表现的患者，诊断较困难。TH 不敏感综合征有三种类型，即全身不敏感型、垂体不敏感型及周围不敏感型。

（四）甲减与非甲状腺疾病相鉴别

甲减与非甲状腺疾病贫血、慢性肾炎等疾病，在某些病理性体征上的表现相同，若不能掌握其各自的不同，容易误诊。

五、治疗

（一）治疗目标

甲减确诊后应及早使用甲状腺制剂替代治疗，一般需终身服药，并根据体征对症治疗。治疗的主要目标是控制疾病，使甲减临床症状和体征消失，将 TSH、TT_4、FT_4 值维持在正常范围内，对于垂体性及下丘脑性甲减，则以把 TT_4、FT_4 值维持在正常范围内作为目标。

（二）替代治疗

替代治疗的药物主要有干甲状腺片、L-甲状腺素钠（$L-T_4$）、L-三碘甲腺原氨酸（$L-T_3$）。替代治疗甲状腺激素用量受甲减病情及并发症、患者年龄、性别、生活环境及劳动强度等多种因素的影响，因此替代治疗需个体化调整用药剂量。甲减药物治疗剂量与患者的病情、年龄、体重、个体差异有关。临床上有时需要更换替代制剂，替代过程中，需重视个体的临床表现，根据患者不同的情况而定，必要时复查血清 TSH、T_4、T_3、血脂等。

（1）呆小病越早治疗疗效越好，并需要终身服用药物替代治疗。

（2）幼年型黏液性水肿的治疗与较大的呆小病患儿相同。

（3）成人型黏液性水肿应用甲状腺激素替代治疗原则强调"治疗要早，正确维持，适量起始，注意调整"等，必须从小剂量开始应用。

（4）黏液性水肿昏迷是一种罕见的重症，可危及生命，多见于老年患者，预后差。$L-T_4$ 作用较慢，需选用作用迅速的 $L-T_3$。

（5）亚临床甲减患者 TSH 水平高于正常，游离 T_3/T_4 正常，无明显甲减症状。若得不到及时的治疗，可转化成典型甲减。血清 TSH $4.5\sim10$mU/L，可暂不给予 $L-T_4$，每 $6\sim12$ 个月随访甲状腺功能；血清 TSH >10mU/L，可给予 $L-T_4$ 替代治疗。

（6）妊娠期甲状腺激素缺乏，对胎儿的神经、智力发育影响较大，应进行筛查。一般认为妊娠早期 TSH 参考范围应低于非妊娠人群 $30\%\sim50\%$，TT_4 浓度大约为非妊娠期的 1.5 倍。

若妊娠期间 TSH 正常,$TT_4 < 100nmol/L$,则可诊断低 T_4 血症。妊娠如前已确诊甲减,应调整 $L-T_4$ 剂量,待血清 TSH 恢复至正常范围再怀孕;妊娠期间发生甲减,应立即使用 $L-T_4$ 治疗。

(7)TSH 不敏感综合征治疗取决于甲减的严重程度。对于临床上无甲减症状,且发育正常,血清 T_3、T_4 正常,仅血清 TSH 增高,这种患者是否需补充 TH 尚无统一意见,有待于进一步观察研究。替代治疗一般使用 $L-T_4$ 和干甲状腺片,TSH 不敏感综合征的治疗特别强调早期诊断和早期治疗,并维持终生。

(8)TH 不敏感综合征目前无根治方法。可根据疾病的严重程度和不同类型选择治疗方案,并维持终生。轻型临床上无症状患者可不予治疗。有症状者宜用 $L-T_3$,剂量应个体化,但均为药理剂量。周围型甲减患者有些 $L-T_3$ 剂量使用到 $500\mu g/d$,才使一些 TH 周围作用的指标恢复正常。全身型甲减者用 $L-T_3$ 治疗后血清 TSH 水平可降低,甲减症状改善。

第四节　库欣综合征

库欣综合征(Cushing 综合征)为各种病因造成肾上腺分泌过多糖皮质激素(主要是皮质醇)所致病症的总称,其中最多见者为垂体促肾上腺皮质激素(ACTH)分泌亢进所引起的临床类型,称为库欣病。本征是由多种病因引起的以高皮质醇症为特征的临床综合征,主要表现为满月脸、多血质外貌、向心性肥胖、痤疮、紫纹、高血压、继发性糖尿病和骨质疏松等。

一、病因

1. 依赖 ACTH 的 Cushing 综合征

①Cushing 病:垂体 ACTH 分泌过多,伴肾上腺皮质增生,垂体多有微腺瘤,少数为大腺瘤,也有未能发现肿瘤者;②异位 ACTH 综合征:系垂体以外肿瘤分泌大量 ACTH,伴肾上腺皮质增生。

2. 不依赖 ACTH 的 Cushing 综合征

①肾上腺皮质腺瘤;②肾上腺皮质癌;③不依赖 ACTH 的双侧肾上腺小结节性增生,可伴有或不伴有 Carney 综合征;④不依赖 ACTH 的双侧肾上腺大结节性增生。

二、临床表现

(1)向心性肥胖、满月脸、多血质。面圆而呈暗红色,胸、腹、颈、背部脂肪甚厚。至疾病后期,因肌肉消耗,四肢显得相对瘦小。多血质因皮肤菲薄、微血管易透见有关,有时与红细胞数、血红蛋白增多有关(皮质醇刺激骨髓)。

(2)全身及神经系统:肌无力,下蹲后起立困难。常有不同程度的精神、情绪变化,如情绪不稳定、烦躁、失眠,严重者精神变态,个别可发生类偏狂。

(3)皮肤表现:皮肤薄,微血管脆性增加,轻微损伤即可引起瘀斑。下腹两侧、大腿外侧等处出现紫纹(紫红色条纹,由肥胖、皮肤薄、蛋白分解亢进、皮肤弹性纤维断裂所致),手、脚、指(趾)甲、肛周常出现真菌感染。异位 ACTH 综合征者及较重 Cuashing 病患者皮肤色素沉着加深。

（4）心血管表现：高血压常见，与肾素—血管紧张素系统激活、对血管活性物质加压反应增强、血管舒张系统受抑制及皮质醇可作用于盐皮质激素受体等因素有关。同时，常伴有动脉硬化和肾小球动脉硬化。长期高血压可并发左心室肥大、心力衰竭和脑血管意外。由于凝血功能异常、脂代谢紊乱，易发生动静脉血栓，使心血管并发症发生率增加。

（5）对感染抵抗力减弱：长期皮质醇分泌增多使免疫功能减弱，肺部感染多见；化脓性细菌感染不容易局限化，可发展成蜂窝织炎、菌血症、感染中毒症。患者在感染后，炎症反应往往不显著，发热不高，易于漏诊而造成严重后果。

（6）性功能障碍：女性患者由于肾上腺雄激素产生过多以及皮质醇对垂体促性腺激素的抑制作用，大多出现月经减少、不规则或停经；痤疮常见；明显男性化（乳房萎缩、生须、喉结增大、阴蒂肥大）者少见，如出现，要警惕肾上腺皮质癌。男性患者性欲可减退，阴茎缩小，睾丸变软，此与大量皮质醇抑制垂体促性腺激素有关。

（7）代谢障碍：大量皮质醇促进肝糖原异生，并有拮抗胰岛素的作用，减少外周组织对葡萄糖的利用，肝葡萄糖输出增加，引起糖耐量减低，部分患者出现类固醇性糖尿病。明显的低血钾性碱中毒主要见于肾上腺皮质癌和异位 ACTH 综合征。低血钾使患者乏力加重，引起肾浓缩功能障碍。部分患者因潴钠而有水肿。病程较久者出现骨质疏松，脊椎可发生压缩畸形，身材变矮，有时呈佝偻、骨折。儿童患者生长发育受抑制。

三、诊断

（一）确定诊断

有典型症状体征者，从外观即可作出诊断，但早期的不典型病例，特征性症状不明显或未被重视，而以某一系统症状就医者易于漏诊。首先确定皮质功能是否亢进，即是否存在血浆皮质醇水平过高（功能诊断），当确定为皮质醇增多症后，则需进一步明确病因及原发病变的部位（病因和定位诊断）。

（二）功能诊断

患者若有典型的临床表现，则提示可能为本症，但确诊仍需实验室检查证实，如：血皮质醇（F）增高；正常昼夜节律消失；尿游离皮质醇增高；尿 17 羟皮质类固醇、17 酮类固醇增高；小剂量地塞米松不受抑制等。血浆皮质激素及其代谢物浓度增高是确诊本症的基本依据，但对临床表现不典型的轻、中度或早期患者常需结合各种动态试验，才能作出正确诊断。血和尿中肾上腺皮质激素及其代谢产物的主要测定指标包括血浆总皮质醇（compound F，F）测定、24h 尿游离皮质醇（urinary – free cortisol，UFC）测定、尿 17 羟皮质类固醇（urinary 17 hydroxycorticosteroid，17 – OHCS）测定、尿 17 酮类固醇（urinary 17 Ketosteroid，17 – KS）测定。

（三）病因和定位诊断

应首先测定血 ACTH 值来区分 ACTH 依赖性或非依赖性，必要时作大剂量 DXM 抑制试验、CRH 兴奋试验或甲吡酮试验。最后作垂体、肾上腺 B 超、CT 或 MRI。下丘脑—垂体—肾上腺皮质轴功能的动态试验包括 CRH 兴奋试验、地塞米松（DXM）抑制试验、血浆 ACTH 测定、甲吡酮试验。

（四）影像学检查

（1）肾上腺 B 超可发现大多数肾上腺肿瘤，应作为首选。若肿瘤较小时，应进一步作 CT 或 MRI。

（2）垂体 CT 或 MRI 常应用于垂体瘤的诊断,因垂体分泌 ACTH 的腺瘤 80%～90% 为微腺瘤,故一般需采用蝶鞍加强的 CT 或 MRI,2～3mm 连续断层扫描,一般能检出直径在 4～5mm 的肿瘤,检出率可在 60% 以上。

四、治疗

应根据不同的病因做相应的治疗。

1. Cushing 病

①经蝶窦切除垂体微腺瘤:为治疗本病的首选疗法。于大部分患者可找到微腺瘤,摘除微腺瘤后可治愈,少数患者手术后可复发。手术创伤小,并发症较少,术后可发生暂时性垂体肾上腺皮质功能不足,需补充糖皮质激素,直至垂体肾上腺功能恢复正常。②如经蝶窦手术未能发现并摘除垂体微腺瘤或某种原因不能做垂体手术,对病情严重者,宜做一侧肾上腺全切,另一侧肾上腺大部分或全切除术,术后做激素替代治疗。术后应做垂体放疗,最好用直线加速器治疗。如不做垂体放疗,术后发生 Nelson 综合征的可能性较大,表现为皮肤黏膜色素沉着加深,血浆 ACTH 明显升高,并可出现垂体瘤或原有垂体瘤增大。对病情较轻者以及儿童病例,可做垂体放疗,在放疗奏效之前用药物治疗,控制肾上腺皮质激素分泌过度。③对垂体大腺瘤患者,需作开颅手术治疗,尽可能切除肿瘤,但往往不能完全切除,为避免复发,可在术后辅以放射治疗。④影响神经递质的药物可做辅助治疗,对于催乳素升高者,可试用溴隐亭治疗。此外,还可用血清素拮抗药赛庚啶、γ－氨基丁酸促效剂丙戊酸钠治疗本病以及 Nelson 综合征,可取得一些效果。⑤经上述治疗仍未满意奏效者可用阻滞肾上腺皮质激素合成的药物,必要时行双侧肾上腺切除术,术后激素替代治疗。

2. 肾上腺腺瘤

手术切除可获根治,经腹腔镜切除一侧肿瘤可加速手术后的恢复。腺瘤大多为单侧性,术后需较长期使用氢化可的松(每日 20～30mg)或可的松(每日 25.0～37.5mg)做替代治疗。因为长时期高皮质醇血症抑制垂体及健侧肾上腺的功能,在肾上腺功能逐渐恢复时,可的松的剂量也随之递减,大多数患者于 6 个月至 1 年或更久可逐渐停用替代治疗。

3. 肾上腺腺癌

应尽可能早期做手术治疗。未能根治或已有转移者用肾上腺皮质激素合成阻滞药物治疗,减少肾上腺皮质激素的产生量。

4. 不依赖 ACTH 的小结节性或大结节性双侧肾上腺增生

做双侧肾上腺切除术,术后做激素替代治疗。

5. 异位 ACTH 综合征

应治疗原发性恶性肿瘤,视具体病情做手术、放疗和化疗。如能根治,Cushing 综合征可以缓解;如不能根治,则需要用肾上腺皮质激素合成阻滞药。

6. 阻滞肾上腺皮质激素合成的药物

①米托坦(双氯苯二氯乙烷):可使肾上腺皮质束状带及网状带萎缩、出血、细胞坏死,主要用于肾上腺癌。开始每天 2～6g,分 3～4 次口服,必要时可增至每日 8～10g,直到临床缓解或达到最大耐受量,以后再减少至无明显不良反应的维持量。用药期间为避免肾上腺皮质功能不足,需适当补充糖皮质激素。不良反应有食欲缺乏、恶心、嗜睡、眩晕、头痛、乏力等。②美替拉酮(SU4885):能抑制肾上腺皮质 11β 羟化酶,从而抑制皮质醇的生物合成,每天 2～6g,

分 3~4 次口服。不良反应可有食欲缺乏、恶心、呕吐等。③氨鲁米特:此药能抑制胆固醇转变为孕烯醇酮,故皮质激素的合成受阻,对肾上腺癌不能根治的病例有一定疗效,每日用量为 0.75~1.0g,分次口服。④酮康唑:可使皮质醇类固醇产生量减少,开始时每日 1000~1200mg,维持量每日 600~800mg。治疗过程中需观察肝功能,少数患者可出现严重肝功能损害。

7. Cushing 综合征患者进行垂体或肾上腺手术前后的处理

一旦切除垂体或肾上腺病变,皮质醇分泌量锐减,有发生急性肾上腺皮质功能不全的危险,故手术前后需要妥善处理。于麻醉前静脉注射氢化可的松 100mg,以后每 6h 1 次 100mg,次日起剂量渐减,5~7d 可视病情改为口服生理维持剂量。剂量和疗程应根据疾病的病因、手术后临床状况及肾上腺皮质功能检查而定。

第五节　甲状旁腺功能减退症

甲状旁腺功能减退症(HPP,简称甲旁减)是由各种原因导致甲状旁腺激素(PTH)分泌过少或效应不足引起的一组临床综合征。PTH 可促进肾脏排磷,促进骨转换、钙离子入血,加快维生素 D 活化,促进肠道钙吸收,减少尿钙排出。PTH 在合成、释放或与靶器官结合过程中,任何一个环节发生障碍均可导致甲旁减。甲旁减临床特征是手足搐搦、癫痫发作、低钙血症和高磷血症。

一、病因

(一)PTH 合成减少

1. 特发性甲状旁腺功能减退症

特发性甲状旁腺功能减退症较为少见,可为遗传性或散发性。散发性多系自身免疫性疾病。可同时合并甲状腺和肾上腺皮质功能减退、1 型糖尿病,为多发内分泌腺功能减退症;有的患者血中可检出抗胃壁细胞、甲状旁腺、肾上腺皮质和甲状腺的自身抗体。遗传性甲状旁腺功能减退症可为 PTH 生物合成环节异常,或钙受体的激活突变导致低钙血症时患者的 PTH 分泌仍然持续抑制。可合并其他器官异常,如 DiGeorge 征及线粒体病;也可单独存在不伴有其他缺陷。遗传方式可为常染色体显性遗传、常染色体隐性遗传或 X - 连锁性遗传等方式。

2. 继发性甲状旁腺功能减退症

继发性甲状旁腺功能减退症较为常见,多为甲状腺手术时误将甲状旁腺切除、损伤及有关血管受损所致。因血管受损或腺体的机械损伤所致的短暂的甲状旁腺功能减退症更为常见。如腺体大部或全部被切除,常致永久性甲状旁腺功能减退症。头颈部其他肿瘤的手术、甲状腺功能亢进症接受放射性碘治疗后,或因浸润性病变如癌转移、血色病、结节病等累及甲状旁腺时可继发甲状旁腺功能减退症。

(二)PTH 分泌减少

PTH 释放需要镁离子存在,低镁血症可引起 PTH 分泌减少或者不适当的"正常",补充镁后 PTH 释放增加。在慢性胃肠道疾病、营养缺乏或顺铂治疗的患者中可见严重低镁血症所致 PTH 分泌减少。低镁还可影响 PTH 在骨骼和肾脏的效应环节,加重低钙。

(三)假性甲状旁腺功能减退症

具有 HPP 的症状和体征,典型患者还有独特的骨骼缺陷和发育缺陷,周围器官对 PTH 无反应(PTH 抵抗)致甲状旁腺增生,PTH 分泌增多。如假性甲状旁腺功能减退症 1 型和 2 型,以及假—假性甲状旁腺功能减退症。

二、临床表现

主要是低血钙引起的改变,患者症状的轻重程度不一致。

1. 手足搐搦

初期主要有麻木、刺痛和蚁走感,严重者可呈手足搐搦,甚至全身肌肉收缩而有惊厥发作。也可伴有植物神经功能紊乱,如出汗、气管呼吸肌痉挛及胆、肠和膀胱平滑肌痉挛等。

2. 潜在型手足搐搦

一般不自行发作,仅在月经期、妊娠期或有并发症时发作,平时患者感手足端麻木,心悸、无力、有时口角抽动、四肢肌肉发紧或腓肠肌痉挛。检查时肌腱反射亢进,面神经叩击征(Chvostek 征)阳性,和束臂加压试验阳性可帮助诊断此隐性手足搐搦。

3. 神经精神症状

癫痫发作,其类型有大发作、小发作、精神运动性发作和癫痫持续状态,伴有肌张力增高、手颤抖。精神症状有兴奋、焦虑、恐惧、烦躁、欣快、忧郁、记忆力减退、妄想、幻觉和谵妄等。约 15% 患者有智力减退,大约 5% 见视盘水肿,偶有颅内压增高,脑电图示一般节律慢波、爆发性慢波以及有尖波、棘波、癫痫样放电改变。

4. 外胚层组织营养变性

外胚层组织营养变性如低钙性白内障、出牙延迟、牙发育不全、磨牙根变短、龋齿多,甚至缺牙、皮肤角化过度、指(趾)甲变脆、粗糙和裂纹及头发脱落等。

5. 骨骼改变

病程长、病情重者可有骨骼疼痛,以腰背和髋部为多见。骨密度正常或增加。

6. 胃肠道功能紊乱

胃肠道功能紊乱有恶心、呕吐、腹痛和便秘等。

7. 心血管异常

低血钙刺激迷走神经可导致心肌痉挛而突然死亡。患者心率增速或心律不齐。心电图示 Q - T 间期延长。重症患者可有甲旁减性心肌病、心力衰竭。

三、辅助检查

(1)血清钙一般可降低至 $1.00 \sim 2.13$ mmol/L。

(2)血清磷升高,一般为 $1.45 \sim 3.88$ mmol/L,儿童 > 0.26 mmol/L。

(3)24h 尿钙、尿磷:尿钙排量减少,肾小管回吸收磷增加,尿磷排量减少,部分患者正常。

(4)血清甲状旁腺激素:血清甲状旁腺激素多数低于正常,也可以在正常范围,因低钙血症对甲状旁腺是一强烈刺激,当血总钙值 ≤ 1.88 mmol/L 时,血 PTH 值应有 $5 \sim 10$ 倍的增加,所以低钙血症时,如血 PTH 水平在正常范围,仍属甲状旁腺功能减退,因此测血 PTH 时,应同时测血钙,两者一并分析。

(5)X线检查可见骨骼密度正常或轻度增加,软组织可有钙化,基底节、尾核和苍白球钙化较明显,而齿状核较轻。

四、诊断

(1)血钙降低常低于 2.0mmol/L。按血钙水平,本病分为 5 级:Ⅰ级为无低血钙,Ⅱ级间断出现低血钙,Ⅲ级、Ⅳ级、Ⅴ级血钙水平分别低于 2.12mmol/L(8.5mg/dL)、1.88mmol/L(7.5mg/dL)和 1.63mmol/L(6.5mg/dL)。

(2)血磷增高常大于 2.0mmol/L。

(3)血镁常伴有低血镁,严重者低于 0.4mmol/L。

(4)血碱性磷酸酶正常。

(5)尿钙和尿磷均减低。

(6)尿环磷酸腺苷(cyclic adenosine monophosphate,cAMP)明显减低。

(7)血清 PTH 和血清 $1,25-(OH)_2D_3$ 均明显减低。

(8)PTH 试验:正常人注射 PTH 后,尿磷排泄量增至注射前的 5~6 倍,尿 cAMP 亦增高。甲旁减患者尿磷排泄量和尿 cAMP 较正常人明显增高。

(9)磷清除率试验:PTH 可抑制肾小管对磷的重吸收,从而使尿磷排泄量增加。甲旁减患者磷清除率减低。本试验需在正常钙、磷饮食下进行才有意义。

(10)放射学检查:甲旁减患者 X 线示全身骨骼密度多正常,少数增加。部分特发性患者颅片基底节有钙化点。脑 CT 以基底节为中心的双侧对称性、多发性、多形性脑钙化为特点。

(11)脑电图:各导联基础节律出现广泛慢波化,伴爆发性慢波以及癫痫样放电改变。血钙纠正后,脑电图可恢复正常。

五、治疗

暂时性甲旁减多给予对症处理;永久性甲旁减应针对病因进行预防治疗,纠正低血钙,控制症状,减少并发症。

1. 钙剂

应长期口服,每日补充元素钙 1~1.5g,葡萄糖酸钙、乳酸钙、碳酸钙中分别含元素钙9.3%、13%、40%。少数病例单纯服钙剂即可纠正低钙血症。静脉用药:严重的低钙血症引起手足搐搦、喉痉挛、惊厥或癫痫大发作。应立即静脉推注 10% 葡萄糖酸钙 10~20mL,缓慢注射,谨防渗漏血管外,必要时重复给药。

搐搦严重顽固难以缓解者,可采用持续静脉滴注钙剂,10% 葡萄糖酸钙 100mL 稀释于生理盐水或葡萄糖液 500~1000mL。速度以每小时不超过元素钙4mg/kg 体重为宜,定期监测血清钙水平,使之维持在 2.0~2.2mmol/L(8.0~8.8mg/dL)即可,避免发生高钙血症,以免出现致死性心律不齐。应用洋地黄类药物者需慎用钙剂。如临床必须应用钙剂,则应进行心脏监护。

2. 维生素 D 及其衍生物

(1)维生素 D_2 或 D_3:剂量 2 万~10 万 IU/日,个别患者需更大剂量。

(2)双氢速甾醇(AT10):一般从小量开始,如日服 0.3mg,1 次服,开始每周监测血和尿钙,酌情调整药量。

（3）骨化三醇[1,25(OH)$_2$D$_3$]：初始剂量为0.25μg/d，治疗剂量为0.25~2μg/d。

（4）阿法骨化醇[1α-(OH)D$_3$]：适用于肝功能正常的患者，每日剂量0.5~4μg，分三次口服，其治疗剂量约为骨化三醇的1.6~2.0倍。维生素D及其衍生物的治疗剂量因人而异，个体差异较大，需酌情制定治疗方案。服钙剂和维生素D制剂时，应定期监测血钙和血磷水平以及尿钙排量，谨防高钙血症和泌尿系结石的发生。

3.注意补镁

当钙剂和维生素D治疗效果欠佳时，应检测血清镁浓度。血清镁<0.4mmol/L或有低镁症状者应立即补充镁剂，以增强PTH对靶器官的敏感性，改善低血钙症状。

4.补充PTH

严重低钙血症者补充PTH。

第六节　肾上腺皮质功能减退症

肾上腺皮质功能减退症是双侧肾上腺皮质由自身免疫、感染、肿瘤等被破坏，皮质分泌的激素不同程度缺乏或减少所引起的，也可继发于下丘脑分泌人促肾上腺皮质激素释放激素（CRH）及垂体分泌促肾上腺皮质激素（ACHT）不足。肾上腺皮质主要分泌类固醇类激素，其中最重要的是皮质醇、醛固酮（ALD）和雄性类固醇激素。

一、病因及分类

（一）原发性肾上腺皮质功能减退症病因

原发性肾上腺皮质功能减退症病因主要是自身免疫性肾上腺炎和肾上腺结核，获得性免疫缺陷综合征（AIDS）、深部真菌感染、脱髓鞘疾病、部分转移癌、家族性类固醇21-羟化酶缺乏症或单纯糖皮质激素缺乏、肾上腺放疗和手术、药物等也可引起肾上腺皮质功能减退。

自身免疫性肾上腺炎患者两侧肾上腺皮质萎缩，呈广泛透明样变性，血中可检出抗肾上腺抗体，常伴其他自身免疫疾病。肾上腺结核在结核发病率高的国家或地区仍是该病的首要发病原因，肾上腺破坏常>90%，皮质大片干酪样坏死。

（二）继发性肾上腺皮质功能减退症病因

主要是由于下丘脑CRH或腺垂体ACTH分泌不足。长期大量摄入外源糖皮质激素是最常见的病因，下丘脑—垂体—肾上腺轴处于抑制状态，常常在停药48h内出现。下丘脑病变，如炎症、创伤、血管病变、肿瘤等可引起下丘脑CRH分泌下降。肿瘤、产后大出血及产褥热等引起的垂体病变。

二、临床表现

慢性肾上腺皮质减退症一般发病隐匿，病情逐渐加重，临床症状明显时一般疾病已经较严重。皮肤表现：皮肤黏膜色素沉着是原发性皮质功能减退的早期症状之一，色素为棕褐色，不高出皮面，全身性分布，以暴露部位和易摩擦部位显著；继发性慢性肾上腺皮质功能减退症无色素沉着现象,肤色苍白。消化系统常有食欲缺乏表现,重者恶心、呕吐、腹胀、腹痛等。循环系统表现:心脏缩小,血压低(低于80/50mmHg),常表现为体位性低血压(晕厥)。神经系统表现:记忆力减退、反应迟钝、嗜睡,甚至精神失常。

生殖系统表现:女性月经紊乱、闭经、阴毛腋毛脱落、性欲减退;男性阳痿,毛发减少。其他:抵抗力减弱;应激、抵抗力下降,感染、劳累、手术等易诱发肾上腺危象。代谢障碍:可有空腹低血糖症,脂肪减少,原发性可有高血钾症,继发性功能减退者水和电解质代谢紊乱不严重。

三、辅助检查

(一)血常规及生化检查

常有正色素正细胞性贫血,少数患者可合并恶性贫血,白细胞分类示中性粒细胞减少,淋巴细胞相对增多,嗜酸性粒细胞偏高。部分患者低血钠,高血钾,空腹血糖降低,葡萄糖耐量试验呈低平曲线,有轻度或中度高血钙。

(二)肾上腺皮质激素测定

血浆总皮质醇:一般认为血浆总皮质醇(F)基础值≤3μg/dL(83nmol/L)可确诊为肾上腺皮质减退症,≥20μg/dL(550nmol/L)可排除本症。急性危重患者,即使血浆F基础值在正常范围也不能排除肾上腺皮质功能减退的可能。尿17-羟类固醇(17-OHCS)和17-酮类固醇(17-KS):24h尿17-OHCS、17-KS排出量一般低于正常,降低程度与肾上腺皮质功能减退程度平行。对于肾上腺皮质功能的诊断,一般17-OHCS比17-KS的价值大。

24h尿游离皮质醇:尿游离皮质醇水平能较好地反映下丘脑—垂体—肾上腺轴的功能,一般低于正常值。血浆ACTH测定:血ACTH升高主要见于原发性肾上腺皮质功能减退等,ACTH正常可排除慢性原发性肾上腺皮质功能减退,但不能排除轻度继发性功能减退。

(三)ACTH兴奋试验

ACTH兴奋试验可以有效地诊断本症,且不受饮食或药物干扰。一般血浆皮质醇基础值≥200μg/L为正常,<200μg/L提示垂体—肾上腺轴存在功能障碍。

(四)胰岛素低血糖兴奋试验

胰岛素低血糖兴奋试验可了解ACTH的贮备功能,冠心病和癫痫患者若进行本试验须慎重。正常者血糖<40mg/dL,血浆F≥20μg/dL;继发性功能减退者血ACTH和F不上升。

四、诊断与鉴别诊断

(一)诊断

肾上腺皮质功能减退的症状和体征缺乏特异性,并非本病特有。典型的临床表现、血尿常规和生化测定可为肾上腺皮质功能减退症的诊断提供线索,确诊需依赖皮质醇与ACTH的实验室检查值。

(二)鉴别诊断

1.与其他色素沉着疾病相鉴别

慢性肝病、糙皮病、黑棘皮病、硬化病、血色病等可致皮肤色素沉着,应注意与之区别。

2.与其他慢性消瘦疾病相鉴别

慢性肝炎、肝硬化、结核病、恶性肿瘤、甲亢、糖尿病均可导致慢性消瘦,应注意是否检出病毒,实验室检查及影像学改变。

3.与其他腹痛腹泻疾病区别

慢性腹痛、腹泻、发热等症状应与腹腔结核、肠结核等区分。

五、治疗

（一）替代治疗遵循的原则

长期替代治疗；个体用药减少激素用量，缓解症状的同时可尽量避免激素的不良反应；原发性肾上腺皮质功能减退者必要时补充盐皮质激素；给患者佩戴急救卡；应激时应增加激素剂量。

（二）糖皮质激素替代治疗

给药剂量：糖皮质激素替代治疗给药方式一般模拟皮质激素生理性分泌周期，这样既可抑制 ACTH 晨间的峰值分泌，又可提供患者足够的糖皮质激素清晨需要量。激素的剂量应个体化，根据患者身高、体重、年龄、性别、体力劳动强度等确定合适的基础量，每天应保持 10g 以上的钠盐摄入。剂量是否适量判断：判断糖皮质激素替代治疗是否适当，相当大的程度上依靠患者的主观估计，过量一般表现为体重过度增加，乏力和严重的色素沉着则提示可能剂量不足，正常的血压、血钾提示剂量适宜。注意事项：需注意的是可的松在肝脏转化为氢化可的松后，才能发挥生理作用，因此肝功能不好的患者应避免使用；当糖皮质激素与利福平、巴比妥类等肝微粒体酶诱导剂合用时，常使激素代谢加快，出现糖皮质激素不足表现，应注意剂量的调整。

（三）盐皮质激素替代治疗

给药剂量：盐皮质激素为生理性潴钠激素，对于维持血容量和正常循环有重要作用。患者服用糖皮质激素和充分摄盐时如仍感头晕、乏力、血压偏低，需加用盐皮质激素，服用泼尼松、泼尼松龙或地塞米松替代皮质醇、可的松的患者，也需加服盐皮质激素。

剂量是否适量判断：正常血压、血钾、血浆肾素活性提示盐皮质激素替代适宜；剂量不足时可感乏力、低血压、高血钾、低血钠、高血浆肾素活性；过量则出现高血压、低血钾。如出现盐皮质激素过量的临床表现，应立即停药，限盐、补钾，必要时应用利尿剂，等体内钠水潴留症状减退后，再用较小剂量的潴钠激素。

（四）应激时的激素治疗

1.轻度

应激如呼吸道感染、拔牙等，可适量增加糖皮质激素剂量，至该病痊愈，一般 4～5d 即可控制；发生胃肠道紊乱伴有呕吐或腹泻时，应将糖皮质激素改为静脉滴注，并适当调整剂量。

2.重度

应激如手术或严重感染，须纠正脱水、电解质紊乱和低血压，并给予适量的激素。

（五）病因治疗

在救治肾上腺危象的同时要及时治疗原发疾病，去除诱因。长期应用肾上腺皮质激素的患者也应考虑原发疾病的治疗。肾上腺结核所致艾迪生病者，糖皮质激素治疗后可能使陈旧结核活动或活动结核扩散，因此艾迪生病无活动结核者初诊应常规进行半年左右的抗结核治疗；继发性肾上腺皮质功能减退者常同时有腺垂体其他功能减退，应给予相应的治疗；甲状腺素的替代治疗应至少在糖皮质激素治疗 2 周后开始，以免诱发肾上腺危象；肾功能不全者应选用适当的抗生素，并调整给药剂量。

第七章 风湿免疫科疾病

第一节 类风湿性关节炎

类风湿性关节炎是一种原因不明的以慢性、对称性,多关节炎为主的全身性疾病。目前认为是感染后导致自身免疫反应,引起关节滑膜炎,早期有游走性关节肿痛、发热,晚期关节强直畸形,功能障碍或丧失。发病年龄为 30～50 岁,妇女多见,男女比例为 1∶3。

一、病因

1. 感染因素

实验研究表明 A 群链球菌及菌壁的肽聚糖可能为 RA 发病的一个持续的刺激原,A 群链球菌长期存在于体内,成为持续的抗原,刺激机体产生抗体,因发生免疫病理损伤而致病。RA 与病毒,特别是 EB 病毒的关系是国内外学者注意的问题之一。在 RA 患者血清和滑膜液中出现持续高度的抗 EB 病毒胞膜抗原抗体,但截至目前,在 RA 患者血清中一直未发现 EB 病毒核抗原或壳体抗原抗体。

2. 遗传因素

本病在某些家族中发病率较高,在人群调查中,发现人类白细胞抗原(HLA‐DR4)与 RF 阳性患者有关。HLA 研究发现 DW4 与 RA 的发病有关,70% 患者 HLA‐DW4 阳性,患者具有该点的易感基因,因此遗传可能在发病中起重要作用。

3. 性激素

研究表明 RA 发病率男女之比为 1∶(2～4),妊娠期病情减轻,服避孕药的女性发病减少。动物模型显示 LEW/n 雌鼠对关节炎的敏感性高,雄性发病率低,雄鼠经阉割或用 β‐雌二醇处理后,其发生关节炎的情况与雌鼠一样,说明性激素在 RA 发病中起一定作用。

二、临床表现

1. 全身症状

RA 多数为缓慢发病,20% 患者可急进发病。关节症状出现前可有低热、疲倦乏力,胃纳不佳,体重减轻以及手足发凉、麻木等症状。

2. 关节表现

(1)关节痛:最早出现的症状,最常以近端指间关节、掌指关节及腕关节为主,对称性,伴有压痛,反复发作。

(2)关节肿:由关节腔积液或关节周围软组织炎症引起,慢性患者因滑膜肥厚引起。

(3)晨僵:为观察本病活动性的指标之一。

(4)关节畸形:关节畸形是本病的结局,如手指尺侧偏斜、天鹅颈样改变等。

(5)关节功能障碍:在急性期多因关节痛、压痛、肿胀而限制了关节活动。在晚期则多因关节畸形所致。

3. 关节外症状

①类风湿结节：类风湿结节是本病最常见特异性皮肤表现，出现在前臂伸面肘关节附近、枕部及跟腱处，它的存在提示本病的活动；②小血管炎；③肺部可表现为肺间质病变、结节样改变、胸膜炎；④心包炎是心脏受累最常见的表现；⑤周围神经病变；⑥Felty 综合征指本病合并有脾大、白细胞减少和（或）血小板减少；⑦干燥综合征合并此病者不少见。

三、辅助检查

1. 血常规

50% 患者可有轻、中度正细胞、正色素性贫血，白细胞一般正常。淋巴细胞及血小板增多为活动期表现。

2. 血沉

血沉可作为关节炎症活动的可靠指标，也可以作为疗效观察的一项指标。活动期血沉常增速，缓解期可降至正常。

3. C 反应蛋白（CRP）

早期 RA 患者，80% ~90% 可测出 C 反应蛋白。CRP 是反应炎症的良好指标。RA 活动期 CRP 可明显增加，CRP 含量越多，病变活动度就越高，与血沉增快相平行，但比血沉出现得早，消失得也快。CRP 与 γ 球蛋白和 RF 亦呈平行关系。

4. 免疫学检查

（1）血浆蛋白电泳：可见清蛋白减少，α_2、γ 球蛋白增加。

（2）类风湿因子：患病半年后用乳胶凝集法可测得 60% ~80% 的患者 IgM – RF 阳性，若用酶联免疫吸附法（ELISA）则可测出 IgG – RF、IgA – RF 和 IgM – RF。RF 滴度越高，病情越重，滴度的消长反应疾病的缓解与再发。但亦有 5% ~10% 的正常人以及 SLE 等疾病可出现 RF 阳性。

（3）免疫球蛋白：疾病初期 IgM 增高，以后 IgG、IgA 均可增高。

（4）补体：急性炎症期补体 C3、C4 常增加，有明显血管炎及类风湿结节者补体可降低。

此外，病情活动时常易测出循环免疫复合物和冷球蛋白，严重病例血液黏度可增加。抗 RANA 抗体及抗 RANA 沉淀素 80% 可阳性。

5. 滑膜液

滑膜液呈草黄色，白细胞$(2 \sim 7.5) \times 10^9$/L 半数以上为中性粒细胞培养阴性，补体水平减低，RF 阳性，IgG、IgA、IgM 可增高。

6. X 线检查

早期有病变关节周围软组织肿胀，关节面附近骨质疏松及小囊状改变。中期可见广泛的骨质疏松、软骨破坏、关节间隙变窄，或有软骨下骨质受侵蚀。晚期可见膝、掌指关节脱位或半脱位，病变关节最后出现骨性或纤维性强直。严重病例可见骨破坏和病变部位骨质萎缩，骨骼比正常人小的 X 线征象。

四、诊断与鉴别诊断

（一）诊断

有对称性四肢小关节，特别是掌指、近端指间关节肿痛、压痛以及不同程度的功能障碍，病变关节有晨僵,可见关节变形与肌肉萎缩,有类风湿结节,血中 RF 阳性,以及有典型的 X 线表现,诊断并不困难。美国风湿病协会的诊断标准是:①晨僵至少 1 小时(≥6 周);②三个或三个以上关节肿(≥6 周);③腕、掌指关节或近端指间关节肿(≥6 周);④对称性关节肿(≥6 周);⑤类风湿结节;⑥手 X 光片改变;⑦类风湿因子阳性(滴度 >1∶32)。具备 4 条或 4 条以上者可诊为 RA。

(二)鉴别诊断

1.骨关节炎

本病为非炎性、退行性关节病变。多发生在 40 岁以后,受累关节主要为膝、髋、脊柱等负重关节,无病变关节周围肌肉萎缩。血沉正常,类风湿因子阴性。X 线可见关节边缘骨端呈唇样增生或骨刺形成。

2.强直性脊柱炎

本病多发生于 30 岁以前的男性青年,有明显的遗传标记,90% 以上患者 HLA – B27 阳性。受累关节脊柱及骶髂关节可有广泛融合性慢性炎症,晚期韧带钙化,脊柱呈竹节样。无类风湿结节,血清类风湿因子阴性。

五、治疗

治疗目的是解除患者疼痛,提高其生活质量,防止关节结构继续破坏。治疗本病的药物分为两大类:一类为改善症状的药,包括非甾体抗感染药(NSAID)及糖皮质激素;另一类为慢作用药物(SAARD)或称改变病情药(DMARD)。

1.一般疗法

急性活动期有发热及关节肿痛,全身症状明显者应卧床休息,至症状基本消失两周后,可逐渐增加活动。饮食中要注意补充蛋白质和维生素。

2.药物治疗

(1)NSAID:通过抑制环氧化酶来减少花生四烯酸的代谢物前列腺素的产生,从而达到消肿镇痛的作用。常用的有布洛芬、萘普生、双氯芬酸、舒林酸、吲哚美辛、萘丁美酮等。这类药物的常见不良反应为胃肠道反应,严重反应者可出现胃溃疡、胃出血、胃穿孔。

(2)糖皮质激素:适用于关节外症状者或有明显关节肿痛而不能为 NSAID 所控制者。

(3)SAARD:按序选择下列药物:甲氨蝶呤(MTX)、柳氮磺胺吡啶、雷公藤多甙等。

(4)选用上述药物的原则:①要个体化;②NSAID 必须和 SAARD 同时应用;③SAARD 起效在 4 ~6 周后,因此不宜过早判断某个 SAARD 无效而更换;④病程已久或病情进展明显者宜同时用两种或两种以上的 SAARD;⑤RA 是慢性病,应根据病情变化而不断调整药物,并监测药物的不良反应。

3.理疗

可以改善微循环,松弛局部肌肉。常用的有短波、超短波、微波等,对 RA 消肿、止痛均有一定作用。缓解期患者更应加强关节功能锻炼。

4.外科疗法

有滑膜切除术,关节成形术或人工关节置换术。对无菌性股骨头坏死病例,亦需进行手术治疗。

第二节　强直性脊柱炎

强直性脊柱炎(AS)是一种原因不明的、以中轴关节慢性炎症性疾病,主要累及骶髂关节、脊柱、脊柱旁软组织及髋、膝、踝和肩等四肢外周关节。可引起椎间盘纤维化及其附近韧带钙化和骨性强直,其特征性病理变化是肌腱、韧带、骨附着点病变(肌腱端病)。

一、病因

AS 的病因至今未明。从流行病学调查发现,基因和环境因素在本病的发病中发挥作用。已证实 AS 的发病和 HLA – B_{27} 密切相关,并有明显家族发病倾向。正常人群的 HLA – B_{27} 阳性率因种族和地区的不同差别很大,如欧洲的白种人为 4% ~ 13%,我国为 2% ~ 7%,而我国 AS 患者的 HLA – B_{27} 阳性率达 91%。另有资料显示,AS 的患病率在普通人群为 0.1%,在 AS 患者的家系中为 4%,在 HLA – B_{27} 阳性的 AS 患者的一级亲属中为 11% ~ 25%,这提示 HLA – B_{27} 阳性者或有 AS 家族史者患 AS 的危险性增加。但是,大约 80% 的 HLA – B_{27} 阳性者并不发生 AS,而大约 10% 的 AS 患者为 HLA – B_{27} 阴性,这提示还有其他因素参与发病,如肠道细菌及肠道炎症。

二、临床表现

(一)一般症状

起病缓慢而隐匿,早期可有低热、盗汗、食欲缺乏、乏力、消瘦等症状。

(二)典型症状

腰背部疼痛或不适是最常见的症状,疼痛位于骶髂关节处或臀部,腹股沟部疼痛,逐渐加重并影响腰椎活动,伴僵直感。其特点是多夜间出现,伴翻身困难,清晨或久坐后起立时僵直感尤其明显,但活动后可以明显减轻,最终出现脊柱运动功能障碍和强直畸形。肌腱附着点病变如足跟痛、足底痛(足底筋膜炎)、肩周及胸锁关节交界处、耻骨联合及胫骨结节等部位疼痛。胸廓受累时出现胸痛、胸廓扩张受限。查体时骶髂关节和椎旁肌肉压痛为本病最早的阳性体征。随着病情发展,脊柱各个方向活动受限,胸廓扩展范围缩小,颈椎强直。

(三)外周关节症状

约 50% 的患者以外周关节炎为首发症状,受累关节以髋、膝、踝等下肢大关节为主,髋关节受累最为多见,常为双侧隐匿起病,并较其他关节病变受累更易致残。晚期常出现髋关节的屈曲挛缩,引起固定的步态;直立位时双膝关节被迫维持某种程度的屈曲。而肘、手和足的小关节及颞颌关节也可见疼痛和局部压痛。

(四)关节外表现

眼炎甚至是本病的首发症状,可出现虹膜炎或葡萄膜炎,单侧或双侧交替发作,有些甚至会出现视力障碍,发生率为 25% ~ 30%。心血管系统受累少见,病变主要包括升主动脉炎、主动脉关闭不全和传导障碍。肺实变是少见的晚期关节外表现,以缓慢进展的肺上段纤维化为特点。X 线片检查见条索状或斑片状模糊影,逐渐出现囊性变,出现肺大泡。肾脏受累较少见,以淀粉样变及 IgA 肾病为主。神经系统病变的出现常与脊柱骨折、脱位或马尾综合征相关。

三、辅助检查

强直性脊柱炎实验室检查缺乏特异性指标,主要用于病情活动性估计和疗效判断。

(一)血液检查

1. 血常规

血常规可见轻度的白细胞升高、贫血和血小板增多,发生率不高,一般不超过 20%。

2. 急性时相反应物

活动期患者可见红细胞沉降率(ESR)增快,C 反应蛋白(CRP)增高。

3. 其他生化检查

血清碱性磷酸酶可升高,提示可能存在骨侵蚀或骨炎;磷酸肌酸激酶有时升高。

4. 免疫化学检查

血清 IgA 可轻至中度升高,与病情活动有关。伴外周关节受累者,可有 IgG、IgM 和血清补体升高。类风湿因子(RF)多为阴性,但 RF 阳性并不排除 AS 诊断,阳性率同普通人群。

5. HLA 分型

90% 左右 HLA－B27 阳性,故对诊断有一定的参考价值,尤其是对于疑似病例。但因为正常人也有 HLA－B27 阳性,故无诊断特异性,不能作为常规的筛选项目,也不能作为下背痛的诊断或鉴别诊断的指标。HLA－B27 阴性患者只要临床表现和影像学检查符合诊断标准,也不能排除强直性脊柱炎的可能。对于有慢性炎性背痛的青少年,特别是缺乏足够的骶髂关节炎影像学证据时,HLA－B27(＋)可能有助于 AS 诊断。

(二)关节液检查

补体一般正常;部分病例可检出吞噬了变性多核白细胞的吞噬细胞(简称 CPM);但吞噬了免疫球蛋白和补体的吞噬细胞(简称 Rago 细胞)在本病少见。

(三)影像学

因本病至今病因不明,缺乏特异的实验室指标,放射学检查仍为诊断的关键。

四、诊断与鉴别诊断

(一)诊断

典型的强直性脊柱炎,根据患者症状、脊柱僵直等,结合 X 线典型的骶髂关节炎和(或)竹节样变,即可诊断。然而,对于轻度(2 级),甚至是中度(3 级)X 线的骶髂关节炎,有时难以判定,加之患者临床表现各异,诊断常有困难。炎症性腰痛是强直性脊柱炎的主要临床表现,它与腰椎外伤、骨折等引起的机械性腰痛有明显不同,是强直性脊柱炎诊断的指标之一,同时也是早期诊断的重要线索。

1. 症状

最常见和特征性的早期主诉为下腰背晨僵和疼痛。与常见的机械性非炎性背痛不同,本病为炎性背痛。2009 年国际 AS 评估工作组(ASAS)炎性背痛诊断标准为:以下 5 项满足至少 4 项:①发病年龄 <40 岁;②隐匿起病;③症状活动后好转;④休息时加重;⑤夜间痛(起床后好转)。该标准敏感性 79.6%、特异性 72.4%。

2. 体征

骶髂关节和椎旁肌肉压痛为本病早期的阳性特征。随病情进展可见腰椎前凸变平,脊柱各个方向活动受限,胸廓扩展范围缩小,颈椎后突。可通过相关体格检查及影像学检查发现。

3.其他

关节外表现及阳性家族史。

(二)鉴别诊断

该病需与类风湿关节炎、椎间盘脱出、结核病、弥散性特发性骨肥厚综合征(DISH)、髂骨致密性骨炎、其他强直性脊柱炎等加以鉴别。

五、治疗

(一)一般治疗

首先进行健康教育,教育患者正确认识本病,使其了解本病的治疗原则及药物的用法和不良反应等,积极配合治疗。嘱咐患者避风寒,忌过劳,防止外伤,避免骨折,多进富含钙质的食物,如牛奶、鸡蛋、精瘦肉、绿叶蔬菜等。体育锻炼是基础,有非常重要的作用。可以保护患者脊柱、髋、膝等四肢关节的生理功能状态,维持脊柱、四肢、胸廓关节的活动度,防止脊柱、关节畸形。嘱咐患者适当进行太极、游泳、拉伸、慢跑、肌肉锻炼是有效的锻炼方法。

(二)药物治疗

1.非甾体类抗感染药(NSAIDs)

该类药通过抑制环氧化酶(COX)的活性,减少前列腺素的生成。减少炎症反应,起到抗感染、镇痛、解热的作用。作为强直性脊柱炎治疗疼痛和晨僵的一线用药,起效快、效果明显。常用的药有:双氯芬酸钠 50mg,每日 2 次;美洛昔康 7.5mg,每日 2 次;塞来昔布 0.2g,每日 2 次;依托考昔 60mg,每日 1 次。可与弱阿片类镇痛剂合用。

2.慢作用药物

该类药物较 NSAIDs 发挥作用慢,临床症状改善需要 1~6 个月,能够阻止关节破坏、保持关节功能、延缓病情进展。

(1)首选柳氮磺吡啶(sulfasalazine,SSZ)。柳氮磺吡啶可以减轻关节局部炎症和晨僵,可以使血沉和 C 反应蛋白水平下降,控制强直性脊柱炎症。一般 1~2 个月起效,由每次 0.25~0.5g,每日 3 次开始,每周增加 0.25g,增加至 0.75g,每日 3 次,逐渐加量至每日 2~3g,分次口服。维持 1~3 年。本品常见不良反应有皮疹、恶心、呕吐、腹痛、腹泻、消化不良、肝酶升高,男性精子减少及形态异常(停药后可恢复),偶有骨髓抑制,磺胺过敏者禁用。

(2)甲氨蝶呤。通过抑制细胞内二氢叶酸还原酶,使嘌呤合成受抑,抑制细胞增生。同时可抑制白细胞的趋向性,有直接抗感染作用。其起效时间为 1~2 个月,用法为 7.5~15mg,每周一次,可以口服、肌内注射或静脉注射。小剂量应用很少引起严重不良反应。常见不良反应有胃肠道症状、口炎、皮疹、脱发、转氨酶升高,偶有骨髓抑制、肝纤维化、肺间质病变(罕见但严重,可能危及生命),可引起流产、畸胎和影响生育能力。注意检测肝功能、肾功能、全血细胞计数。

(3)沙利度胺。部分难治性强直性脊柱炎患者选用沙利度胺(thalidomide),临床症状可明显缓解,血沉及 C 反应蛋白炎性指标可改善。初始剂量为每晚 50mg,每 10~14d 递增 50mg,至每晚 100~200mg 维持治疗。常见不良反应为嗜睡、口渴、肝酶增高、镜下血尿及指端麻刺感等。对长期用药者应定期做神经系统检查。

(4)来氟米特。对强直性脊柱炎外周关节受累者可应用 10~20mg/d,每日一次。与 MTX

及柳氮磺吡啶有协同作用,常联合使用。主要不良反应有腹泻、瘙痒、高血压、肝酶增高、皮疹、脱发和一过性白细胞下降,服用初期定期查肝功和血常规。

(5)糖皮质激素。一般不主张口服或静脉全身应用。对顽固性肌腱端病和持续滑膜炎能迅速缓解疼痛、肿胀,对眼前色素膜炎可以通过扩瞳和激素点眼得到控制。对难治性虹膜炎可能需要全身应用激素或免疫抑制剂药物治疗。对全身用药效果不佳的顽固性外周关节炎(如膝关节)积液,关节腔内注射糖皮质激素复方倍他米松,有利于减轻关节炎症状,改善关节功能。但一年内不宜超过3次。过多的关节腔穿刺除了并发感染外,还可发生类固醇晶体性关节炎。

3. 生物制剂

TNF - α 拮抗剂治疗能改善强直性脊柱炎的症状、体征,降低 CRP 水平,改善 MRI 上炎症表现,可能延缓强直性脊柱炎放射学进展(但争论持续存在,尚待继续研究)。如英夫利昔单抗(infliximab)、依那西普(etanercept)、阿达木单抗(修美乐)治疗强直性脊柱炎疗效肯定,耐受性好。

第三节　系统性红斑狼疮

系统性红斑狼疮(SLE)是一种自身免疫性疾病,常累及全身多个器官,特别是皮肤和肾脏,血清中可出现多种自身抗体,抗核抗体是本病的特征性标志,因此本病亦是免疫复合体病。本病病因不明,多数起病缓慢,呈亚急性和慢性经过,少数急性、缓解与复发交替出现,大多数病例预后不良,迄今为止,仍属难治性疾病之一。患者以年轻女性为多见,男女之比约为1:9,发病年龄大多为15~35岁,但亦见于儿童及老人,近年来发病数有增加的倾向。

一、病因

本病病因尚不明确,遗传因素、性别因素以及环境刺激是导致疾病发生的主要原因。

1. 遗传因素

SLE 是一种多基因决定的遗传易感性疾病。同卵双胞胎的共同发病率最高达57%,比异卵双胞胎发病率增加了约10倍;已经发现8个染色体区域与SLE连锁,全基因组关联分析研究已经鉴定了超过50个基因或基因组与SLE相关。

2. 性别因素

性别是SLE的重要易感因素。育龄期女性患者发病率比同龄男性高9~15倍。女性与男性的发病比例为(7~9):1。妊娠可以诱发SLE。使用性激素替代治疗1年的妇女,SLE复发率显著增加。

3. 环境因素

(1)紫外线:紫外线可加速SLE疾病进程,而UVB在诱发SLE疾病活动中的作用可能比UVA更重要。

(2)感染:慢性病毒感染可能是SLE的诱发因素,其中已有大量证据显示 Epstein - Barr 病毒(EBV)与 SLE 相关。

(3)药物:目前已知部分药物可能诱发药物性狼疮。目前已知的药物有 50 余种,包括肼苯哒嗪、普鲁卡因胺、异烟肼、乙内酰脲、氯丙嗪、甲基多巴、苯妥英钠、青霉胺、米诺环素、他汀类药物、肿瘤坏死因子 α 抑制剂、干扰素 α 等。

(4)饮食:食用紫花苜蓿、含有芳香族类氨基酸 L-刀豆氨酸的蔬菜、含有降植烷的食物可能诱发 SLE。

(5)其他:石棉、硅石、氯化乙烯及含有反应性芳香族胺的染发剂可能与 SLE 发病有关,严重的生理、心理压力皆可诱导 SLE 突然发作。

二、临床表现

本病临床表现呈多样性。病程迁延,反复发作,可有多系统同时受累,也可以某一系统受累为早期表现,起病隐匿或急剧。早期多为非特异性全身症状,如发热、乏力和体重下降等。一般常见的临床表现为皮疹、脱发、光过敏、口腔或鼻腔溃疡、雷诺现象、关节痛或关节炎、浆膜炎、肾炎及血液和神经系统损害。幼年发病者一般病情较重,而老年发病者病情较轻。

三、辅助检查

1.一般检查

血常规可见正细胞正色素性贫血,少数可见溶血性贫血,白细胞和血小板可减少。血沉活动期可有不同程度增快,缓解期血沉多恢复正常。尿常规检查可有蛋白,镜下血尿及管型。血生化检查血浆清蛋白降低,α_2 和 T 球蛋白增高,纤维蛋白原、冷球蛋白均可增高。有狼疮肾者可有不同程度肾功能损害。

2.免疫学检查

(1)抗核抗体:对 SLE 的敏感性为 95%,特异性仅为 65%,抗核抗体是 SLE 最佳筛选实验。

(2)抗双链 DNA 抗体:特异性高达 95%,敏感性为 70%。

(3)抗 Sm 抗体:特异性高达 99%,但敏感性仅 25%,抗双链 DNA 抗体和抗 Sm 抗体均是 SLE 的特异性抗体,前者用于判断狼疮活动性。抗 Sm 抗体是 SLE 的特异性最高抗体。

(4)抗 SSA(Ro)及抗 SSB(La)抗体、抗 RNP 抗体、抗 Rib-P:阳性率分别为 30%、10%、40%、15%,除抗 Rib-P 外特异性低。

3.狼疮带试验(LBT)

应用直接免疫荧光法即在表皮及连接处,可见一局限性免疫球蛋白和补体等沉积的黄绿色荧光带,荧光带可呈团块状、颗粒状或细线状,在 SLE 正常皮肤可呈点彩状,阳性率为 50%~70%,皮损部位 LBT 阳性率可高达 90%,是诊断 SLE 较特异的试验方法。某些皮肤病,有病变的皮肤部位也可阳性,应注意鉴别。

4.狼疮细胞

可在骨髓和外周血中找到。活动性狼疮患者 40%~70% 可阳性,诊断狼疮的特异性较高,现多为 ANA 谱所取代。

5.肾病理改变

肾脏病理对狼疮肾炎的诊断、治疗和估计预后均有意义。

四、诊断与鉴别诊断

（一）诊断

本病病情复杂,发作与缓解交替出现,故早期诊断较难,若发现以下情况对 SLE 的诊断有一定帮助。

（1）见于中、青年女性。

（2）对紫外线敏感,日晒后常使病情加重。

（3）不规则发热。

（4）关节痛及肌痛。

（5）特征性皮损表现以鼻梁和面颊部水肿性蝶形红斑,指、趾尖和甲周红斑或瘀斑。偶有丘疹、风团、水疱、网状青斑和多形红斑等。

（6）口腔黏膜红斑、糜烂、溃疡。

（7）多脏器受累(肾、心血管、肺、消化系统、神经系统等)。

（8）实验室检查:可见全血常规减少,血沉增快,血清清蛋白减少,γ 球蛋白和免疫球蛋白增高。LE 细胞阳性,抗核抗体、抗 ds - DNA 抗体、抗 Sm 抗体阳性。总补体和 C3 降低。尿常规有蛋白、红白细胞、管型。LBT 试验阳性。

美国风湿病协会对 SLE 的诊断标准可供参考:①面颊部位红斑;②盘状狼疮;③光敏现象;④口腔黏膜溃疡;⑤关节炎;⑥尿蛋白(24 小时 > 0.5 g)或尿细胞管型;⑦胸膜炎或心包炎;⑧抽搐或精神病;⑨溶血性贫血、白细胞减少、淋巴细胞减少或血小板减少;⑩抗 ds - DNA 抗体或抗 Sm 抗体或 LE 细胞阳性或梅毒血清反应阳性,抗 ANA 阳性。符合以上 4 项或 4 项以上者可诊断。

（二）鉴别诊断

（1）盘状红斑狼疮(DLE)是皮肤慢性炎症性红斑,以皮肤炎症性损害为主,多无脏器损害,正常皮肤 LBT 阴性,抗 ds - DNA 抗体阴性。

（2）风湿热:有近期链球菌感染史,有游走性、多发性关节疼痛,ANA 阴性,抗溶血,性链球菌素"O"阳性。此外,患者若表现以关节痛和关节炎症为主时,应注意与类风湿性关节炎、风湿性关节炎相鉴别。

五、治疗

对 SLE 的治疗是为了控制病情复发,保持临床缓解,阻止病情进展并能使患者进行日常活动或参加工作。

1. 一般治疗

急性发作期患者有发热及关节症状者,应卧床休息,并加强营养。疾病缓解期可适当参加活动,要避免日晒、寒冷、过度劳累、精神刺激、外伤及手术。要避免服用可诱发狼疮综合征的药物。如仅有实验室检查阳性而无临床症状的只做一般处理而不需特殊治疗。

2. 药物治疗

（1）非甾体类抗感染药(NSAIDs):对 SLE 患者的疲劳、发热、浆膜炎、关节炎及皮疹等轻症患者均可用本类药物治疗。各种非甾体类抗感染药的选择因不同个体而异,如服用 2~3 周无效则应试用别种药物。常用药物有阿司匹林,每日 2~4 g,分次口服,大剂量阿司匹林易导致肝损害,停药后可恢复正常。消炎痛 25~50mg,每日 3 次内服,其退热及止痛作用较强。亦可用布洛芬与芬布芬。本类药物皆能抑制前列腺素合成,影响肾血流而引起血清肌酐水平升高,故对狼疮肾患者使用要特别小心。

(2)抗疟药:氯喹及羟基氯喹有抗光敏和稳定溶酶体膜的作用,对控制皮损和轻度关节症状十分有效。如与强的松同用可减少强的松的剂量,如 SLE 以关节症状为主可与非甾体类抗感染药同用。羟基氯喹的剂量为每日 200~400mg,氯喹为每日 0.25~0.5g,于症状控制后各以半量维持,氯喹衍化物在体内半衰期数月,故停药后复发缓慢。为预防视网膜退行性病变,宜间歇服药,每 6 个月检查眼底 1 次。

(3)糖皮质激素

1)不甚严重者用较大剂量泼尼松,规律用药。无效者,宜及早加细胞毒类药物。

2)甲基泼尼松龙(MP)冲击:病情严重者使用。

3)细胞免疫抑制药:环磷酰胺(CTX)、硫唑嘌呤、环孢素、霉酚酸酯(骁悉)等。其中以环磷酰胺使用最广泛,适用于重症的 SLE,尤其是狼疮肾炎。用药需注意环磷酰胺毒性,如损伤肝、抑制骨髓及抑制性腺功能;中等度严重病例可以激素联合硫唑嘌呤治疗;对常用泼尼松与 CTX 治疗无效,或有禁忌证者可考虑用泼尼松联合环孢素。

4)其他治疗:IgG 静脉滴注适用于危重难治狼疮并发严重感染;中医中药可做辅助治疗。

(4)免疫抑制剂:多用于激素治疗无效或不能耐受者。常用的药物有硫唑嘌呤(AZP)、环磷酰胺(CTX)、苯丁酸氮芥(亦称 CB1348)以及长春新碱等。CTX 主要抑制 T 淋巴细胞及 B 淋巴细胞,进而抑制抗体的产生。常用剂量为每日 2~3mg/kg,CTX 可抑制骨髓,亦可引起性腺萎缩和致畸胎等。用药一年以上的女性可致永久性停经,男性则精子缺乏。近年来对特别严重的 SLE 伴有肾炎者应用大剂量 CTX 每平方体表面积用药 0.75~1mg,每月 1 次静脉冲击治疗,连续数月至一年,可以阻断肾功能恶化,使部分危重患者获得显著效果。但对中枢神经系统病变帮助不大。硫唑嘌呤剂量为每日 2~3mg/kg,CB1348 剂量为 0.1mg/kg。对严重的狼疮性血小板减少症,有报道应用切脾治疗,但远期疗效并不满意。近年来有应用静脉注射长春新碱疗法替代切脾治疗趋向,剂量为 2mg/m² 体表面积,每周 1 次,连续 4 周为一个疗程。

(5)血浆置换法:主要适用于严重 SLE 经大剂量激素治疗无效者。将分离出的血浆弃除,补充一定的正常人血浆或代用液(4% 人体清蛋白,Ringer 氏液),借以清除体内可溶性免疫复合物,抗基底膜抗体以及其他免疫活性物质。一般每次置换 1~1.5L,分 2~3 次进行,持续 2~3 周。

(6)妊娠期治疗:在确诊 SLE 后 1~2 年内避免妊娠,亦不服避孕药。如果患者无肾脏损害,疾病缓解已一年以上,强的松维持量在 15mg/d 以下,允许患者妊娠,妊娠头 3 个月容易流产,后 3 个月及产后能使病势加重。因此,对 SLE 患者在妊娠及产后 6 周应严密监视,如果发现临床或实验室异常,应增加激素剂量。在临产时给予氢化考的松静脉滴注,剂量为产前口服量一倍,产后口服剂量可逐渐减少。对活动期 SLE 患者,应尽可能避免中止妊娠,人工流产可使病情恶化。

(7)急性暴发性危重 SLE 治疗:①甲基泼尼松龙(MP)冲击:适用于急性暴发性危重 SLE,如急性肾衰竭、狼疮脑的癫痫发作或明显精神症状、严重溶血性贫血;②血浆置换:适用于 MP 冲击与 CTX 冲击均不能控制活动病变者,血浆置换同时联合应用泼尼松与 CTX。

第四节　系统性硬化病

系统性硬化病(SSc)曾称硬皮病、进行性系统性硬化,是一种原因不明,临床上以局限性或弥散性皮肤增厚和纤维化为特征,也可影响内脏(心、肺和消化道等器官)的全身性疾病。

一、病因

1.遗传

尚不肯定。有研究显示与 HLA – Ⅱ类基因相关,如 HLA – DR1、DR2、DR3、DR5、DR8、DR52 等位基因和 HIA – DQA2,尤其是与 HLA – DRI 相关性明显。

2.环境因素

目前已经明确,一些化学物质,如长期接触聚氯乙烯、有机溶剂、环氧树脂、L – 色氨酸、博来霉素、喷他佐辛等可诱发硬皮样皮肤改变与内脏纤维化。该病在煤矿、金矿和与硅石尘埃相接触的人群中发病率较高,这些都提示 SSc 的病因中,环境因素占有很重要地位。

3.性别

本病育龄妇女发病率明显高于男性,故雌激素与本病发病可能有关。

4.免疫异常

SSc 存在广泛的免疫异常:移植物抗宿主病可诱发硬皮样改变,提示与免疫异常有关。近年的研究发现,提示病毒抗原与自身抗原的交叉反应促使本病的发生,因此可能与感染有关。

可见,本病可能是在遗传基础上反复慢性感染导致自身免疫性疾病,最后引起的结缔组织代谢及血管异常。

二、临床表现

(一)雷诺现象

约70%的病例首发症状为雷诺现象,表现为寒冷或情绪紧张诱发血管痉挛,引起手指(足趾)端麻木和颜色的顺序变化,即变白、变紫、变红。

(二)皮肤病变

手部皮肤发亮、紧绷,褶皱消失,汗毛稀疏,继而面部、颈部受累。表现为面具样面容,口周出现放射性沟纹,口唇变薄,鼻端变尖,颈前可出现横向厚条纹。临床上皮肤病变分为 3 期:水肿期、硬化期和萎缩期。受累皮肤可有色素沉着或色素脱失,也可有毛细血管扩张,以及皮下软组织钙化。

(三)消化系统

任何部位均可受累,其中食管受累最为常见(90%),肛门、直肠次之(50% ~70%),小肠和结肠较少(40%和10% ~50%)。表现为反流性食道炎、吸收不良综合征、便秘、直肠脱垂和大便失禁等。

(四)肺

肺部病变是目前 SSc 最主要的致死原因。肺间质纤维化和肺动脉血管病变常同时存在。肺功能检查示限制性通气障碍,肺活量减低,肺顺应性降低,气体弥散量减低。查体可闻及细小帛裂音。

（五）心脏

心脏受累表现为心包炎、心力衰竭、心律失常,肺动脉高压导致肺心病。临床上出现气短、胸闷、心悸、水肿。超声心动图显示可有心包肥厚或积液,但临床心肌炎和心包填塞不多见。

（六）骨、关节、肌肉

多关节痛和肌痛常为早期症状。也可出现明显的关节炎。长期慢性指（趾）缺血,可发生指端骨溶解。由于肠道吸收不良、废用及血流灌注减少,常有骨质疏松。横纹肌常受累,表现为肌痛、肌无力和肌萎缩,部分合并多发性肌炎。

（七）肾脏

一般仅表现轻微尿变化,部分患者出现肾危象,如不及时处理,常于数周内死于心力衰竭及尿毒症。表现为急进性高血压、头痛、视物模糊、蛋白尿、血尿、少尿、尿闭、肾功能衰竭。肾危象是 SSc 的重要死亡原因。

（八）其他

可合并干燥综合征、甲状腺炎、胆汁性肝硬化和脑神经病等。

三、辅助检查

血沉正常或轻度升高,可有免疫球蛋白增高,90% 以上 ANA 阳性。抗拓扑异构酶 I(Scl－70)抗体是本病的特异性抗体,见于 20% ~56% 的病例。ACA 阳性多见于局限型,尤其在 CREST 综合征较多见。抗 Scl－70 阳性者较阴性者肺间质纤维化多见。抗核仁抗体阳性率 30%~40%,包括抗 RNA 聚合酶 I／Ⅲ抗体、抗 PM－Scl 等。抗 RNP、抗 SSA 抗体亦时有出现,但抗 dsDNA 抗体阳性少见。食管受累者吞钡透视可见食管蠕动减弱、消失,以致整个食管扩张或僵硬。肺间质纤维化的患者常规胸片显示蜂窝状变化,高分辨 CT 对早期病变最为敏感。无创性超声心动检查可发现早期肺动脉高压。

四、诊断与鉴别诊断

（一）诊断

根据雷诺现象、皮肤表现、特异性内脏受累以及特异性抗核抗体(抗 Scl－70 抗体和 ACA)等,诊断一般不难。1980 年美国风湿病学会制定的 SSc 分类诊断标准可供参考。

1. 主要指标近端皮肤硬化

对称性手指及掌指(或跖趾)关节近端皮肤增厚、坚硬,不易提起。类似皮肤改变可同时累及肢体的全部、颜面、颈部和躯干。

2. 次要指标

①指端硬化:硬皮改变仅限于手指;②指端凹陷性瘢痕或指垫变薄:由于缺血导致指尖有下陷区,或指垫消失;③双肺底纤维化:标准立位胸片双下肺出现网状条索、结节、密度增加,亦可呈弥散斑点状或蜂窝状,并已确定不是由原发于肺部的疾病所致。具备上述主要指标或≥2 个次要指标者,可诊断为 SSc。

（二）鉴别诊断

(1)局部硬皮病:特点为皮肤界限清楚的斑片状(硬斑病)或条状(线状硬皮病)硬皮改变,主要见于四肢。累及皮肤和深部组织而无内脏和血清学改变。

(2)嗜酸性粒细胞性筋膜炎多见于青年人,剧烈活动后发病。表现为四肢皮肤肿胀,绷紧并伴有肌肉压痛、松弛。无雷诺现象,无内脏病变,ANA 阴性,血嗜酸性粒细胞增加。皮肤活检也可鉴别。

(3)其他内脏损害性疾病 SSc:有内脏损害者(如消化道、呼吸系统等)应与神经性胃无力、原发性肺纤维化、遗传性出血性毛细血管扩张症相鉴别。

(4)其他:食用毒油或长期接触二氧化硅、聚氯乙烯、L - 色氨酸等可发生硬皮样综合征。

五、治疗

本病尚无特效药物。早期治疗的目的在于阻止新的皮肤和脏器受累,而晚期治疗的目的在于改善已有的症状。应注意治疗的个体化。

(1)雷诺现象的治疗戒烟,手足保暖。

(2)糖皮质激素可减轻早期或急性期皮肤水肿,但不能阻止皮肤的纤维化。对炎性肌病、间质性肺部疾病的炎症期有一定疗效;糖皮质激素与 SSc 肾危象的风险增加有关,应用时需仔细监测血压和肾功能。

(3)免疫抑制剂主要用于合并脏器受累时。常用的有环孢素 A、环磷酰胺、硫唑嘌呤、甲氨蝶呤等,有报道甲氨蝶呤可改善早期弥散型 SSc 的皮肤硬化,与糖皮质激素合并应用,常可提高疗效和减少糖皮质激素用量。

(4)传统的抗纤维化治疗有 D - 青霉胺,早期使用可能减轻硬皮、减少肾受累和肺间质纤维化。目前对其疗效还有质疑。其他如秋水仙碱、γ 干扰素等为试验性治疗。

(5)肺间质纤维化早期可用糖皮质激素以抑制局部免疫反应,同时静脉用药或口服环磷酰胺,连续 2 年,可能有助于改善肺功能和肺间质病变。

(6)合并有肺动脉高压的一般治疗包括氧疗、利尿剂和强心剂以及抗凝。血管扩张剂有钙通道阻滞剂、前列环素及其类似物、内皮素 - 1 受体拮抗剂及 5 型磷酸二酯酶抑制剂等。内皮素 - 1 受体拮抗剂被推荐用于治疗 SSc 相关的肺动脉高压,是治疗心功能Ⅲ ~ Ⅳ级肺动脉高压首选治疗。

(7)肾危象用血管紧张素转换酶抑制剂(ACEI)治疗可能有效果。肾衰竭可行血液透析或腹膜透析治疗。即使患者已经开始透析治疗,仍应继续使用 ACEI。

(8)可用抗酸药以保护食管黏膜。对反流性食管炎要少食多餐,餐后取立位或半卧位。可服用质子泵抑制剂降低胃酸。如有吞咽困难、早饱等胃肠道运动功能障碍的表现,可应用促动力药物。营养不良者应积极补充蛋白质、维生素和微量元素。

(9)有肌肉、关节疼痛者可给予非甾体抗感染药。有肌炎者需用糖皮质激素,甚至加用免疫抑制药物。

第五节　代谢综合征

一、病因

目前认为,代谢综合征是由多因素所致的慢性、进展性疾病,环境和遗传因素共同参与其发病过程。胰岛素抵抗是代谢综合征产生的主要原因之一,除此之外,代谢综合征可能与肥胖、游离脂肪酸的增高、促炎状态、氧化应激以及脂肪因子异常分泌相关。

二、临床表现

代谢综合征是一组以肥胖、高血糖(糖调节受损或糖尿病)、高血压以及血脂异常[高 TG 血症和(或)低 HDL - C 血症]集结发病的临床症候群。所以临床上可以出现上述任何组成成分的表现。

主要包括以下几个方面:①肥胖,尤其是内脏型肥胖;②胰岛素抵抗,可伴代偿性高胰岛素血症;③高血糖,包括糖尿病及糖调节受损;④血脂紊乱(高 TG 血症、低 HDL - C 血症);⑤高血压;⑥高尿酸血症;⑦血管内皮功能紊乱、低度炎症状态及凝溶异常(微量白蛋白尿、CRP 及 PAI - 1 增高等)。此外,MS 患者可出现非酒精性脂肪肝病、多囊卵巢综合征、痛风、遗传性或获得性脂肪萎缩症。还有学者认为 MS 患者与阻塞性睡眠呼吸暂停、性功能障碍及肿瘤密切相关。

三、辅助检查

(1)血糖异常:空腹血糖≥6.10mmol/L(110mg/dL)或糖负荷后 2h 血糖≥7.80mmol/L(140mg/dL)。

(2)血脂异常:空腹 TG≥1.7mmol/L(150mg/dL);空腹 HDL - C <1.0mmol/L(40mg/dL)。

(3)血尿酸正常或增高。

(4)尿检异常:UACR <30mg/24h,尿白蛋白(μg/min)≥20,尿白蛋白/肌酐(mg/24h)≥30。

(5)胰岛素抵抗:高胰岛素正糖钳夹试验的 M 值上四位分数。

四、诊断与鉴别诊断

(一)诊断标准

近年来,对代谢综合征的病因、发病机制、组成成分、流行趋势和结局等各方面的研究取得了相当进展,因而对代谢综合征的定义也不断进行了修订。目前尚未有全球统一的诊断标准。

根据目前我国人群代谢综合征的流行病学分析结果,2013 版中国 2 型糖尿病防治指南在 2004 版中华医学会糖尿病学分会建议基础上,对代谢综合征的组分量化指标进行修订,具体如下。

①腹型肥胖:腰围男性 >90cm,女性 >85cm;②高血糖:空腹血糖≥6.1mmol/L 或糖负荷后 2h 血糖≥7.8mmol/L 或有糖尿病史;③高血压:血压≥130/85mmHg 及(或)已确认高血压并治疗者;④空腹血三酰甘油≥1.7mmol/L;⑤血高密度脂蛋白胆固醇 <1.04mmol/L(40mg/dL)。以上具有以上 3 项或 3 项以上者可诊断为代谢综合征。

(二)鉴别诊断

该病需与皮质醇增多症相鉴别。前者患者的肥胖呈向心性分布,同时伴有满月脸、高血压、多血质外貌、痤疮等。单纯性肥胖与皮质醇增多症的实质区别是确定有无皮质醇分泌过多。

通过实验室检查(24 小时尿游离皮质醇测定、皮质醇昼夜节律测定、过夜 1mg 地塞米松抑制试验)可供参考。

五、治疗

(一)西医治疗

1.生活方式干预

患者如果需要减轻 IR 和高胰岛素血症,也需要改善糖耐量和其他心血管疾病危险因素,就需要减少热量摄入。行之有效的方式是适当运动、改变饮食结构、戒烟、戒酒。

2.针对各种危险因素

如糖尿病或 IGR、高血压、血脂异常以及肥胖等的药物治疗,治疗目标如下:①体重在一年内减轻降低 7%～10%,争取达到正常 BMI 和腰围;②血压:糖尿病患者 <130/80mmHg,非糖尿病患者 <140/90mmHg;③LDL‐C <2.6mmol/L(100mg/dL)、TG <1.7mmol/L(150mg/dL)、HDL‐C≥1mmol/L(40mg/dL);④FPG <6.1mmol/L、2hPG <7.8mmol/L 及 HbA1c <7.0%。

3.对症治疗

针对 MS 的伴发病如痛风、多囊卵巢综合征及并发症等进行治疗。

(1)肥胖:对每一例 MS 伴肥胖病者均应进行减体脂治疗,并着重监测体脂尤其是内脏脂肪含量的变动情况。治疗中生活方式重塑是一线措施。饮食调整中除热量摄入限制外,要多食全谷类及纤维素食品。应以不饱和脂肪酸来代替食物内的饱和脂肪酸或反式脂肪酸(如氢化植物油),不应采用低脂高糖饮食。

运动不仅减少体脂还可增加瘦体块含量。每周至少要进行 30min/d,共 5 次步行以上的轻或中强度运动。

(2)胰岛素抵抗:IR 是 MS 的重要发病机制。

(3)血脂紊乱、高血压及糖尿病:对已有高脂血症、高血压及糖尿病的 MS 患者应按高脂血症、高血压及糖尿病防治指南来进行防治。

(4)低度炎症及凝溶异常:目前尚无直接针对纤维蛋白原及 PAI‐1 增高的治疗药物,间接的措施是抗血小板治疗。

(5)其他并发症如 PCOS 的治疗:包括降低雄激素水平恢复生育能力,保护子宫内膜,改善多毛症和减少胰岛素抵抗。阻塞性睡眠呼吸暂停综合征最好的治疗是无创正压通气,其他治疗方法包括口咽练习,下颌前移口腔矫正器和手术。鉴于其与胰岛素抵抗、肥胖和代谢综合征的关系,生活方式改变和减肥应该作为阻塞性睡眠呼吸暂停综合征的一线治疗。

(二)辨证论治

1.气滞湿阻证

主症:患者可没有明显不适,仅有体胖腹满、食多、不耐疲劳等症状,舌苔厚腻,脉象弦或略滑。

治法:行气化湿。

方药:四逆散(《伤寒论》)合平胃散(《太平惠民和剂局方》)加减。柴胡、白芍、积实、甘草、苍术、厚朴、陈皮。

加减:口苦目赤加决明子、夏枯草;大便干结加生大黄。

体胖为形体症状,腹满、食多为肠胃症状,不耐疲劳为气虚湿阻表现,舌苔厚腻,脉象弦或略滑均为湿阻之象。患者处于疾病初起阶段,以"郁"为其病机特点,治宜行气化湿,以解郁滞。四逆散原治阳郁厥逆证,后世多用作疏肝理脾之通剂,方中柴胡,白芍以敛阴合阳条达肝气,佐以枳实理气解郁,与柴胡一升一降,加强疏畅气机之功;平胃散为湿滞脾胃的主方,方中苍术臣以厚朴,燥湿以健脾,行气以化湿,佐以陈皮理气和胃,甘草和中,调和诸药,使湿浊得化,气机调畅,诸症自除。

2.痰瘀互结证

主症:胸脘腹胀,头身困重,或四肢倦怠,胸胁刺痛,舌质黯、有瘀斑,脉弦或沉涩。

治法:祛痰化瘀。

方药:二陈汤(《太平惠民和剂局方》)合桃红四物汤(《医宗金鉴》),加减。陈皮、半夏、茯苓、桃仁、红花、川芎、当归、赤芍、生地黄。

加减:眩晕加天麻、白术;胸闷加瓜蒌;大便黏滞加槟榔;胸中烦热、痞满胀痛加黄连、半夏、瓜蒌。

胸脘腹胀、头身困重、四肢倦怠、脉弦为痰湿内蕴之象,胸胁刺痛、舌质黯、有瘀斑、脉沉涩为瘀血内阻之象,痰瘀既是病理产物,生成之后又可作为致病因素,渗透到机体的各个脏腑、经络,引发多种病变。治疗上以二陈汤化痰,桃红四物汤活血化瘀。

3.气阴两虚证

主症:疲倦乏力,气短自汗,口干多饮,大便干结,舌质淡红,少苔,脉沉细无力或细数。

治法:益气养阴。

方药:生脉散(《内外伤辨惑论》)合防己黄芪汤《金匮要略》)加减。太子参、麦冬、五味子、黄芪、汉防己、白术、茯苓。

加减:纳差加焦山楂、炒神曲;胃脘胀闷加苍术、厚朴。

口干乏力是气阴两虚证的主要症状,此时已经进入"虚"的阶段,临床表现常为虚实夹杂,治疗尤须着力辨清主次,当虚实两顾,灵活用药。治疗中防己黄芪汤偏于补气,而生脉散则为气阴双补之品。

4.脾肾气虚证

主症:气短乏力、小便清长、腰膝酸痛、夜尿频多、大便溏泄,或下肢水肿、尿浊如脂、阳痿、头昏耳鸣、舌淡胖、苔薄白或嫩、脉沉细或细弱无力。

治法:补脾益肾。

方药:四君子汤(《太平惠民和剂局方》)合右归丸(《景岳全书》)加减。党参、白术、茯苓、肉桂、附子、鹿角胶、山药、山茱萸、地黄、菟丝子。

加减:腰膝酸痛加炒杜仲、补骨脂;下肢水肿加茯苓皮、大腹皮;畏寒肢冷加桂枝、生姜。

此阶段已经进入"损"的阶段,气短乏力、大便溏泄为脾虚之象,为后天之本受损之表现;小便清长、腰膝酸痛、夜尿频多下肢水肿、尿浊如脂、阳痿、头昏耳鸣为肾虚之象,为先天之本亏虚之表现,治疗以四君子汤健脾以补后天,右归丸补肾以补先天。以上方药,水煎服,每日1剂。

第六节 混合性结缔组织病

混合性结缔组织病(mixed connective tissuedisease,MCTD)好发于女性,具有类似系统性红斑狼疮、硬皮病及多发性肌炎的症状,但尚不能构成独立诊断,血清中有高滴度的抗核糖蛋白(RNP)抗体,对糖皮质激素反应较佳。一般预后良好。

一、病因

本病的病因尚无定论。鉴于本病合并有系统性红斑狼疮、皮肌炎和系统性硬化症的混合表现,故对本病是一种独立疾病还是同一种疾病的不同亚型,尚有争议。但总的说来以自身免疫学说为公认,即可能是在遗传免疫调节功能失调的基础上,对自身组织损坏、退化和变异的成分出现自身抗体,从而引起免疫病理过程。其理由为:①本病与自身免疫疾病中系统性红斑狼疮、皮肌炎和系统性硬化症有很多共同表现;②测得敏感而特异的高滴度的抗RNP抗体,表皮基膜处有Ig沉着,免疫荧光学检查有与系统性红斑狼疮相似的斑点型抗核抗体;③抗核抗体几乎全部阳性,而且其他血清抗体如类风湿因子、抗核因子等也有部分阳性;④在自身免疫病的代表性疾病系统性红斑狼疮的肾脏病变处,部分患者可查出抗RNP抗体。

二、临床表现

(1)皮损主要表现有Raynaud现象,手指皮肤肿胀、硬化,呈腊肠样。面部可有蝶形红斑或眼睑有类似皮肌炎的水肿红斑。

(2)可有多发性关节痛或关节炎,但少有关节变形;可有四肢近端肌肉轻度肌痛和肌无力;食管受累时蠕动降低;其他的表现有间质性肺炎、浆膜炎、心肌炎等,但肾脏损害罕见。

三、辅助检查

(1)血清中高滴度抗RNP抗体;血清ANA呈斑点型阳性;高丙球蛋白血症。

(2)皮肤免疫病理,直接免疫荧光检查示表皮棘细胞核有斑点状IgG沉积。

四、诊断与鉴别诊断

(一)诊断

对有雷诺现象、关节痛或关节炎、肌痛、手肿胀的患者,如果有高滴度斑点型ANA和高滴度抗U_1-RNP抗体阳性,而Sm抗体阴性者,要考虑混合性结缔组织病的可能,高滴度U_1-RNP体是诊断混合性结缔组织病必不可少的条件。如果Sm抗体阳性,应先考虑系统性红斑狼疮。现国内外无统一标准,但大多采用美国的Sharp诊断标准。Sharp诊断标准(美国)如下。

1.主要标准

(1)重度肌炎。

(2)肺部受累:CO弥散功能<70%和(或)肺动脉高压(或)肺活检显示增生性血管病变。

(3)雷诺现象或食管蠕动功能减低。

(4)手指肿胀或手指硬化。

(5)抗ENA≥1:10000(血凝法),U_1-RNP抗体阳性,抗Sm抗体阴性。

2.次要标准

①脱发;②白细胞减少;③贫血;④胸膜炎;⑤心包炎;⑥关节炎;⑦三叉神经病;⑧颊部红斑;⑨血小板减少;⑩轻度肌炎;⑪手背肿胀史。

肯定诊断:符合4条主要标准,U_1-RNP体滴度>1:4000及抗Sm抗体阴性。可能诊断:符合3条主要标准及抗Sm抗体阴性;或符合2条主要标准和2条次要标准,抗U_1-RNP抗体滴度>1:1000。可疑诊断:符合3条主要标准,但抗U_1-RNP抗体阴性;或符合2条主要标准,伴U_1-RNP抗体滴度>1:100;或符合1条主要标准和3条次要标准,伴U_1-RNP抗体1:100。

(二)鉴别诊断

1.系统性红斑狼疮

有典型的蝶形红斑、狼疮发、光敏感和肾脏病变,血清学检测抗dsDNA抗体,抗Sm抗体阳性。而混合性结缔组织病中肾脏损害少及程度轻,血清学检测有高滴度的RNP抗体等可予鉴别。

2.硬皮病

皮肤硬化不仅限于手、足、面、臂和腿,颈和躯干部亦可累及,血清抗Scl-70抗体阳性,抗RNP抗体阳性率低,且为低滴度,对糖皮质激素的效应亦较差,可予鉴别。

3.皮肌炎或多发肌炎

混合性结缔组织病为轻度肌炎,肌酶正常或轻度升高,尚有系统性红斑狼疮和(或)硬皮病的某些特征,血清学检测高滴度斑点型抗核抗体和高效价抗RNP抗体可予区别。

4.重叠结缔组织病

此类病例症状需同时符合两种以上结缔组织疾病的诊断标准,且无高滴度抗RNP抗体。

五、治疗

(一)西医治疗

1.糖皮质激素

泼尼松30~60mg/d,分3次口服。待症状控制后,可用泼尼松每天20mg维持治疗。若合并感染,除加用有效的抗生素外,还可适当增加激素用量,可用氢化可的松每天50~100mg或地塞米松每天5~10mg静脉滴注,待症状控制后仍用泼尼松每天20mg维持治疗。

2.免疫抑制药

可适当应用环磷酰胺、环孢素A等药物治疗,用法基本同SLE治疗。

3.对症治疗

关节炎症状明显时,用双氯芬酸每天75~100mg,分3次口服,或吲哚美辛每天75~100mg,分3~4次口服,可很快缓解关节症状。但有消化道溃疡患者必须慎用或禁用,以免引起消化道出血。

(二)辨证论治

1.邪犯肺卫

症状:发热,恶风,肢体关节疼痛,咽喉红肿疼痛,面部及全身皮肤肿胀,并伴皮疹,手指发白或青紫。舌质红,苔薄黄,脉浮数。

症候分析:卫阳被遏,肺气失宣,风热袭表,卫阳郁闭,见发热,恶风;肺主皮毛,风热之邪自皮毛乘虚而入,客于肌肤经络之间,渐及皮肉筋骨,见肢体关节疼痛,面部及全身皮肤肿胀,并伴皮疹。舌质红,苔薄黄,脉浮数为邪犯肺卫之象。

治法:清热宣肺,解表通络。

方药:银翘散加减(《温病条辨》)。

金银花20g,连翘15g,生石膏30g,荆芥10g,杏仁10g,蝉衣15g,大青叶30g,生甘草5g。

方解:金银花、连翘疏表清热;生石膏、大青叶清热解毒;杏仁轻宣肺气;荆芥、蝉衣助疏表通络之力。诸药合用,清宣通络,风热之邪已除,则经络自通。

加减:若兼见恶风、无汗、头痛者,加葛根10g、羌活10g、藁本10g、川芎10g,以透解卫表之邪;四肢及全身皆肿者,加麻黄10g、紫苏10g,以宣肺气、消肿满;斑疹明显者,加紫草10g、玄参10g、茜草10g,以清热凉血。

2.阴虚内热

症状:低热,手足心潮热,面色潮红,齿衄咽痛,便秘,四肢关节疼痛,尤以黄昏加重。掌指有瘀斑,指端青紫,手指屈伸不利。舌质红,少苔或无苔,脉虚细数。

症候分析:阴虚则虚热内生,见低热,手足心潮热,面色潮红,齿衄咽痛,便秘;阴血亏乏,脉道失充,血流壅滞,则四肢关节疼痛,尤以黄昏加重,掌指有瘀斑,指端青紫,手指屈伸不利。舌质红,少苔或无苔,脉虚细数为阴虚之象。

治法:滋阴清热,化瘀通络。

方药:玉女煎加减(《景岳全书》)。生地30g,生石膏30g,知母10g,牛膝10g,麦冬15g,生甘草5g。

方解:方中用生地、麦冬养阴清热;石膏、知母清胃泻火;牛膝导热,引血下行,与活血化瘀药同用,虚实兼治,使胃热得清、肾水得补,则诸症自愈。

加减:两颧泛红、潮热盗汗者,可用左归丸滋补肝肾之阴;口干欲饮,目睛干涩,皮肤粗糙者,加何首乌15g、沙参10g、黄精10g、石斛10g,以滋阴润燥;斑疹明显者,加紫草10g、玄参10g、茜草10g、白芨10g,以凉血止血;关节疼痛者,加桑枝10g、鸡血藤15g、稀签草10g、姜黄10g,以通络止痛。

3.痰热瘀阻

症状:手足瘀点较重,可见大量瘀斑,色暗红,手水肿,白紫相间,下肢青斑累累。脱发,口舌糜烂,齿衄,关节红肿疼痛,痛如针刺,肌肉灼热,酸软无力,小便短赤,自觉低热、潮热,烦躁不安,失眠,口干,但欲漱不欲咽。舌红,苔少或苔薄,舌有瘀斑,脉弦细数。

症候分析:素体湿盛或外邪侵犯,致水湿内停,聚而成痰,血流不畅,凝滞成瘀,郁久化热,痰热瘀阻,阻滞肌肤经络,故见手足瘀斑,关节红肿疼痛,痛如针刺,肌肉灼热;痰热瘀阻,灼伤营阴,故见低热、潮热,烦躁不安,口干,欲漱不欲咽。舌红苔少,舌有瘀斑,脉弦细数,均为痰热瘀阻之象。

治法:清热化痰,活血通络。

方药:地黄汤加减(《备急千金要方》)。

水牛角30g,生地30g,赤芍15g,知母15g,丹皮15g,虎杖30g,益母草15g,胆星15g,甘草5g。

方解:水牛角咸寒凉血,清热解毒;生地、赤芍、知母凉血止血,清热养阴;丹皮、益母草凉血散瘀;虎杖清热解毒,化痰散瘀通络,胆星也可清热化痰,共奏清热化痰、活血通络之功。

加减:皮肤斑疹明显者,加三七 1.5g、蒲黄 10g、茜草 10g、紫草 10g,以活血化瘀;指节肿胀者,加防己 10g、草薢 10g、薏苡仁 15g、苍术 10g,以除湿通络;若见皮肤发硬或有瘀斑,加用活络效灵丹,以活血祛瘀;痰阻咽中,如有物梗阻者,加用导痰汤,以理气消痰;瘀血重,或见胁下包块者,加桃仁 10g、红花 10g、木香 6g,以理气化瘀。

4. 热毒炽盛

症状:高热,颜面红赤,口干、口苦,渴喜冷饮,周身红斑,尿赤、短少,大便干结,关节灼热、红肿、疼痛,指端皮肤颜色变化,或白或紫,全身肌肉酸痛乏力。舌质红,苔黄燥,脉洪数有力。

症候分析:热毒炽盛,火邪蕴结,故关节灼热、红肿疼痛,高热,颜面红赤;热盛灼津,阴液亏耗,故口干、口苦,渴喜冷饮;尿赤、短少,大便干结,舌质红,苔黄燥,脉洪数有力,为热毒炽盛之象。

治法:清热解毒,化瘀通络。

方药:清瘟败毒饮加减(《疫疹一得》)。

生石膏 30g,生地 10g,水牛角 30g,黄连 10g,栀子 10g,桔梗 10g,黄芩 10g,知母 15g,赤芍 15g,玄参 10g,连翘 15g,竹叶 15g,牡丹皮 15g,甘草 5g。

方解:本方重用石膏,合知母、甘草,以清阳明之热;黄连、黄芩、栀子三药合用,能泻三焦实火;丹皮、生地、赤芍专于凉血解毒化瘀;连翘、玄参、桔梗、甘草清热透邪;竹叶清心利尿,导热下行,使毒热清、瘀滞除而诸症得解。

加减:高热不退者,加金银花 15g、蒲公英 10g,以清热解毒;斑疹明显者,加紫草 10g、三七 1.5g、茜草 10g,以凉血止血;关节肿胀疼痛者,加黄柏 10g、牛膝 15g、薏苡仁 10g、土茯苓 10g,以清热利湿,解毒通络。

5. 脾肾两虚

症状:面色潮红或面白无华,潮热盗汗或畏寒肢冷,神疲乏力,斑疹隐现,色暗红;手水肿,手指呈腊肠样肿胀,指端白或青紫;两腿水肿,按之凹陷;关节疼痛,无明显肿胀,不发热;食少纳呆,脘腹胀满。舌体胖嫩有齿痕,苔薄白或腻,脉细弱。

症候分析:肾阳虚衰,肢体失于温养,故畏寒肢冷;气虚,无力推动血液运行,水湿下趋,出现下肢水肿;脾阳虚衰,运化失司,食少纳呆,脘腹胀满;脾肾阳虚,阳损及阴,虚火上炎,斑疹隐现,色暗红。舌体胖嫩有齿痕,苔薄白或腻,脉细弱,为脾肾两虚之象。

治法:益肾健脾,化瘀利水。

方药:鹿茸丸加减。

鹿茸 10g(鹿角),黄芪 15g,五味子 10g,肉苁蓉 10g,鸡内金 10g,山萸肉 10g,补骨脂 10g,生地 10g,丹参 20g,牛膝 15g,玄参 10g,茯苓皮 20g,地骨皮 15g,麦冬 10g。

方解:鹿茸、肉苁蓉、补骨脂补肾助阳;地骨皮、麦冬清热凉血养阴生津;黄芪补气升阳,益卫固表;茯苓皮利水渗湿,健脾安神;山萸肉、牛膝补益肝肾,收敛固涩;生地、玄参清热凉血,泻火解毒;丹参活血调经,祛瘀止痛;鸡内金健脾消食;五味子收敛固涩,益气生津。

加减:面色无华、肌肉乏力者,加党参 10g、茯苓 10g,以健脾补气;关节疼痛明显者,下肢痛加元胡 10g、鸡血藤 30g,上肢痛加羌活 10g、桑枝 10g、威灵仙 10g,以温经通络;水肿明显者,加泽泻 10g、薏苡仁 10g、防己 10g、白术 10g,以健脾化湿利水。

第八章 神经内科疾病

第一节 短暂性脑缺血发作

短暂性脑缺血发作(TIA)指急性发作的短暂性、局灶性的神经功能障碍或缺损,是由供应该处脑组织(或视网膜)的血流暂时中断所致。TIA 的预示患者处于发生脑梗死、心肌梗死和其他致死性血管性疾病的高度危险中。TIA 症状持续时间越长,24h内完全恢复的概率就越低,脑梗死的发生率就越高。大于 2h 的 TIA 比多次短暂的发作更有害。所以 TIA 的早期诊断以及尽早、及时的治疗是很重要的。TIA 是脑血管疾病中最有治疗价值的病种。随着医学的进步,人们对于 TIA 的认识也有了很大提高。

一、病因

短暂性脑缺血发作多与高血压动脉硬化有关,其发病可能由多种因素引起。

1. 微血栓

颈内动脉和椎—基底动脉系统动脉硬化狭窄处的附壁血栓、硬化斑块及其中的血液分解物、血小板聚集物等游离脱落后,阻塞了脑部动脉,当栓子碎裂或向远端移动时,缺血症状消失。

2. 脑血管痉挛

颈内动脉或椎—基底动脉系统动脉硬化斑块使血管腔狭窄,该处产生血流漩涡,当涡流加速时,刺激血管壁导致血管痉挛,出现短暂性脑缺血发作,漩涡减速时,症状消失。

3. 脑血流动力学改变

颈动脉和椎—基底动脉系统闭塞或狭窄时,如患者突然发生一过性血压过低,由于脑血流量减少,而导致本病发作;血压回升后,症状消失。因此,本病多见于血压波动时。此外,心律不齐、房室传导阻滞、心肌损害亦可使脑局部血流量突然减少而发病。

4. 颈部动脉异常

如扭曲、过长、打折或椎动脉受颈椎骨质增生骨刺压迫,当转头时即可引起本病发作。

5. 血液成分的改变

严重贫血、红细胞增多症、白血病、血小板增多症、异常蛋白质血症、高脂蛋白质血症等因素,影响血氧、血糖、血脂、血蛋白量以及血液黏稠、凝固性成分改变和血液病理状态,均可能成为 TIA 的触发因素。

二、临床表现

起病突然,历时短暂,常为某种神经功能的突然缺失,历时数分钟或数小时,并在 24h 内完全恢复而无后遗症。多在体位改变、活动过度、颈部突然转动或屈伸等情况下发病。

1. 颈动脉系统的 TIA

较椎—基底动脉系统 TIA 发作少,但持续时间较久,且易引起完全性卒中。最常见的症状为单瘫、偏瘫、偏身感觉障碍、失语、单眼视力障碍等。亦可出现同向偏盲及昏厥等。短暂的精神障碍也可见。短暂的单眼失明是颈内动脉分支眼动脉缺血的特征性表现。

2. 椎—基底动脉系统 TIA

发作次数较多，但时间较短。主要表现为脑干、小脑、枕叶、颞叶及脊髓近端缺血。神经缺损症状，常见为眩晕、眼震、站立或行走不稳、视物模糊或变形、视野缺损、复视、恶心或呕吐、听力下降、球麻痹、交叉性瘫痪，轻偏瘫和双侧轻度瘫痪等。少数可有意识障碍或猝倒发作。大脑后动脉供血不足可表现为皮质盲和视野缺损。

三、辅助检查

1. CT 或 MRI 检查

大多正常，部分病例可见脑内有小梗死灶或缺血灶。弥散加权 MRI 或 PET 可见片状缺血区。

2. DSA/MRA 或彩色经颅多普勒(TCD)检查

DSA/MRA 或彩色经颅多普勒(TCD)检查可见血管狭窄、动脉粥样硬化斑。

3. TCD 微栓子监测

在发作频繁的 TIA 患者中可有阳性发现。

四、诊断与鉴别诊断

（一）诊断

本病临床表现具有突发性、反复性、短暂性和刻板性特点，诊断并不难。

（1）突然、短暂的局灶性神经功能缺失，在 24h 内恢复。

（2）常有反复发作史，临床症状长期刻板的出现。

（3）发作间歇期无神经系统体征。

（4）发病年龄大多在 50 岁以上，有动脉粥样硬化症。

（5）无颅内压增高症。

（二）鉴别诊断

须与其他急性脑血管病和其他病因引起的眩晕、昏厥等相鉴别，注意排除部分性癫痫、梅尼埃病、心脏疾病及慢性硬膜下血肿等。

五、治疗

本病可自行缓解，治疗着重于预防复发。应调整血压，改善心功能，保持有效血液循环，纠正血液流变异常，避免颈部过度屈伸活动。

1. 手术或介入治疗

颈椎病骨质增生压迫或刺激椎动脉时，可行颈椎融合术或骨刺切除术。对颈动脉有明显动脉粥样硬化斑、狭窄及血栓形成影响脑内供血而反复发作 TIA 者，可行颈动脉内膜剥离术、血栓内膜切除术、颅内外动脉吻合术或血管内介入治疗等。

2. 药物治疗

（1）抗血小板聚集剂：减少微栓子发生，减少 TIA 复发。可选用阿司匹林 50～325mg/d，晚餐后服用；噻氯匹定 125～250mg/d，1～2 次/天，可单独应用或与双嘧达莫联合应用。

（2）抗凝药物：对频繁发作、渐进性及一过性黑矇的 TIA 效果较好。可用肝素 100mg 加入

5%葡萄糖或0.85%生理盐水500mL内,以每分钟10～20滴的滴速静脉滴注;若情况紧急可用肝素50mg静脉推注,其余50mg静脉滴注维持;或选用低分子肝素4000U,2次/天,腹壁皮下注射,较安全。口服可选华法林(苄丙酮香豆素钠)2～4mg/d。

(3)其他:包括中医中药,如丹参、川芎、红花、水蛭等单方或复方制剂,以及血管扩张药(如脉栓通或烟酸占替诺静脉滴注,罂粟碱口服)、扩容药物(如低分子右旋糖酐)。

(4)脑保护治疗:频繁发作、影像学检查显示有缺血或脑梗死病灶者,可给予钙拮抗药(如尼莫地平、西比灵)脑保护治疗。

第二节　脑出血

脑出血(ICH)又称出血性脑卒中,是指原发性非外伤性脑实质内出血,是发病率和病死率都很高的疾病。可分为继发性脑出血和原发性脑出血。继发性脑出血是由于某种原发性血管病变如血液病、结缔组织病、脑肿瘤、脑血管畸形等引发的脑出血。原发性脑出血是指在动脉硬化的基础上脑动脉破裂出血。

一、病因

高血压和动脉硬化是脑出血的主要因素,还可由先天性脑动脉瘤、脑血管畸形、脑瘤、血液病、感染、药物、外伤及中毒等所致。

其发病机制可能与下列因素有关:①脑内小动脉的病变。表现脑内小动脉分叉处或其附近中层退变、平滑肌细胞不规则性萎缩以至消失,或分节段,呈虫蚀样。脑出血患者,脑内小动脉及微动脉如豆纹动脉的中段及远段其病变比其他脏器(如肾脏等)的相应血管更严重和弥散,且易于被脂肪浸润,形成脂肪玻璃变性。②微小动脉瘤。绝大多数微小动脉瘤位于大动脉的第一分支上,呈囊状或棱形,好发于大脑半球深部(如壳核、丘脑、尾状核),其次为脑皮质及皮质下白质,中脑、脑桥及小脑皮质下白质中亦可见。

二、临床表现

1. 全脑症状

(1)意识障碍:轻者躁动不安、意识模糊不清,严重者多在半小时内进入昏迷状态,眼球固定于正中位,面色潮红或苍白,鼾声大作,大汗、尿失禁或尿潴留等。

(2)头痛与呕吐:神志清或轻度意识障碍者可诉头痛,亦可见向病灶侧强迫性头位。呕吐多见,多为喷射性,呕吐物为胃内容物,多数为咖啡色,呃逆也多见。

(3)去大脑性强直与抽搐:如出血量大、破入脑室和影响脑干上部功能时,可出现阵发性去皮质性强直发作或去脑强直性发作。少数患者可出现全身性或部分性痉挛性癫痫发作。

(4)呼吸与血压:患者一般呼吸较快,病情重者呼吸深而慢,病情恶化时转为快而不规则,或呈潮式呼吸、叹息样呼吸、双吸气等。出血早期血压多突然升高,可超过200/120mmHg(26.7/16kPa)。血压高低不稳和逐渐下降是循环中枢功能衰竭征象。

(5)体温:出血后即刻出现高热,系丘脑下部体温调节中枢受到出血损害征象;若早期体温正常,而后体温逐渐升高并呈现弛张型者,多合并感染(以肺部为主)。始终低热者为出血后的吸收热。脑桥出血和脑室出血均可引起高热。

(6)瞳孔与眼底:早期双侧瞳孔可时大时小,若病灶侧瞳孔散大,对光反应迟钝或消失,是小脑幕切迹疝形成的征象;若双侧瞳孔均逐渐散大,对光反应消失,是双侧小脑幕切迹全疝或深昏迷的征象;若两侧瞳孔缩小或呈针尖样,提示脑桥出血。

眼底多数可见动脉硬化征象和视网膜斑片出血,静脉血管扩张。若早期无视盘水肿,而后才逐渐出现者,应考虑脑内局灶性血肿形成或脑卒中的可能。

(7)脑膜刺激征:见于脑出血已破入脑室或脑蛛网膜下隙时。如有颈僵直或强迫头位而 Kernig 征不明显时,应考虑颅内高压引起枕骨大孔疝的可能。

2. 局限性神经症状

局限性神经症状与出血的部位、出血量和出血灶的多少有关。

(1)大脑基底节区出血:病灶对侧出现不同程度的偏瘫、偏身感觉障碍和偏盲,病理反射阳性。双眼球常偏向病灶侧。主侧大脑半球出血者尚可有失语、失用等症状。

(2)脑叶性出血:大脑半球皮质下白质内出血。多为病灶对侧单瘫或轻偏瘫,或为局部肢体抽搐和感觉障碍。

(3)脑室出血:多数昏迷较深,常伴强直性抽搐,可分为继发性和原发性两类。前者多见于脑出血破入脑室系统所致;后者少见,为脑室壁内血管自身破裂出血引起。脑室出血本身无局限性神经症状,仅三脑室出血影响丘脑时,可见双眼球向下方凝视,临床诊断较为困难,多依靠头颅 CT 检查确诊。

(4)脑桥出血:视出血部位和波及范围而出现相应症状。常见出血侧周围性面瘫和对侧肢体瘫痪(Millard – Gubler 综合征)。若出血波及两侧时出现双侧周围性面瘫和四肢瘫,少数可呈去大脑强直。两侧瞳孔可呈针尖样,两眼球向病灶对侧偏视,体温升高。

(5)小脑出血:一侧或两侧后部疼痛,眩晕,视物不清,恶心呕吐,行走不稳,如无昏迷者可检出眼球震颤、共济失调、周围性面瘫、锥体束征以及颈项强直等。如脑干受压可伴有去大脑强直发作。

3. 并发症

(1)消化道出血:轻症或早期患者可出现呃逆,随后呕吐胃内容物;重者可大量呕吐咖啡样液体及柏油样便。多为丘脑下部自主神经中枢受损,引起胃部血管舒缩功能紊乱、血管扩张、血液缓慢及淤滞而导致消化道黏膜糜烂坏死。

(2)脑—心综合征:发生类似急性心肌梗死或心肌缺血、冠状动脉供血不足、心律失常等临床表现。多与额叶眶面、丘脑下部、中脑网状结构损害、交感神经兴奋性增高及血中儿茶酚胺增多有关。

(3)呼吸道不畅与肺炎:患者因昏迷、口腔及呼吸道分泌物不能排出,易发生呼吸道通气不畅、缺氧,甚至窒息,也易并发肺炎等。少数患者亦可发生神经性肺水肿。

(4)尿路感染:长期卧床、留置尿管等均可导致尿路感染。

三、辅助检查

1. 血白细胞计数

多数病例白细胞在 $12 \times 10^9/L$ 以上。

2. 脑脊液检查

颅内压力多数增高,若流入脑室或蛛网膜下隙,脑脊液呈血性。但约 25% 的局限性脑出血—脑脊液外观也可正常。腰穿易导致脑疝或使病情加重,故须慎重考虑。

3. 脑电图检查

大多数患者血肿区有局灶性慢波,颅内压增高者可出现弥散性慢波。

4. 心电图检查

部分病例可有心律失常、心肌缺血、心肌梗死、传导阻滞等。

5. CT/MRI

可显示出血部位、血肿大小和形状、脑室有无移位受压和积血、出血性周围脑组织水肿等。CT 检查显示出血灶为均匀一致的高密度影。MRI 检查 T_1 加权像为略低或等信号,T_2 加权像呈明显的低信号。

6. 脑血管造影

可见大脑前动脉向对侧移位,大脑中动脉和侧裂点向外移位,豆纹动脉向下移位。

7. 脑部 B 超检查

大脑半球出血量多者有中线结构向对侧移位,可用床边监护血肿发展情况。

8. 其他

部分患者可出现暂时性尿糖和蛋白尿。

四、诊断与鉴别诊断

(一)诊断

(1)大多数发生在 50 岁以上的高血压病患者。也可见于脑血管畸形、脑瘤和出血性疾病等。并有相应的病史、症状、体征和实验室检查改变。

(2)常在情绪激动或体力活动时突然发病。

(3)病情进展迅速,出现头痛、呕吐和意识障碍。症状因出血部位不同而异。以基底节区出血所致的偏瘫、偏身感觉障碍和失语最为多见。

(4)脑脊液压力增高,多数为血性,可见各型巨噬细胞。

(5)头颅 CT 扫描可确诊。

(二)鉴别诊断

(1)脑梗死多在安静时发病,神经缺失症状逐渐加重,早期(12～24h)CT 常无阳性病灶发现。

(2)蛛网膜下腔出血:突然出现剧烈头痛及呕吐、一过性意识障碍、明显的脑膜刺激征,腰椎穿刺见血性脑脊液。头颅 CT 可见脑沟、脑回高密度影。

(3)其他:还需与引起昏迷的一些疾病鉴别,如糖尿病高渗性昏迷、一氧化碳中毒昏迷、低血糖昏迷、肝昏迷、尿毒症等。外伤性颅内出血多有外伤史,脑 CT 可发现血肿。

五、治疗

(一)急性期

1. 一般治疗

安静卧床,床头抬高,保持呼吸道通畅,定时翻身、拍背,防止肺炎、压疮。对烦躁不安或癫痫者,应用镇静、止痉和止痛药。用冰帽或冰水以降低脑部温度,降低颅内新陈代谢,有利于减轻脑水肿及颅内高压。

2.调整血压

血压升高者,可肌内注射利血平1mg,必要时可重复应用,如清醒或鼻饲者可口服复方降压片1~2片,2~3次/分,血压维持在150~160/90~100mmHg(20.0~21.3/12.0~13.3kPa)为宜。如血压过低(80/60mmHg以下时),应及时找出原因,如酸中毒、失水、消化道出血、心源性或感染性休克等,及时纠正,并选用多巴胺、阿拉明等升压药物及时升高血压。必要时可输新鲜血液,但不宜在短时间内把血压降得过快、过多,以免影响脑循环。

3.降低颅内压

脑出血后且有脑水肿患者,其中约2/3发生颅内压增高,使脑静脉回流受阻,脑动脉阻力增加,脑血流量减少,使脑组织缺血、缺氧继续恶化而导致脑疝形成或脑干功能严重受损。因此,积极降低颅内压,阻断上述病理过程极为重要。可选用下列药物。脱水药:20%甘露醇或25%山梨醇250mL于30min内静脉滴注完毕,依照病情每6~8h1次,7~15d为1个疗程。利尿药:呋塞米40~60mg溶于50%葡萄糖液20~40mL静脉注射;也可用利尿酸钠25mg静脉注射;每6~8h1次,最好与脱水药在同一天内定时交错使用,以防止脱水药停用后的"反跳"现象,使颅内压又有增高。也可用10%甘油溶液250~500mL静脉滴注,1~2次/天,5~10d为1个疗程。激素应权衡利弊,酌情应用,且以急性期内短期应用为宜,地塞米松为首选药,其特点是钠、水潴留作用甚微,脱水作用温和而持久,一般没有"反跳"现象,每日可用20~60mg,分2~4次静脉注射。

4.注意热量补充及维持水电解质和酸碱平衡

昏迷患者、消化道出血或严重呕吐患者可先禁食1~3d,并从静脉内补充营养和水分,每日总输液量以1500~2500mL为宜,每日补充钾盐3~4g,应经常检查电解质及血气分析,以便采取针对性治疗。如无消化道出血或呕吐者可酌情早期开始鼻饲疗法,同时减少输液。必要时可输全血或血浆及清蛋白等胶体液。

5.防治并发症

保持呼吸道通畅,防止吸入性肺炎或窒息,必要时给氧并吸痰,注意定时翻身、拍背,如呼吸道分泌物过多影响呼吸时应行气管切开。如有呼吸道感染时,及时使用抗生素。防止压疮和尿路感染。尿潴留者可导尿或留置导尿管,并用1:5000呋喃西林液500mL冲洗膀胱,每日2次。呃逆者可一次肌内注射灭吐灵2mg,或用筷子或压舌板茸接压迫咽后壁30~50s可见效。如有消化道出血时,可早期下胃管引流胃内容物,灌入止血药物,亦可用冰盐水500mL加入去甲肾上腺素8~16mg,注入胃内,也可使用甲氰咪胍0.4~0.6g静脉滴注,每日1次,或选用其他抗纤溶止血药等。

(二)恢复期

治疗的主要目的为促进瘫痪肢体和语言障碍的功能恢复,改善脑功能,减少后遗症以及预防复发。

(1)防止血压过高和情绪激动,避免再次出血。生活要规律,饮食要适度,大便不宜干结。

(2)功能锻炼:轻度脑出血或重症者病情好转后,应及时进行瘫痪肢体的被动活动和按摩,每日2~3次,每次15min左右,活动量应由小到大,由卧床活动,逐步坐起、站立及扶持行走。对语言障碍,要练习发音及讲话。当肌力恢复到一定程度时,可进行生活功能及职业功能的练习,以逐步恢复生活能力及劳动能力。

(3)药物治疗:可选用促进神经代谢药物,如脑复康、胞二磷胆碱、脑活素、γ-氨酪酸、辅酶族维生素、维生素E及扩张血管药物等,也可选用活血化瘀、益气通络、滋补肝肾、化痰开窍等中药方剂。

(4)理疗、体疗及针灸等。

第三节 蛛网膜下隙出血

血液破入蛛网膜下隙称为蛛网膜下隙出血(subarachnoid hemorrhage,SAH),其分为外伤性和非外伤性。非外伤性SAH又分为继发性和原发性。继发性SAH是由脑实质、脑室、硬膜外或硬膜下的血管破裂,血液穿破脑组织,流入蛛网膜下隙所致。原发性蛛网膜下隙出血则是由于脑、脊髓表面的血管破裂,血液直接进入蛛网膜下隙。

一、病因

凡能引起脑出血的病因也能引起本病,但以颅内动脉瘤、动静脉畸形、高血压动脉硬化症、脑底异常血管网和血液病等常见。血管畸形破裂多见于青少年,囊状动脉瘤破裂多见于中年,动脉粥样硬化出血多见于老年。

多在情绪激动或过度用力时发病。动脉瘤好发于脑底动脉环的大动脉分支处,以该环的前半部较为多见。动静脉畸形多位于大脑半球大脑中动脉分布区。当血管破裂血流入脑蛛网膜下隙后,颅腔内容物增加,压力增高,并继发脑血管痉挛。后者系因出血后血凝块和围绕血管壁的纤维索的牵引(机械因素),血管壁平滑肌细胞间形成的神经肌肉接头产生广泛缺血性损害和水肿。另外大量积血或凝血块沉积于颅底,部分凝集的红细胞还可堵塞蛛网膜绒毛间的小沟,使脑脊液的回吸收被阻,因而可发生急性交通性脑积水,使颅内压急骤升高,进一步减少了脑血流量、加重了脑水肿,甚至导致脑疝形成。以上均可使患者病情稳定好转后,再次出现意识障碍或出现局限性神经症状。

二、临床表现

(1)好发于青壮年,起病前常有头晕、头痛、眩晕或眼肌麻痹等。

(2)起病急骤,发病前无先兆,常在情绪激动、用力排便、剧烈运动时发病。

(3)剧烈头痛、面色苍白、恶心、呕吐、全身出冷汗。一般意识清醒,严重者可有不同程度的意识障碍。部分患者可有全身性或局限性癫痫发作。

(4)精神症状表现为定向障碍、近事遗忘、虚构、幻觉、谵妄、木僵、性格改变,有的患者表情淡漠或欣快、嗜睡、畏光。

(5)特征性表现为颈项强直、Kernig征、Brudzinski征阳性。深昏迷脑膜刺激征不明显。常伴有一侧动眼神经麻痹、视野缺损,眼底可见视网膜前即玻璃体膜下片状出血。

(6)部分患者可有单瘫、偏瘫或截瘫。

三、辅助检查

1. 腰椎穿刺

脑脊液压力增高,呈均匀血性,蛋白增高。注意:①发病后即做腰穿,血液尚未到达腰池,脑脊液仍清亮;②脑脊液红细胞在 7～14d 消失;③因胆红质存在,脑脊液可黄变,在 2～6 周后消失;④因出血刺激,反应性白细胞增高可持续 1～2 周。

2. 外周血检查

发病初期部分患者周围血中白细胞可增高,且多伴有核左移。

3. CT 检查

4d 内头颅 CT 扫描,阳性率为 75%～85%,表现为颅底各池、大脑纵裂及脑沟密度增高,积血较厚处提示可能系破裂动脉所在处或其附近部位。

4. 脑血管造影

准备手术治疗早期行造影,可判明动脉瘤或血管畸形部位、大小,有时可发现脑内血肿及动脉痉挛。

5. 心电图

可有心律失常,并以心动过速、传导阻滞较为多见。

四、诊断与鉴别诊断

(一)诊断

本病诊断较易,如突发剧烈头痛及呕吐,面色苍白,冷汗,脑膜刺激征阳性以及血性脑脊液,头颅 CT 见颅底各池、大脑纵裂及脑沟中积血等。少数患者,特别是老年人头痛等临床症状不明显,应避免漏诊,及时腰穿或头颅 CT 检查可明确诊断。诊断依据如下。

(1)在活动或激动时突然发病。

(2)迅速出现剧烈头痛、呕吐或伴有短暂性意识障碍。

(3)脑膜刺激征明显。但肢体瘫痪等局灶性神经体征阙如或较轻,少数可有精神症状。

(二)鉴别诊断

通过病史、神经系统检查、脑血管造影及头颅 CT 检查,可协助病因诊断与鉴别诊断。除与其他脑血管病相鉴别外,还应与脑膜炎、静脉窦血栓形成相鉴别。

五、治疗

蛛网膜下隙出血病病死率高,再次出血多在发病后 2～3 周,病死率更高。严重动脉痉挛威胁生命,治疗上应予注意。治疗原则:防止再次出血,减轻动脉痉挛,治疗并发症。

(1)安静环境,绝对卧床休息 4～6 周。避免用力咳嗽、喷嚏及不必要的激动。头痛剧烈可用镇静及止痛药。

(2)止血药物 6 - 氨基己酸 24～36g 加入 5% 葡萄糖溶液静脉滴注,情况平稳后改用口服。

(3)降低颅内压。颅内压增高有强烈头痛,经药物治疗效果不明显,可考虑行腰椎穿刺,缓慢放脑脊液。急剧颅内压增高甚至可用脑室引流以降低颅内压,挽救生命。

(4)维持在平时的血压水平。有心脏损害者,应采取相应的治疗措施。

(5)注意营养和水、电解质平衡。

(6)解除动脉痉挛。

1）尼莫通50mL,静脉滴注,1次/天。

2）尼立苏(尼莫地平注射液)8~24g,静脉滴注,1次/天。

（7）脑内血肿:经影像学明确确定后,可急症手术以清除血肿。选择性手术造影证实有动脉瘤或血管畸形,行结扎手术;或行动脉瘤蒂钳夹术或切除畸形。此外,可考虑颈总动脉结扎术,动脉瘤壁用氰基丙烯酸甲酯等加固术。

第四节　脑脓肿

脑脓肿可发生于任何年龄,以青中年占多数。脑脓肿多单发,也有多发,可发生在脑内任何部位。

一、病因

1.耳源性脑脓肿

耳源性脑脓肿继发于慢性胆脂瘤性中耳炎、化脓性中耳炎、乳突炎等,占脑脓肿的2/3。感染系经过两种途径:①炎症侵蚀鼓室盖、鼓室壁,通过硬脑膜血管、导血管扩延至脑内,常发生在颞叶,少数发生在顶叶或枕叶;②炎症经乳突小房顶部,岩骨后侧壁,穿过硬脑膜或侧窦血管侵入小脑。

2.鼻源性脑脓肿

鼻源性脑脓肿多数继发于额窦炎,偶见于筛窦炎、上颌窦炎或蝶窦炎等。脓肿多发生于额叶前部或底部。

3.血源性脑脓肿

血源性脑脓肿多由于身体其他部位感染,细菌栓子经动脉血行播散到脑内而形成脑脓肿。约占脑脓肿的1/4。原发感染灶常见于肺、胸膜、支气管化脓性感染、先天性心脏病、细菌性心内膜炎、皮肤疖痈、骨髓炎、腹腔及盆腔脏器感染等。脑脓肿多分布于大脑中动脉供应区、额叶、顶叶,有的为多发性小脓肿。

4.外伤性脑脓肿

外伤性脑脓肿多继发于开放性脑损伤,尤其战时的脑穿透性伤或清创手术不彻底者。致病菌经创口直接侵入或异物、碎骨片进入颅内而形成脑脓肿。可伤后早期发病,也可因致病菌毒力低,伤后数月、数年才出现脑脓肿的症状。损伤性脑内积气也能引起脑脓肿,但少见。

5.隐源性脑脓肿

原发感染灶不明显或隐蔽,机体抵抗力弱时,脑实质内隐伏的细菌逐渐发展为脑脓肿。隐源性脑脓肿实质上是血源性脑脓肿的隐蔽型。

二、临床表现

脑脓肿患者一般表现急性全身感染、颅内压增高和局灶定位三类征象。

1.全身及颅内感染症状

患者除有原发感染灶症状外,病变初期表现发热、头痛、呕吐、困倦、全身无力及颈部抵抗等全身及颅内感染症状。

2.颅内压增高症状

临床急性脑膜炎的症状逐渐消退,而随着脑脓肿包膜形成和脓肿增大,颅内压再度增高且加剧,甚至可导致脑疝形成或脓肿破溃,使病情迅速恶化。危重者如不及时救治,可因此死亡。

3.病灶症状

根据脑脓肿性质和部位出现不同的局灶定位症状。由于脑脓肿周围脑组织炎症水肿较重,局灶症状往往出现较早且明显。

三、辅助检查

1.急性期血常规

白细胞增多,中性粒细胞可达 $10 \times 10^9/L$,红细胞沉降率加快,潜伏期血常规正常或仅有轻度白细胞左移现象。

2.脑脊液

脑脊液可有压力增高,亦有正常者。急性期以中性粒细胞为主,潜伏期或脓包形成后,则细胞数仅有轻度增高,且以淋巴细胞为主。脑脊液的蛋白大量增高,常达 $1 \sim 2g/L$,甚至 $10g/L$。脑脊液内糖和氯化物无特殊改变。脓液涂片可有阳性发现。细菌培养常阴性。

3.X 线片

X 线片可显示颅骨与副鼻窦、乳突的感染灶。偶见脓肿壁的钙化或钙化松果体向对侧移位。外伤性脑脓肿可见颅内碎骨片和金属异物。

4.超声检查

超声检查方法简便、无痛苦。幕上脓肿可有中线波向对侧移位,幕下脓肿常可测得脑室波扩大。

5.脑血管造影

颈动脉造影对幕上脓肿定位诊断价值较大。根据脑血管的移位及脓肿区的无血管或少血管来判断脓肿部位。

6.CT 及 MRI

自从 CT 及 MRI 用于临床,对颅内疾病,尤其占位病变的诊断有了重大突破。CT 可显示脑脓肿周围高密度环形带和中心部的低密度改变。MRI 对脓肿部位、大小、形态显示的图像信号更准确。由于 MRI 不受骨伪影的影响,对幕下病变检查的准确率优于 CT。CT 和 MRI 能精确地显示多发性和多房性脑脓肿及脓肿周围组织情况。

四、诊断与鉴别诊断

(一)诊断

通常脑脓肿的诊断依据有:①患者有原发化脓性感染病灶,如慢性胆脂瘤性中耳炎、鼻窦炎等,并有近期的急性或亚急性发作的病史;②颅内占位性病变表现,患者有高颅压症状或局灶症状和体征;③病程中曾有全身感染症状。具有以上 3 项者须首先考虑脑脓肿的诊断,如再结合 CT 或 MRI 扫描可对典型病例做出诊断。

(二)鉴别诊断

(1)化脓性脑膜炎:化脓性脑膜炎起病急,脑膜刺激征和中毒症状较明显。神经系统定位体征不明显,CT 或 MRI 扫描无占位性病灶。

（2）硬膜外和硬膜下脓肿:单纯的硬膜外脓肿颅内压增高和神经系统体征少见。硬膜下脓肿脑膜刺激征严重。两者可与脑脓肿并发存在。通过 CT 或 MRI 扫描可明确诊断。

（3）脑肿瘤:某些脑脓肿患者临床上全身感染症状不明显。CT 扫描显示的"环形强化"征象也不典型,故与脑肿瘤（如胶质瘤）、脑转移性肿瘤不易鉴别,有时甚至需通过手术才能确诊。因此,应仔细分析病史,结合各种辅助检查加以鉴别。

五、治疗

脑脓肿的处理原则是在脓肿尚未完全局限以前,应进行积极的抗感染症和控制脑水肿治疗。脓肿形成后,手术是唯一有效的治疗方法。

1. 抗感染

应针对不同种类脑脓肿的致病菌,选择相对应的细菌敏感的抗生素。原发灶细菌培养尚未检出或培养阴性者,则依据病情选用抗菌谱较广又易通过血—脑屏障的抗生素。常用青霉素、氯霉素及庆大霉素等。

2. 降颅压治疗

因脑水肿引起颅内压增高,常采用甘露醇等高渗溶液快速、静脉滴注。激素应慎用,以免影响机体免疫能力。

3. 手术

①穿刺抽脓术:此法简单易行,对脑组织损伤小。适用于脓肿较大、脓肿壁较薄、脓肿深在或位于脑重要功能区,婴儿、年老或体衰难以忍受手术者,以及病情危急,穿刺抽脓作为紧急救治措施者。②导管持续引流术:为避免重复穿刺或炎症扩散,于首次穿刺脓肿时,脓腔内留置一内径为 3~4mm 软橡胶管,定时抽脓、冲洗、注入抗生素或造影剂,以了解脓腔缩小情况,一般留管 7~10d。目前 CT 立体定向下穿刺抽脓或置导管引流技术更有其优越性。③切开引流术:外伤性脑脓肿,伤道感染,脓肿切除困难或颅内有异物存留,常于引流脓肿同时摘除异物。④脓肿切除术:最有效的手术方法。对脓肿包膜形成完好,位于非重要功能区者;多房或多发性脑脓肿;外伤性脑脓肿含有异物或碎骨片者,均适于手术切除。脑脓肿切除术的操作方法与一般脑肿瘤切除术相似,术中要尽可能避免脓肿破溃,减少脓液污染。

第五节　重症肌无力

重症肌无力（Myasthenia Gravis,MG）是自身抗体所致的神经肌肉接头处传递障碍的自身免疫性疾病。临床表现为受累骨骼肌极易疲劳,经休息和服用抗胆碱酯酶药后减轻。

一、病因

随意运动有赖于神经肌肉突触的结构和功能的正常。本病乙酰胆碱（ACh）的释放量不少于常人,但受体减少,大部分 ACh 分子直接被胆碱酯酶水解或在增宽的突触间隙中流失。当进行随意动作而发生连续神经冲动时,由于突触前膜中的囊泡补充不及时,ACh 释放量逐渐减少,致使 ACh 和受体结合的概率更小,肌纤维因终板电位不足而不起反应,临床上即出现肌肉疲劳表现。本病乙酰胆碱受体(AChR)的减少因自身免疫反应所致。大多数的重症肌无力患者血清中能测到抗 AChR 抗体;血浆交换治疗后,肌无力症状可暂时好转。本病的发病机制可能是体内产生的 AChR 抗体,在补体介导下作用于突触后膜,使 AChR 大量破坏,导致突触后膜传递障碍而产生肌无力。多数重症肌无力患者伴有胸腺异常,10% ~20% 患者合并胸腺瘤,约70% 患者有胸腺肥大。胸腺切除术后,大多数患者临床症状减轻。在正常和增生的胸腺中都存在一种"肌样细胞",其膜表面亦具有 AChR,当机体受到病毒或其他非特异性因子感染后,可导致"肌样细胞"膜上的 AChR 构型发生变化,刺激机体的免疫系统产生 AChR 抗体。然后引起神经肌肉接头处 AChR 的形态学改变而致病。

二、临床表现

1.受累肌肉

眼外肌最常见,其次为由颅神经所支配的肌群、颈肌、肩胛带及髋部的屈肌。眼外肌障碍产生一侧或双侧眼睑下垂、斜视和复视。面肌受累时皱纹减少,表情动作无力。咬肌受累时进食连续咀嚼困难,需中断休息。累及延髓各肌时,发生吞咽困难,不能连续下咽,饮水呛咳,语音逐渐低沉,多说话后出现鼻音。颈肌受累则抬头无力。四肢肌肉受累则四肢肌无力,如上肢抬举困难、下肢行走无力。

2.症状特征

症状具有波动性,朝轻暮重,活动后加重,休息后减轻。

3.肌无力危象

患者突然发生延髓支配肌肉和呼吸肌严重无力,以致不能维持换气功能时称为危象。如不及时抢救将危及患者生命,肌无力危象是本病的主要死亡原因。

(1)肌无力性危象:疾病发展、病情加重或抗胆碱酯酶药量不足所致。静脉注射腾喜龙后症状减轻可证实。

(2)胆碱能性危象:抗胆碱酯酶药过量所致。除肌无力加重外,尚有胆碱能中毒症状,如肌束颤动、瞳孔缩小、出汗和唾液增多等。腾喜龙试验加重。

(3)反拗性危象:抗胆碱酯酶药不敏感所致。主要见于严重全身型患者,或在胸腺手术后,或感染、电解质紊乱等因素诱发。腾喜龙试验无反应。

三、辅助检查

1.血清 AChR 抗体测定

患者血中 AChR 抗体阳性率在85% ~90%。免疫球蛋白增高,约2/3 患者 IgG 增高。

2.胸部 CT 或 MRI 检查

约有90% 患者提示有胸腺病变。

3.肌电图检查

肌电图检查可见肌肉收缩力下降,振幅变小;低频极限尺神经重复电刺激电位逐渐衰减。

四、诊断与鉴别诊断

(一)诊断

根据典型病史,受累骨骼肌极易疲劳,经休息和服用抗胆碱酯酶药物后有所好转可予诊断。不典型者可做进一步诊断性试验。

1. 疲劳试验

受累肌肉重复收缩后出现无力。如令患者眼球上视,观察眼睑无力而下垂时为阳性。

2. 药物试验

(1)新斯的明试验:肌内注射 0.5～1mg,30min 后症状好转为阳性。

(2)腾喜龙试验:静脉注射滕喜龙 2mg,观察 20s,如无反应则用 30s 缓慢加到 8mg,1min 内症状好转者为阳性。

3. 重复电刺激单纤维肌电图

低频(3Hz)和高频(30～50Hz)刺激尺神经或面神经,如出现动作电位递减 10% 以上为阳性。阳性率约 70%。

(二)鉴别诊断

1. Lambert – Eaton 综合征

Lambert – Eaton 综合征即肌无力综合征,以男性居多,约 2/3 患者伴发恶性肿瘤,尤其是小细胞肺癌。下肢症状重,休息后肌力减退,短暂用力收缩后增强,而持续收缩后又呈病态疲劳。肌电图检查显示高频电刺激动作电位升高。

2. 其他

应与其他有口咽、肢体无力的疾病相鉴别,如进行性肌营养不良、运动神经元疾病、多发性肌炎和急性炎症性脱髓鞘性多发性神经病。这些疾病无朝轻暮重的特点,疲劳及药物试验均为阴性。

五、治疗

1. 抗胆碱酯酶药物

通过抑制胆碱酯酶的活性,阻止 ACh 的水解,延长其作用时间,从而改善肌无力症状。

(1)吡啶斯的明:成人 60mg 口服,4h 1 次。若患者有进食困难可在餐前 30min 服用。不良反应较少,个别患者有腹痛、腹泻、流涎等毒蕈碱样反应,可用阿托品拮抗。

(2)溴化新斯的明:成人 15～30mg,3 次/天。用药过量可出现毒蕈样不良反应。

2. 肾上腺皮质激素

肾上腺皮质激素适应于中、重度患者,特别是 40 岁以上的成年人,胸腺切除而临床症状未改善者。

(1)大剂量递减法:泼尼松 60～80mg/d,隔天口服,症状改善后仍需维持 8～12 周,此后逐渐减小剂量,直至隔天服 15～30mg,维持量的标准是不引起症状恶化的最小剂量,需维持数年。

此种给药的缺点是用药初期常有症状加重,仅适用于已做气管切开或已做好人工呼吸准备的严重患者。

(2)小剂量递增法:泼尼松隔天口服 20mg/d,每周递增 10mg,直至隔天口服 70～80mg/d 或取得明显疗效。稳定剂量 8～12 周,然后逐步、缓慢减量至隔天口服 30mg/d,维持数年。此种疗法不良反应少,适用于门诊治疗。

3. 其他免疫抑制剂

激素治疗半年内无改善者,可选用硫唑嘌呤或环磷酰胺,需注意其不良反应。

4. 血浆置换疗法

血浆置换疗法临床上仅用于重症患者抢救,经血浆交换治疗病情缓解后应采用其他免疫疗法,或胸腺切除等。

5. 危象的处理

一旦发生危象,必须紧急抢救。

(1)保持呼吸道通畅:吸氧。自主呼吸不能维持正常通气量时应尽早气管切开和人工辅助呼吸。

(2)积极控制感染:可选用青素类、头孢菌素类及红霉素类。

(3)激素:开始大剂量应用激素,如地塞米松 10 ~ 20mg/d,或甲基泼尼松龙 10 ~ 20mg/(kg·d),3 ~ 5d 病情稳定后改口服泼尼松。

(4)抗胆碱酯酶药物:肌无力危象是抗胆碱酯酶药量不足,可予新斯的明 1mg 肌内注射,30min 后症状改善不明显可重复使用。病情好转后改口服。对胆碱能性危象,应停给抗胆碱酯酶剂,并静脉注射阿托品 0.5 ~ 2mg,症状改善不明显者 30min 后可重复使用。反拗性危象停用抗胆碱酯酶药而用输液维持。

6. 胸腺切除

大部分患者胸腺切除后,症状缓解或治愈。疗效常在数月至数年后显现。20 ~ 30 岁起病的女性全身肌无力患者,抗胆碱酯酶药物治疗不满意时可手术治疗。

第六节　周期性瘫痪

国内为散发性,以低血钾性周期性瘫痪为常见。部分患者伴发甲状腺功能亢进、肾衰竭和代谢性疾病。低血钾性周期性瘫痪起病于青年(15 ~ 25 岁),男性多于女性。少数可有家族遗传史,呈常染色体显性遗传。高血钾型周期性瘫痪较少见,有遗传史,童年起病,常因寒冷或服钾盐诱发,白天发病。正常血钾型周期性瘫痪很少见。

一、病因

本病的病因及发病机制迄今尚未阐明。除甲状腺、肾上腺等内分泌功能失调可为本病的原因外,许多对糖代谢、水与电解质平衡有影响的情况也可引起类似周期性瘫痪的发作。钾和糖代谢障碍是构成本病发病机制的主要方面;内分泌功能障碍与肌无力症状之间亦存在复杂联系。

二、临床表现

1. 低血钾型周期性瘫痪

(1)常于青少年起病。多见于男性。

(2)发病常在晨起或半夜睡醒后。饱餐、剧烈运动常诱发。

(3)四肢对称性瘫痪,以近端较重。严重病例颈肌、躯干肌、呼吸肌甚至吞咽肌也受影响。多者一天发作数次,少者一生中仅 1 ~ 2 次。40 岁以后发病者逐渐减少,直至停发。若并发于肾上腺肿瘤和甲状腺功能亢进者,则发作常较频繁。发作后可有持续数天的受累肌肉疼痛及强直。频繁发作者可有下肢近端持久性肌无力和局限性肌萎缩。

(4)瘫痪肢体腱反射减弱或消失。肌肉对电刺激反应减弱或消失。

(5)影响心肌,可有心律失常、血压下降。

(6)瘫痪持续数小时,有时超过1周。

(7)发作时血清钾在3mmol/L以下,最低1~2mmol/L,心电图有低钾改变,U波出现,P-R间期、Q-T间期延长,S-T段下降。

2.高血钾型周期性瘫痪

(1)少见,常在10岁左右起病。

(2)剧烈运动后卧床休息、寒冷和服用钾盐能诱发。

(3)临床表现同低钾性瘫痪,也以下肢近端较重,一日多次或一年一次。但持续时间较短(数分钟至数小时);常有肌肉疼痛和痉挛。进食,一般活动,静脉注射钙剂、胰岛素或肾上腺素均可终止发作。事先给予能增加钾排泄的醋氮酰胺及氢氯噻嗪等利尿药可预防发作。对诊断有困难者,可做诱发试验:口服氯化钾(3~8g)常可诱发肌无力或使原有瘫痪症状加重。

(4)部分病例面肌、舌肌有肌强直。

(5)发作时血清钾在5mmol/L以上,心电图有高钾改变。

3.正常血钾型周期性瘫痪

(1)很少见,常在10岁发病。

(2)临床表现同低钾性瘫痪,持续时间较长(一般在10d以上,甚至数周)。患者极度嗜盐,限制食盐摄入或补钾可诱发,给予氯化钠可使肌无力减轻。

(3)血清钾正常,用钾盐治疗无效。

三、辅助检查

1.低钾型周期性瘫痪

发作时血清钾降低(2~3.5mmol/L),尿钾排出减少,可能与糖代谢紊乱致使钾从细胞外进入细胞内有关。心电图表现常比血清钾降低早,常有低血钾改变如QT间期延长、S~T段下降、T波降低、U波明显且常与T波融合。

2.高血钾型周期性瘫痪

发作时血清钾高于正常水平,发作时心电图改变,开始T波增高,QT间期延长,以后逐渐出现R波降低,S波增深,ST段下降,P-R间期及QRS时间延长。

3.正常血钾型周期性瘫痪

血清钾无变化。

四、诊断与鉴别诊断

(一)诊断

根据周期性短暂性发作性肢体弛缓型瘫痪,结合发作时血清钾和心电图的改变进行诊断。

(二)鉴别诊断

1.急性感染性多发性神经根炎

发病较慢,病程较长,除四肢瘫痪外,脑神经常受损,脑脊液检查有蛋白细胞分离现象。血清及心电图无低钾性改变。电生理检查 MCV、SCV、经颅磁刺激运动诱发电位异常。

2. 伴发于甲状腺功能亢进的低钾性瘫痪

可有甲状腺功能亢进症状,基础代谢率及甲状腺吸碘率增高。有时甲状腺功能亢进可同时并有双侧肢体锥体束征。

3. 醛固酮增多症

醛固酮增多症有高血压、多饮、多尿,尿中丢失钾而有低钾表现,甚至全身麻痹。

4. 钡中毒

除有四肢对称性瘫痪外,尚有肌束震颤以及恶心、呕吐、腹泻等胃肠道症状,病前有进食富含可溶性钡过多的食盐或药物史。对二巯基丙磺酸钠或二巯基丁二酸钠类药物有效。

5. 瘫痪型棉酚中毒

瘫痪型棉酚中毒多发生于产棉区和有进食生棉子油的病史,肢体瘫痪,也伴有血清显著降低和相应心电图改变。但肢体瘫痪均以近端为重,有时不能抬头、咀嚼、肌肉有压痛,且常伴有较明显的胃肠道症状,对氯化钾治疗有效。

6. 药物诱发低血钾麻痹

长期服用激素类药物、甲状腺素、氢氯噻嗪、呋塞米类利尿药、抗精神病药物(酚噻嗪类、碳酸锂)以及治疗溃疡病的生胃酮等药物,也可诱发低钾性麻痹,应结合病史注意鉴别。

五、治疗

1. 低钾性瘫痪

(1)发作期治疗:成人一次口服或鼻饲氯化钾 4~10g(儿童以 0.2g/kg 体重计算),以后再继续服用氯化钾 1~2g,3~4 次/天,或螺内酯 200mg,3 次/天,至完全恢复后停药。病情严重时可静脉滴注 10% 氯化钾液 30mL 加入生理盐水 1000mL 中,氯化钾总量相当于40mmol/L,浓度为 0.1%~0.3%,输钾速度不宜过快,在 2~3h 滴完(1min 输入 5mL 左右),使每小时速度不超过氯化钾 1.5g(或 20mmol/L)。每天输入的总钾量也不宜过多,视病情严重程度每天可输 1~2 次,总量不超过 8g(100mmol/L)。对有呼吸肌麻痹者,应及时给予人工呼吸、吸痰、给氧。心律失常者可应用 10% 氯化钾 30mL、胰岛素 10U 加 5% 葡萄糖液 1000mL 静脉滴入。但禁用洋地黄类药物(缺钾时心脏对洋地黄的敏感性增高,易出现洋地黄毒性反应)。

(2)间歇期的治疗:发作较频繁者,可长期口服氯化钾 1~2g,3 次/天,或氯化钾 2g 每晚睡前服用。如并有甲状腺功能亢进或肾上腺皮质肿物者,应进行相应的药物或外科手术治疗。尚须警惕个别患者仍有心律不齐,治疗困难,且可因室性心动过速猝死。

(3)预防:平时应避免过劳、过饱和受寒等诱因。对肾上腺素、胰岛素、激素类药物应慎用或禁用,若发作与月经周期明显相关,可在月经来潮前 2~3d 即用氯化钾 2g,3 次/天,连续服用 1 周左右,发作频繁者,应限制食盐摄入量,并可服氯化钾或螺内脂以预防发作。

2. 高钾性瘫痪

(1)发作时治疗:①10% 葡萄糖酸钙 10~20mL 静脉注射(钙离子可直接对抗高血钾对心脏的毒性作用);②胰岛素 10~20U 加入葡萄糖溶液 500~1000mL 静脉滴注;③4% 碳酸氢钠溶液 200~300mL 静脉滴注;④醋氮酰胺 250mg,3 次/天,或氢氯噻嗪 25mg,3 次/天;⑤钙喘灵喷雾吸入,每次 200mg,30min 重复 1 次,可见速效(能促使钾离子在细胞内积聚);⑥如因高血钾引起心脏传导功能阻滞时,可用阿托品 0.5mg 皮下注射,以降低迷走神经的兴奋性。

（2）间歇期治疗：①对发作频繁者,可适当服用潴钠排钾类药物预防,如醋氮酰胺 250mg,2~3 次/天,氢氯噻嗪 25mg,2~3 次/天;二氯苯二磺胺 100mg,1 次/天;9α－氟氢皮质酮 0.1mg,1 次/天。②也可使用减少蛋白分解代谢的药物如苯丙酸诺龙 25mg 或丙酸睾酮 25mg,均隔天 1 次肌内注射。③此外碱性药物的服用也可使血清钾浓度降低,对防止或减少发作频度也有一定的效果。④控制钾盐的摄入,如青霉素钾（100 万 U 含有 65mg 钾,相当于 125mg 氯化钾）及 1 周以上的库存血（血浆内含钾高达 30mmol/L）等。平时经常摄食高盐、高糖饮食。⑤应寻找并解决诱发高血钾的可能原因,如疟疾因其溶血使细胞内钾进入细胞外,高热、寒战及剧烈的运动可因肌肉剧烈收缩,也可使血清钾盐浓度升高。

3. 正常钾性瘫痪

（1）发作期治疗：可用生理盐水或 5% 葡萄糖盐水 1000~2000mL 静脉滴入,并尽量服用食盐,服用排钾潴钠类药物如醋氮酰胺或激素。但排钾过多又可从本型转化为低钾型周期性瘫痪,应引起重视。

（2）平时应服用高盐高糖饮食,发作频繁者可适当服用排钾潴钠类药物,以预防或减少其发作。氟氢可的松每日 0.1mg,口服,可预防发作。

第七节 化脓性脑膜炎

化脓性脑膜炎是由化脓性细菌感染所致的脑脊膜炎症,是中枢神经系统常见的感染类型。

一、病因

化脓性脑膜炎最常见的致病菌为肺炎球菌、脑膜炎双球菌及流感嗜血杆菌 B 型,其次为金黄色葡萄球菌、链球菌、大肠埃希菌、铜绿假单胞菌等。感染的来源可因心、肺及其他脏器感染波及脑室和蛛网膜下隙系统,或由颅骨、椎骨或脑实质感染病灶直接蔓延引起,部分也可以通过颅骨、鼻窦或乳突骨折或神经外科手术侵入蛛网膜下隙引起。致病细菌经血液循环侵入蛛网膜下隙并大量繁殖后,菌壁抗原成分及某些炎性细胞因子刺激血管内皮细胞,促使中性粒细胞进入中枢神经系统而诱发一系列软脑膜的炎性病理改变。

二、临床表现

各种细菌感染引起的化脓性脑膜炎临床表现类似,主要表现为:①急性感染症状,如急性发热、寒战或上呼吸道感染等表现;②脑膜刺激征,表现为颈项强直、Kernig 征和 Brudzinski 征阳性,但新生儿、老年人或昏迷患者脑膜刺激征有时不明显;③颅内压增高,表现为剧烈头痛、呕吐、意识障碍等,有的在临床上甚至形成脑疝;④脑实质症状,部分患者可出现局灶性神经功能损害,如偏瘫、失语等。

三、辅助检查

1. 血常规

白细胞计数增高,通常为（10~30）×10^9/L,以中性粒细胞为主。

2. 脑脊液检查

脑脊液检查压力常升高,外观呈乳白色、混浊甚至脓性,细胞数明显升高,以中性粒细胞为主,通常为(1000~10000)×10⁶/L。蛋白含量明显升高,糖、氯化物含量降低。脑脊液细菌涂片检查阳性率在60%以上,细菌培养阳性率在80%以上。

3. 影像学检查

早期MRI、CT可正常,随病情进展MRI的T_1相上显示蛛网膜下隙高信号,可不规则强化,T_2相呈脑膜高信号。后期可见弥散性脑膜强化、脑水肿等。

四、诊断与鉴别诊断

根据急性起病的发热、头痛、呕吐,查体有脑膜刺激征;腰穿脑脊液压力升高、白细胞计数明显升高;蛋白含量明显升高,糖、氯化物含量降低即应考虑此病。脑脊液细菌涂片、血或脑脊液细菌培养检出病原菌可确诊及有助于针对性选用抗生素。需与以下疾病鉴别。

1. 病毒性脑膜炎

病毒性脑膜炎多有呼吸道、胃肠道病毒感染史;脑脊液细胞数轻度升高,呈典型的淋巴样细胞反应,蛋白含量正常或稍高,糖、氯化物含量正常,细菌涂片或培养结果阴性。

2. 结核性脑膜炎

结核性脑膜炎通常亚急性起病,明显的全身中毒症状,脑脊液白细胞计数升高往往不如化脓性脑膜炎明显,脑脊液病原学检查有助于进一步鉴别。

3. 隐球菌性脑膜炎

亚急性或慢性起病,病程迁延。脑神经尤其是视神经受累常见,脑脊液白细胞通常低于$50×10^6$/L,以淋巴细胞为主。脑脊液墨汁染色可见隐球菌,乳胶凝集试验可检测出隐球菌抗原。

五、治疗

1. 抗菌治疗

应掌握的原则是及早使用抗生素,通常在确定病原菌之前使用广谱抗生素,若明确病原菌则应选用针对性抗生素。未确定病原菌,三代头孢的头孢曲松或头孢噻肟常作为化脓性脑膜炎首选用药,对脑膜炎双球菌、肺炎球菌、流感嗜血杆菌B型链球菌引起的化脓性脑膜炎疗效比较肯定。确定病原菌时,应根据病原菌选择敏感的抗生素。

2. 激素治疗

激素可以抑制炎性细胞因子的释放,稳定血—脑脊液屏障。对病情较重且没有明显激素禁忌证的患者可考虑应用。通常给予地塞米松10mg静脉滴注,连用3~5d。

3. 对症支持

治疗颅压高者可脱水降颅压。高热者使用物理降温或使用退热剂。癫痫发作者给予抗癫痫药物以终止发作。

第八节　急性脊髓炎

急性脊髓炎(acute myelitis)即非特异性脊髓炎,系一组病因不明的急性脊髓横贯性损害的炎症性疾病,亦称横贯性脊髓炎。本病是神经科较常见的疾病之一,一年四季各地均有发病。

一、病因

病因未明,可能由于某些病毒感染或感染后的一种机体自身免疫反应,有的发生于疫苗接种之后。相关病毒有流感病毒、肠道病毒、HTLV – 1病毒等,近年发现本病与支原体肺炎有关。外伤、受凉、疲劳等为常见诱发因素。

二、临床表现

(1)青壮年多见,无性别差异;起病急。

(2)病前数天或1~2周可有发热、全身不适或上呼吸道感染等病史或疫苗接种史。

(3)运动障碍。早期为脊髓休克阶段,表现为病变水平以下呈弛缓性瘫痪、肌张力减低、深浅反射消失,病理反射也可引不出来。通常于2~3周后过渡到痉挛性瘫痪,肌张力逐渐升高,深反射亢进,病理反射明显,与此同时肌力也可能开始恢复,恢复一般常需数周、数月。

(4)感觉障碍。常先有背痛或胸腰部束带感。损害平面以下肢体和躯干的各类感觉均有障碍,重者完全消失。在感觉缺失区上缘可有一感觉过敏带。

(5)膀胱直肠括约肌障碍及其他自主神经症状。脊髓休克期表现为尿潴留,呈现失张力性神经源性膀胱;大便潴留,大便失禁。休克期解除后呈现自主性神经性膀胱,便秘。此外,脊髓休克期尚有损害平面以下躯体无汗或少汗、皮肤干燥、苍白、发凉、立毛肌不能收缩;休克期过后,皮肤出汗及皮肤温度均可改善,立毛反射也可增强。如是颈髓病变影响了睫状内脏髓中枢则可出现Horner征。

(6)上升性脊髓炎。起病急骤,短期内脊髓损害从骶髓很快进展到高位颈髓,迅速出现呼吸肌瘫痪、吞咽困难,预后差。

三、辅助检查

(1)周围血常规多数正常。

(2)脑脊液检查:压力正常,除脊髓严重肿胀外,一般无椎管梗阻现象。脑脊液细胞总数特别是淋巴细胞和蛋白含量可有不同程度的增高,但也可正常。脑脊液免疫球蛋白含量也可有异常。

(3)MRI:可见略长 T_1、长 T_2 异常信号,病变部位脊髓增粗等表现。注射 Gd – DTPA 后亦不强化。

四、诊断与鉴别诊断

(一)诊断

(1)起病急,病前1~2周可有上呼吸道或消化道感染,中毒或疫苗接种史。多见于青壮年。

（2）呈现对称性截瘫或四肢瘫，且以胸髓损害引起的截瘫较为多见。急性期为迟缓性瘫痪（脊髓休克现象）。如无严重继发感染及脊髓坏死，数周后可转为痉挛性瘫痪，初期可有相应脊髓病灶体表部位的根性痛。

（3）脊髓横贯性感觉障碍及膀胱等括约肌功能障碍明显。

（4）脑脊液白细胞及蛋白轻度增高。免疫球蛋白多有异常。少数可有脊髓蛛网膜下隙轻度梗阻。

（5）MRI 检查可助诊断。

（二）鉴别诊断

与急性感染性多发性神经炎、脊髓压迫症、急性脊髓血管病、视神经脊髓炎等疾病相鉴别。

五、治疗

1. 一般治疗

（1）注意营养，加强护理，勤翻身，保持皮肤干燥，置瘫痪肢体于功能位。早期压疮形成时可用 10% 普鲁卡因环封。红外线照射等保持创面干燥。

（2）早期瘫痪肢体被动运动，以防坠积性肺炎。有呼吸肌麻痹及排痰困难者，应及早做气管切开，人工呼吸。必要时使用抗生素。

（3）尿潴留者留置导尿，连接密闭容器或积尿袋。尿路感染时，在膀胱排空后用庆大霉素溶液或 0.2% 呋喃西林、0.1% 新霉素溶液膀胱冲洗。必要时应根据病原菌选用抗生素。膀胱功能恢复时，应及早取出导尿管。当膀胱反射亢进引起尿频、尿急，可用抗胆碱能药物（如阿托品、溴丙胺太林等）。

2. 激素

早期静脉滴注氢化可的松 200～300mg 或地塞米松 10～20mg（溶于 5% 或 10% 葡萄糖液 500mL 中），1/d，7～10 次为 1 个疗程。其后改为口服泼尼松 30mg，顿服，病情缓解后逐渐减量。

3. 神经营养剂

补充维生素及辅酶 A、胞二磷胆碱、辅酶 Q_{10} 等药物以改善神经营养代谢功能。

4. 脱水

脊髓炎早期脊髓水肿肿胀，可适量应用脱水药，如 20% 甘露醇 250mL 静脉滴注，2 次/天；或 10% 葡萄糖甘油 500mL 静脉滴注，1 次/天。

5. 改善血液循环

低分子右旋糖酐或 706 代血浆 500mL 静脉滴注，1 次/天，7～10 次为 1 个疗程。

6. 预防肢体挛缩畸形，促进功能恢复

应及时变换体位和努力避免发生屈曲性瘫痪。如患者仰卧时宜将其瘫痪肢的髋、膝部置于外展伸直位，避免固定于内收半屈位过久。注意防止足下垂，并可间歇性地使患者取俯卧位，以促进躯体的伸长反射。早期进行肢体的被动活动和自主运动，并积极配合按摩、理疗和体疗等。

参 考 文 献

[1]刘鸣,谢鹏.神经内科学[M].北京:人民卫生出版社,2014.

[2]井霖源.内科学基础[M].北京:中国中医出版社,2015.

[3]吕坤聚.现代呼吸系统危重症学[M].北京:世界图书出版公司,2015.

[4]杨岚,沈华浩.呼吸系统疾病[M].北京:人民卫生出版社,2015.

[5]董卫国,魏云巍,富冀枫.消化系统[M].北京:人民卫生出版社,2015.

[6]王志敬.心内科诊疗精粹[M].上海:复旦大学出版社,2015.

[7]宁光.内分泌学高级教程[M].北京:人民军医出版社,2014.

[8]王拥军.神经内科学高级教程[M].北京:人民军医出版社,2014.

[9]张润宁.常见脑血管疾病临床诊治[M].石家庄:河北科学技术出版社,2013.

[10]陈顺乐.风湿内科学[M].北京:人民卫生出版社,2014.

[11]赵峻.中西医结合内科学[M].北京:科学技术文献出版社,2014.

[12]彭文.肾内科疾病[M].上海:第二军医大学出版社,2015.

[13]王炳旭,张悦柯,马立兴,等.临床内科学[M].上海:第二军医大学出版社,2011.

[14]曾昭龙,陈文明.神经内科常见疾病诊断与治疗[M].郑州:河南科技出版社,2018.

[15]林果为,王吉耀,葛均波.实用内科学[M].15版.北京:人民卫生出版社,2017.